PHILIP SMITH

EIN GIFT ZUM WOHLE DER MENSCHHEIT

PHILIP SMITH

EIN GIFT ZUM WOHLE DER MENSCHHEIT

Die Entwicklung der Anästhesie

DIANA VERLAG KONSTANZ

Titel der amerikanischen Originalausgabe:
ARROWS OF MERCY
Deutsche Übersetzung von Günter und Käthe Leupold
Umschlag- und Einbandgestaltung
von Christoph Albrecht

Printed in Switzerland

ISBN 3 87158 248-4

Inhaltsverzeichnis

Einführung

Zu Beginn des 16. Jahrhunderts, wenige Jahre nachdem Kolumbus zum erstenmal Amerika gesichtet hatte, schrieb Petrus Martyr Anglerius, ein spanischer Historiker aus dem Haus der italienischen Grafen von Anghiera, ein Buch über die Erlebnisse spanischer Entdecker in jener geheimnisvollen Neuen Welt am anderen Ende des Meeres. Darin berichtete er, wie ein indianischer «König» und siebenhundert nackte Krieger den Landungstrupp eines spanischen Schiffes beim Wasserholen aus dem Hinterhalt überfielen, «unsere Männer mit einem Hagel ihrer giftigen Pfeile überschütteten und siebenundvierzig von ihnen töteten, denn das Gift ist so stark, daß sie unverzüglich daran starben, obwohl ihre Wunden nicht groß waren».

Petrus Martyr gab damit den ersten Hinweis auf eine unheimliche Substanz, die so rätselhaft war und so rasch und sicher wirkte, daß sie sich in den folgenden Jahrhunderten als das vermutlich gefürchtetste Gift erwies: Kurare, der «fliegende Tod» in den Urwäldern des Amazonas.

Ein Mensch, der von einem mit Kurare bestrichenen Pfeil getroffen wird, sinkt fast augenblicklich zu Boden und stirbt, als ob er behext worden wäre. Sein Ende ist durch keinen Todeskampf gezeichnet, durch keine Schmerzensschreie. Er liegt da, reglos, doch bei vollem Bewußtsein, allem Anschein nach in sein Schicksal ergeben, nichts weiter ist an ihm festzustellen als die Wunde, oft nur eine geringfügige Verletzung, durch die das Gift in den Körper eingedrungen ist.

Kein Wunder, daß sich das Kurare in jener Zeit, wo die leichtgläubige Menschheit in Europa dem Hexenwahn verhaftet war, einen legendären Ruf erwarb, den es nur sehr langsam wieder verlieren sollte. Die Geschichten mochten noch so phantastisch oder schauerlich klingen, sie wurden damals blindlings geglaubt. Nach den Berichten zurückkehrender Reisender wurde der «fliegende Tod» von den ältesten, hinfälligsten Frauen des Stammes bereitet, und erst wenn sie von den Dämpfen leblos niedersanken, wurde er für brauchbar befunden. Um die Wirksamkeit eines neuen Vorrats zu erproben, strich der indianische Jäger etwas davon auf die Spitze eines Pfeils und schoß ihn in einen Baumstamm. Wenn bald darauf die Blätter des Baumes zu Boden fielen, war er sich seines Erfolgs bei der Jagd sicher. Das Gift sollte so gefährlich sein, daß ein Mensch für alle Zeit erblindete, falls er im Schatten des Baumes einschlief, von dem es gewonnen wurde, und «wenn ihm auch nur ein Tautropfen von diesem Baum auf das Auge fällt».

Viele Jahre beharrlicher wissenschaftlicher Forschung haben schon längst mit derartigen Schauergeschichten aufgeräumt, aber dem Kurare haftet noch immer ein Hauch des Grauens an. Es wurde in zahllosen raffiniert aufgebauten Kriminalromanen, -filmen und -fernsehspielen als Mordwerkzeug verwendet – und wenigstens einmal im wirklichen Leben: Im Jahre 1965 wurde der Bologneser Arzt Carlo Nigrisoli, der mit einem vierundzwanzigjährigen Mädchen ein Verhältnis hatte, für schuldig befunden, seine Frau mit einer Injektion der synthetischen Variante dieses Giftes ermordet zu haben.

Die Wahrheit über Kurare ist kaum weniger ungewöhnlich als die Legenden, die sich darum gebildet haben. Es wurde und wird in der Tat auch heute noch bei Stämmen in einigen entlegenen Gebieten von Medizinmännern zubereitet, die an verschwiegenen Stellen des Urwalds über brodelnden Tontiegeln hocken und nach sorgfältig geheimgehaltenen und von einer Generation an die andere überlieferten Rezepten die Rinde mehrerer Arten von Schlinggewächsen oder Lianen einkochen. Das Gift tötet auf eine besonders grausige Art, da es durch die kleinste Verletzung in den Blutstrom eindringt und eine fortschreitende Lähmung hervorruft, bei der nacheinander in gut erkennbarer Folge die Muskeln des Körpers erschlaffen und damit die

Fähigkeit verlieren, ihre normalen Funktionen zu erfüllen. Der Tod tritt durch Ersticken ein, sobald das Gift die die Atmung steuernden Muskeln erreicht.

Aber all das dauert seine Zeit, und so lange ist dem Opfer die gnädige Erlösung der Bewußtlosigkeit versagt. Sein Wahrnehmungsvermögen ist ungetrübt, ja nach einigen Berichten ist es durch seine hoffnungslose Lage sogar geschärft. Der Verstand bleibt hellwach und vermittelt die quälende Gewißheit des nahenden Todes, doch er ist gefangen in einem hilflosen Körper. Das Opfer kann nicht entfliehen, nicht die Hand in flehender Bitte um Hilfe erheben, ja nicht einmal seiner Angst durch eine Gebärde Ausdruck verleihen, denn die Gesichtsmuskeln gehören zu den ersten, die von der Lähmung befallen werden, und hinter schlaffen Lidern stieren die Augen in der Starre des Todes, der schließlich ganz von ihm Besitz ergreift. Es ist ein so schreckliches Ende, daß es alle Vorstellungskraft übersteigt.

Am 23. Januar 1942, viereinhalb Jahrhunderte nachdem der erste Spanier dem «fliegenden Tod» zum Opfer gefallen war, injizierte ein unbekannter kanadischer Arzt namens Harold Randall Griffith dieses schreckliche Gift in die Vene eines zwanzigjährigen Rohrlegers, dem im Operationssaal eines kleinen Krankenhauses in Montreal der Blinddarm herausgenommen werden sollte. Das Kurare wirkte genauso, wie es Dr. Griffith erwartet hatte, obwohl es von anderen bedeutenderen Ärzten abgelehnt worden war, da sie es für viel zu gefährlich hielten, als daß man es je im Operationssaal bändigen könnte. Die Genesung des Rohrlegers verlief ohne jede Komplikation – und damit hatten die «Giftpfeile» der indianischen Wilden zu guter Letzt doch noch völlig unerwartet auf nützliche Weise ins Ziel getroffen.

Dank dieser einfachen und doch so bedeutungsvollen Operation hat sich Dr. Harold Griffith bei der Ärzteschaft einen Namen gemacht als der Initiator des größten Fortschritts auf dem Gebiet der Anästhesie, seitdem sie im Jahre 1846 zum erstenmal in einer von Schmerz gequälten Welt angewendet wurde. Der

Gebrauch von Kurare bedeutete eine Revolution der Anästhesie und damit auch der Chirurgie. Falls Sie zu den Millionen Menschen gehören, die sich im Laufe des letzten Vierteljahrhunderts einer Operation unterziehen mußten, so ist aller Wahrscheinlichkeit nach der «fliegende Tod» auch durch Ihre Venen geflossen. Und es ist durchaus möglich, daß dadurch auch Ihnen das Leben gerettet wurde, denn Kurare hat in all den Jahren, die seit jener schicksalhaften Operation vergangen sind, ungezählte Menschenleben bewahrt, unermeßliches Leid verhindert und mehr als irgendeine andere Droge die unglaublichsten Wundertaten der Chirurgie ermöglicht, die heute tagtäglich in den großen Krankenhäusern der Welt vollbracht werden. Ohne das Kurare und den Wandel, der sich damit in den Operationssälen vollzog, wären Herzverpflanzungen und viele andere weniger dramatische, aber keinesfalls weniger anspruchsvolle Großtaten der Chirurgie noch immer so utopisch, wie uns vor ein paar Jahren ein Flug zum Mond erschienen ist.

Die Wissenschaft hat der Menschheit mit der Anästhesie die denkbar größte Wohltat erwiesen. Durch ihre Anwendung wurde der Chor der Schmerzensschreie zum Schweigen gebracht, der durch alle Zeitalter hindurch zum Himmel drang, seit dem Tag, an dem irgendein unbekannter Höhlenchirurg mit einem Maß von Hellsicht und Wagemut, über das wir in unserer modernen Welt nur staunen können, im ersten uns eindeutig überlieferten chirurgischen Eingriff einen Feuerstein in die Schädeldecke seines Patienten trieb. Die Einführung der Anästhesie befreite die Chirurgie aus trübsten mittelalterlichen Zuständen. Vor 1846 konnte ein Chirurg operative Eingriffe nur in ganz begrenztem Umfang vornehmen – einige wenige beachtlicherweise im Innern des Körpers, aber die meisten beschränkten sich auf die Körperoberfläche: Öffnung von Abszessen, Entfernung von nicht zu tiefen Tumoren, Amputation von Armen und Beinen. Doch seiner Fähigkeit, sogar solch einfache Operationen durchzuführen, stand häufig der Mangel an Patienten entgegen, an denen er sich in seiner Kunst üben konnte. Viele

Leidende zogen es nämlich vor, sich lieber dem unbekannten Grauen des Grabes zu überantworten als dem nur zu bekannten Grauen des Operationstisches.

Von Kopf bis Fuß mit Blut bespritzt und im Ohr die mit seinem unsanften Vorgehen untrennbar verbundenen Schmerzensschreie, war der Chirurg gezwungen, sein Werk in höchster Eile zu vollbringen, wodurch nicht nur verhängnisvollen Fehlern Tür und Tor geöffnet waren, sondern auch jegliches Nachdenken und jede genauere Untersuchung so gut wie unmöglich gemacht wurde. Erst mußte der Sieg über den Schmerz errungen werden, ehe der Chirurg daran denken konnte, die Grenzen seines Wissens zu erweitern. Er konnte nicht ahnen, daß dereinst seine Standesgenossen ihre Arbeit in größter Seelenruhe in den Tiefen des Körpers verrichten durften, mit Messern in das Gehirn hineingehen und Lungen, Nieren und – am unvorstellbarsten von allem – das lebende Herz herausschneiden würden.

Es gab noch viele andere Entdeckungen auf dem Gebiet der Medizin, die eine moderne Chirurgie erst ermöglichten. Beispielsweise könnte davon kaum die Rede sein, hätte nicht Joseph Lister, der einfallsreiche Sohn eines englischen Weinhändlers, seinen Patienten eine unter dem Namen «deutsches Kreosot» bekannte klebrige, übelriechende Masse auf die Wunden geschmiert, um Mikroben zu bekämpfen, die er nie gesehen hatte, und damit schädliche Keime aus dem Operationssaal verbannt. Aber an allererster Stelle stand die Anästhesie, denn ohne sie würde es dem Chirurgen nie vergönnt gewesen sein, die gottähnliche Macht in Händen zu haben, Millionen von todgeweihten Menschen das Leben wiederzuschenken.

Doch alle Mittel der Anästhesie sind Gifte. Selbst die schwächste Dosis kann sehr böse Folgen haben, und eine zu starke Dosis kann sehr schnell tödlich sein. Trotz aller segensreichen Wirkung ist die Anästhesie zwangsläufig eine Reise auf einem Weg, an dessen Ende stets der Tod lauert. Der Schutzengel auf dieser gefahrvollen Reise, der Führer, der achtgeben muß, daß sein Schützling keinen Schritt zu weit tut, und der ihn nach der Operation mit sicherer Hand in das Leben zurückgeleitet, ist der Narkosearzt.

Merkwürdigerweise ist diese Tatsache kaum bekannt. Nie wurde je ein Nobelpreis für Errungenschaften auf dem Gebiet der Anästhesie verliehen. Der Narkosearzt sonnt sich nicht im Glanz des Ruhmes, der seinem Kollegen, dem Chirurgen, zuteil wird, und seine Honorare sind alles andere als ansehnlich. Ja, es kommt vor, daß Patienten ihm seine Dienste verübeln, ganz zu schweigen von seinen Liquidationen – «schließlich hat er nichts weiter getan, als mich bis zehn zählen lassen und mir seine Nadel in den Arm gestochen, und dafür will er fünfzig Dollar kassieren». Eine derartige Vorstellung von der Rolle des Anästhesisten ist weitverbreitet, aber sie ist auch ebensoweit von der Wahrheit entfernt.

Ohne das Kopfnicken des Narkosearztes wird ein Chirurg niemals das Messer ansetzen. Vom Wissen und Können des Anästhesisten und von seiner Wachsamkeit in jeder Minute der Operation hängt das Leben des Patienten ab. Wenn es ein chirurgischer Eingriff verlangt, ist der heutige Narkosearzt in der Lage, seinen Patienten völlig sicher auf jenem einsamen Weg an der Schwelle des Todes entlangzuführen. Im wahrsten Sinne des Wortes kann er ihn über die Schwelle hinweglotsen und wieder sicher zurückbringen. Denn sobald der Anästhesist die Lungen seines Patienten stillegt und die Atmung für ihn übernimmt, sobald er das Gehirn des Patienten bis zur Empfindungslosigkeit betäubt und damit den Fluß von Botschaften an den Rest des Körpers unterbindet, sobald er den Herzschlag des Patienten anhält und sein Blut künstlich für ihn kreisen läßt, das heißt, sobald er alle Funktionen, die einen lebenden Organismus von einem toten unterscheiden, ausschaltet – welch geheimnisvoller Lebensfunke bleibt da noch übrig? Ist ein Mensch «tot», wenn ihm der Chirurg das Herz herausschneidet und es wegwirft? Ohne den Anästhesisten, der diesen Menschen weiterhin am Leben erhält, wäre die Antwort darauf ganz zweifellos: ja.

Es ist eine geradezu erschreckende Verantwortung, und um seinen Beruf mit Selbstvertrauen ausüben zu können, muß der Narkosearzt, der sich – angetan mit einem Mundschutz, umgeben von seinen Behältern, Schläuchen und Pumpen – aufmerksam zu Häupten des Patienten bereithält, über ein geradezu enzyklopädisches Wissen verfügen. Da es von seiner Entscheidung abhängt, ob der Zustand des Patienten die Operation zuläßt, und da er ihm anschließend auch wieder aus der Narkose heraushilft, muß er in erster Linie Arzt sein. Aber damit ist nur ein Anfang gemacht. Er muß außerdem einiges von Physik verstehen, um Eigenschaften und Wirkung der Narkosemittel in seinem Arsenal genau beurteilen zu können. Überdies muß er die Drogenkenntnis eines Apothekers besitzen, und das gilt nicht nur für die Mittel, die er selbst verwendet, sondern für sämtliche Medikamente in der schwarzen Tasche des Hausarztes, denn das eine oder andere davon könnte gefährlich auf bestimmte im Operationssaal benutzte Mittel reagieren. Er muß auch recht gut in der Physiologie bewandert sein, damit er weiß, welche Wirkung seine Narkotika, Dämpfe und Gase auf den menschlichen Körper haben. Als Mediziner muß er in der Lage sein, schnelle und treffende Diagnosen zu stellen. Selbst wenn eine Operation viele Stunden dauert, muß er seinen Patienten fortwährend und sorgfältig beobachten, damit er sofort merkt, wenn etwas nicht stimmt. Und wenn das der Fall sein sollte, hat er nur wenig Zeit, etwas zu unternehmen. Falls beispielsweise der Puls des Patienten schwächer wird und sein Kreislauf zu versagen droht, könnte das ein Anzeichen dafür sein, daß die Sauerstoffzufuhr zum Gehirn und anderen lebenswichtigen Organen unzureichend ist. Der Anästhesist muß augenblicklich seine Entscheidung treffen, um die Ursache dieses Zustandes zu ergründen und Abhilfe zu schaffen. Wenn er zu all dem länger als drei Minuten braucht, ist es durchaus möglich, daß der Patient stirbt oder wegen einer irreparablen Schädigung des Gehirns für den Rest seiner Tage dahinsiecht.

Der Anästhesist von heute muß auf dem Gebiet der Medizin

ein Allerweltskerl sein, was bedeutet, daß er sich in sämtlichen Sparten der ärztlichen Kunst auskennt. Da er für seinen Patienten häufig die Atmung übernimmt, muß er auf dem Gebiet der Atmungskontrolle Fachmann sein. Zu seinen Obliegenheiten gehört auch, das bei der Operation verlorene Blut zu ersetzen, und so muß er obendrein ein recht guter Hämatologe sein. Um den Herzschlag seines Patienten zum Stillstand zu bringen und dessen Blutkreislauf zu übernehmen, muß er ebenfalls auf dem kardiovaskulären Sektor beschlagen sein. Außerdem sollte er ein leidlich guter Mechaniker und Elektriker sein, da so viele seiner Aufgaben vom Einsatz komplizierter Maschinen abhängen.

Das ist der Mann, dem heute die Anwendung des «fliegenden Todes» zur täglichen Routine geworden ist. Und diese an Zauberei grenzende Praktik hat Veränderungen mit sich gebracht, die den Gesichtskreis seines Berufsstandes erweitert und die Leistungsfähigkeit in ungeahntem Maße gesteigert haben. Dank Kurare braucht ein Patient, der sich dem Messer des Chirurgen anvertraut, die Reise auf der Straße des Todes nicht mehr so weit zu machen, und seine Aussichten auf eine glückliche Wiederkehr sind unermeßlich viel besser geworden. Diese moderne Anleihe bei der Kunst des Urwaldmedizinmannes hat auch in vielen Fällen die Segnungen der Chirurgie den Menschen zuteil werden lassen, denen sie wegen ihrer körperlichen Schwäche oder Hinfälligkeit bisher versagt werden mußten: den Alten und Gebrechlichen und denen, die unter Schockwirkung stehen oder deren Kräfte durch Krankheit aufgezehrt worden sind – kurzum all den Bedauernswerten, die noch vor einer Generation sterben mußten, «weil sie eine Narkose nicht durchstehen würden».

Es heißt, daß drei Millionen Soldaten und Zwangsarbeiter eingesetzt wurden, um Chinas Große Mauer zu bauen. Einzeln und über zweitausendfünfhundert Kilometer und mehrere Jahrhunderte verteilt, konnten sie wohl kaum ein Gefühl für das gemeinsame Ziel entwickeln und das Ausmaß des vollendeten Werkes ermessen. Und doch hat ein jeder Stein, den ein jeder von ihnen aufschichtete, seinen wenn auch noch so kleinen Beitrag zum Ganzen geleistet – zu einem Denkmal menschlichen Fleißes, das seit zweitausend Jahren besteht.

Das verwirrend komplexe Gefüge der modernen ärztlichen Wissenschaft kann mit der Großen Mauer verglichen werden, auch wenn die Grundsteine dazu in einer noch viel weiter zurückliegenden Zeit gelegt worden sind und einige der wesentlichsten Steine von Baumeistern eingefügt werden müssen, die heute noch gar nicht geboren sind. Die Geschichte der Medizin ist die Chronik einer Entwicklung, die langsam vor sich ging, einen einsamen Schritt um den anderen, auf einem Weg, auf dem man bedeutende Meilensteine nicht erkannte, wo Entdekkungen gemacht und wieder vergessen wurden, so daß sie Jahre oder gar Jahrhunderte später aufs neue gemacht werden mußten, wo unzählige kleine Beiträge zum allgemeinen Schatz des Wissens zu ihrer Zeit häufig so völlig ohne Beziehung zueinander zu sein schienen wie die Steinblöcke, die für die Große Chinesische Mauer zusammengetragen wurden.

Und ebenso ist es mit Kurare. Der lange Kampf, den darüber liegenden Nebel des Aberglaubens zu durchdringen, seine scheinbar magischen Eigenschaften richtig zu erkennen und es im Dienst der Menschheit nutzbar zu machen, ist verbunden mit einer Unzahl von Namen – berühmten und völlig unbekannten – von Menschen, die heute noch leben, und anderen, die seit Jahrhunderten im Grabe ruhen. Forscher, Botaniker, Ärzte, Chirurgen, Psychiater, Chemiker, Pharmakologen, Veterinäre – sie alle und noch viele andere steuerten ihre Zeit und Begabung und die Früchte ihrer Wißbegierde bei, um Licht in das Dunkel zu bringen.

In diesem Buch wird der Versuch unternommen, ihre Geschichte zu erzählen. Es ist gleichzeitig aber auch die Chronik jener Großtat des menschlichen Geistes, die das Kurare revolutionieren sollte – die Chronik der Anästhesie.

ERSTER TEIL

1. Kapitel

Lange vor der Geburt des Menschengeschlechts hat schon der Schmerz die Welt gepeinigt. Jene, die in den in Felsschichten geschriebenen Seiten der Vorgeschichte gelesen haben, stellten an Hand von Fossilien fest, daß Dinosaurier, die vor hundert Millionen Jahren von der Erde verschwanden, bereits an Arthritis, an Knochentumoren, ja sogar an Karies gelitten haben. Da einige Arten von Dinosauriern bis zu zweitausend Zähne besaßen, kann man sich vorstellen, welche Qualen sie bei Zahnschmerzen ertragen haben müssen. Krankheitserreger, die unseren heutigen ähnlich sind, gediehen Äonen vor der Zeit, in der die Reptilien ihre 155 Millionen Jahre währende Herrschaft auf der Erde antraten. In südafrikanischem Schichtgestein wurden nämlich versteinerte Bakterien gefunden, die drei Milliarden Jahre alt waren, also halb so alt wie der Planet, auf dem wir leben.

Das Fleisch der prähistorischen Lebewesen verweste, lange bevor ihre Skelette versteinerten, und deshalb werden wir nie wissen, wie viele Krankheiten und von welcher Art unsere weitläufigen Vorfahren gequält haben mögen. Aber es scheint, daß sie sich von den unseren nicht wesentlich unterschieden. Das Skelett des *Pithecanthropus,* des auf Java gefundenen bereits sehr menschenähnlichen Affenmenschen, der vor mehr als fünfhunderttausend Jahren gelebt haben muß, wies an seinem Oberschenkelknochen Symptome einer krankhaften Wucherung auf. Knochen von Frühmenschen bezeugen, daß diese häufig an einer schmerzhaften Gelenkentzündung litten, die in vielen Fällen so heftig gewesen war, daß sie zu Mißbildungen geführt hatte. Die Höhlen, in denen unsere Ahnen hausten, waren zu feucht, als daß sie ideale Heimstätten abgegeben hätten.

Da die frühen Menschen von Krankheiten gequält wurden, kann man billigerweise annehmen, daß sie sie zu behandeln versucht haben. Ebensowenig, wie wir nie wissen werden, welches prähistorische Genie sich als erstes das Feuer untertan gemacht hat, wird uns auch ewig der Name des ersten Chirurgen verborgen bleiben. Jedenfalls wissen wir, daß des Menschen erstes Werkzeug, der behauene Feuerstein, auch sein erstes Skalpell war. Zahlreiche Funde aus der Steinzeit zeugen von einer Operation, die als Trepanation bekannt ist, wobei in die Schädeldecke ein Loch gemeißelt wird. Es mag unglaublich anmuten, daß ein derart gefährlicher Eingriff mit behauenen Steinen und ohne jede Betäubung vorgenommen wurde, aber viele der gefundenen Schädel lassen erkennen, daß sich um die aufgemeißelten Ränder neues Knochengewebe gebildet hat, was beweist, daß die Patienten die Operation noch eine ganze Weile überlebt haben. Bei einigen Schädeln wurde die Trepanation sogar mehrmals durchgeführt.

Die Naturvölker haben bösen Geistern die Schuld an Krankheiten zugeschrieben. Daher ist es durchaus möglich, daß eine solche Operation dem Ziel diente, diese Geister aus ihrer Gefangenschaft im Innern des Schädels zu befreien. So wäre es absolut denkbar, daß unsere Urahnen auf diese Weise Wahnsinn, Epilepsie oder Blindheit zu behandeln versuchten. Doch einige Forscher auf dem Gebiet der medizinischen Wissenschaft vertreten die Ansicht, daß Trepanationen aus sehr viel zweckmäßigeren Gründen durchgeführt wurden. Unsere Vorfahren waren vermutlich kaum weniger aggressiv als wir, und die ersten Ärzte hatten bestimmt reichlichen Zulauf von Verletzten, denen mit stumpfen Werkzeugen Kopfwunden beigebracht worden waren. Blutungen unter der Schädeldecke drücken auf das Gehirn und können zu Bewußtlosigkeit führen. Vermutlich haben Frühmenschen mit Hilfe der empirischen Methode herausgefunden, daß eine Eröffnung des Schädels von diesem Druck befreite und den Patienten dem offenkundigen Tod entriß – ein Eingriff, der auch heute noch bei bestimmten Kopfverletzungen nötig ist.

Die Trepanation ist eine Operation, die man in unserer Zeit vorzugsweise von einem Facharzt für Gehirnchirurgie durchführen läßt. Wenn aber jene struppigen chirurgischen Virtuosen der Steinzeit derartige Eingriffe in einer kümmerlich beleuchteten Höhle oder auf einer Waldlichtung mit der nackten Erde als Operationstisch fertigbrachten, dann ist die Wahrscheinlichkeit groß, daß sie auch andere chirurgische Eingriffe gemeistert haben. Die Beweise, die für eine solche Behauptung vorliegen, sind zwar weniger schlüssig als die trepanierten Schädel, doch deuten jungsteinzeitliche Knochenfunde mit verheilten Frakturen darauf hin, daß unsere Urahnen begriffen hatten, wie wichtig es ist, ein gebrochenes Glied wieder in seine ursprüngliche Lage zu strecken und es dann bis zur Heilung mit Hilfe von Schienen stillzulegen.

Alles übrige ist Spekulation. Vielleicht wurden Wunden mit Blättern bedeckt, um böse Geister fernzuhalten. Im Lauf der Zeit hat man möglicherweise festgestellt, daß bestimmte Blätter eine heilsamere Wirkung hatten als andere – und der Grundstein der Pflanzenheilkunde wäre damit gelegt worden. Da die Zeit die Spuren früher ärztlicher Praxis zum größten Teil verwischt hat, bemühen sich die Forscher durch das Studium noch lebender Naturvölker der Vergangenheit einen Spiegel entgegenzuhalten.

Man hat festgestellt, daß die Ureinwohner Australiens, denen Gips ebenso unbekannt war wie das Penicillin, gebrochene Arme und Beine in weichen Lehm einbetteten, der dann beim Trocknen zu einem brauchbaren «Gipsverband» erhärtete. Einige Indianerstämme Amerikas wendeten eine ähnliche Methode an, indem sie gebrochene Glieder mit nassen rohen Häuten umwikkelten, die beim Trocknen ebenfalls eine Ruhigstellung der Fraktur bewirkten. Wunden wurden nach indianischer Art mit heißem Sand bedeckt, auf den dann eine Packung aus Blättern gelegt wurde. Da die Indianer Verletzungen sauberhielten und die Patienten von den übrigen Stammesangehörigen isolierten, erzielten sie häufig bessere Heilungserfolge als ihre westlichen

Berufskollegen, die noch vor weniger als hundert Jahren der These, daß Sauberkeit für die Chirurgie von entscheidender Bedeutung sei, mit Hohn und Spott begegneten.

Vermutlich haben die Steinzeitmenschen auch gewußt, wie man Wunden näht, denn in ihren Höhlen wurden Nadeln aus Knochen gefunden. Vielleicht benutzten sie aber auch Dornen zum Klammern von Fleischwunden, wie es einige afrikanische Stämme noch heute zu tun pflegen. Eine andere, in verschiedenen Teilen der Welt beobachtete Primitivmethode, Wunden zu schließen, besteht darin, daß man die verletzten Fleischränder zusammenfügt und dann Ameisen darauf setzt, damit sie sich mit ihren zangenähnlichen Kiefern darin verbeißen. Wenn danach die Ameisenkörper abgerissen werden, bleiben die Kiefer zurück und erfüllen haargenau den gleichen Zweck wie die in der modernen Chirurgie verwendeten Metallklammern.

Wenn man von der Vorgeschichte bis zu den ersten uns überlieferten Kulturen weitergeht, stellt man fest, daß sich die Chirurgie bereits etabliert hatte. Die Beschneidung wurde schon vor sechstausend Jahren praktiziert, auch wenn man sie vielleicht nicht als einen echten chirurgischen Eingriff bezeichnen kann, da sie aus religiösen oder rituellen Gründen vorgenommen wurde. Doch hat bereits siebzehn Jahrhunderte vor Christus der babylonische Gesetzgeber Hammurabi in seinem berühmten Kodex eine Gebührenordnung für Chirurgen statuiert. Darin heißt es:

«Wenn ein Arzt jemandem mit einem Bronzestichel eine tiefe Wunde beibringt und ihm dadurch das Leben rettet oder wenn er mit einem Bronzestichel eine Eitergeschwulst am Auge eröffnet und ihm dadurch das Auge rettet, so soll er dafür zehn Schekel Silber erhalten.

Handelt es sich aber um einen Sklaven, so soll der Halter des Sklaven dem Arzt zwei Schekel Silber geben.»

Man sieht also, daß es schon früh üblich war, Arzthonorare nach dem sozialen oder wirtschaftlichen Status des Patienten zu bemessen. Die Bestrafung, die Hammurabi für Chirurgen vorsah, denen durch einen Kunstfehler oder einfach nur durch Pech ein Patient starb, war sehr viel strenger als das härteste Urteil, das heutzutage gegen einen fahrlässigen Arzt ausgesprochen wird. Da heißt es nämlich:

«Wenn ein Arzt jemandem mit einem Bronzestichel eine tiefe Wunde zufügt und ihn dadurch ums Leben bringt oder wenn er ihm mit einem Bronzestichel eine Eitergeschwulst am Auge eröffnet und dabei das Augenlicht zerstört, so sollen ihm dafür die Hände abgehackt werden.»

Das erste uns bekannte chirurgische Lehrbuch – auch wenn es sich anscheinend nicht um das erste geschriebene Lehrbuch handelt, denn es stützt sich teilweise auf noch ältere Werke – stammt aus der Zeit um 1600 vor Christi Geburt. Die uns erhaltenen Teile sind auf einer Papyrusrolle von etwa fünf Meter Länge aufgezeichnet, die vor einem Jahrhundert bei Luxor von dem amerikanischen Ägyptologen Edwin Smith entdeckt wurde. Sie konnten aber erst sehr viele Jahre später entziffert werden. In dem Text sind achtundvierzig Fälle von Frakturen, Dislokationen, Verletzungen und Tumoren beschrieben und Vorschriften für Behandlungsmethoden niedergelegt worden, von denen sich eine oder zwei in all den Jahrhunderten bis heute kaum geändert haben. In einigen Fällen empfiehlt der Verfasser, der offensichtlich über reichliche Erfahrungen als Chirurg auf dem Schlachtfeld verfügte, bei Verletzungen frisches Fleisch aufzulegen. Daraus ist ersichtlich, daß die Methode, ein blaues Auge mit Hackfleisch zu behandeln, nicht erst aus Großmutters Tagen stammt. Zweifellos ist es auch dem Brauch, Leichen einzubalsamieren, zuzuschreiben, daß die alten Ägypter schon die meisten Arten von Verbänden kannten und beschrieben, die heute noch in unseren Krankenhäusern gang und gäbe sind.

Ein zweiter Papyrus, der aus etwa derselben Periode stammt wie die von Edwin Smith entdeckte Rolle, zählt zehn verschiedene Biersorten auf, die sich besonders zur Einnahme von Medizin eignen, und beschreibt Methoden für die Entfernung von Runzeln und Muttermalen sowie andere kosmetische Operationen. Die plastische Chirurgie wird gemeinhin für eine ziemlich neue Errungenschaft gehalten, und doch bestand schon fünf oder sechs Jahrhunderte vor Christi Geburt in Indien ein blühender Gewerbszweig, der sich dieser chirurgischen Fachrichtung verschrieben hatte. In jenen Tagen bestrafte man Ehebrecher, indem man ihnen die Nase abschnitt, und da die Nachfrage nach einem bestimmten Artikel recht häufig ein entsprechendes Angebot bewirkt, so ließ sie auch damals eine neue Berufskaste entstehen, die sich auf Wiederherstellung von Nasen spezialisierte. Erstaunlicherweise war man in der Lage, eine unter dem Namen Rhinoplastik bekannte Operation durchzuführen, die auch heute noch als recht schwierig angesehen wird. Sie wurde zu Beginn des 19. Jahrhunderts von einem englischen Chirurgen namens Joseph Carpue wiederentdeckt. Die Technik bestand darin, daß man Hautlappen von Kinn und Stirn herausschnitt und daraus eine neue Nase formte, während die Hautlappen noch mit der Stelle, von wo sie genommen worden waren, Verbindung hatten, damit das Gewebe nicht abstarb. Stücke von hohlem Schilfrohr wurden in das zurechtmodellierte Fleisch eingefügt, damit die Nasenlöcher offen blieben.

Ein berühmter indischer Chirurg, Sushruta, verwendete Flaschenkürbisse und Wassermelonen, um seinen Studenten die kniffligsten chirurgischen Schnitte beizubringen, und beschrieb einhundertfünfundzwanzig verschiedene chirurgische Instrumente. Dem Vernehmen nach besaßen Hindu-Wundärzte Stahlmesser, die so scharf waren, daß man mit ihnen ein Haar spalten konnte. Sie wußten, wie man bei einem Patienten die Mandeln entfernt – ein keineswegs so geringfügiger Eingriff, wie man im allgemeinen annimmt –, und es liegen Beweise dafür vor, daß sie auch in der Lage waren, Kaiserschnitte zu machen, wobei sie das Neugeborene mit solcher Sachkenntnis durch einen Gebärmutterschnitt entbanden, daß sowohl Mutter wie Kind überlebten. In Europa wurde eine solche Operation nicht vor dem 16. oder 17. Jahrhundert erfolgreich durchgeführt – die medizinischen Kapazitäten sind sich über den Zeitpunkt nicht einig.

Unglaublicherweise wurden alle diese Operationen ohne Betäubungsmittel vorgenommen, wie sie heute gang und gäbe sind, obzwar in alten Hindu-Lehrbüchern davon die Rede ist, daß Patienten vor einer Operation den Rauch brennenden Hanfs einatmeten, der im Osten als Haschisch oder Bhang und in Amerika als Marihuana bekannt ist. Haschisch feiert neuerdings im Westen fröhliche Urständ, aber vermutlich würde selbst der nihilistischste Hippie als Narkosemittel Äther dem «Hasch» vorziehen. Falls man Hanf überhaupt als Betäubungsmittel bezeichnen kann, so hat es sich gewiß um ein wenig intensives gehandelt, dessen Wirkung auf den Patienten ziemlich zweifelhaft gewesen sein muß.

Ein weiterer früher Hinweis auf Bemühungen, den Schmerz auszuschalten, findet sich in einem chinesischen Werk aus der Zeit um 300 vor Christi Geburt, auch wenn der Wahrheitsgehalt des Berichts ebenso anfechtbar erscheint wie die Art des chirurgischen Eingriffs, den das betreffende Betäubungsmittel angeblich erleichtern sollte. Es heißt, daß ein Chirurg namens Pien Ch'iao zwei Männern ein «giftiges Gebräu» verabreichte, das sie für drei Tage bewußtlos machte, was wohl den Zeitraum ein wenig überschreitet, für den heutzutage ein erfahrener Narkosearzt seine Patienten ohne Bewußtsein wissen möchte. Der unerschrockene Pien Ch'iao führte alsdann bei einem der Männer eine Gastrostomie durch, eine Operation, die man gelegentlich anwendet, wenn ein Patient keine Nahrung mehr aufzunehmen vermag. Dabei ist es erforderlich, den Magen durch die Bauchdecken hindurch zu eröffnen. Gleich im Anschluß machte sich Pien Ch'iao daran, «das Herz zu untersuchen». Mit einem Anflug von Genialität, der in seinem Berufsstand bis zum Debüt von Dr. Christian Barnard dreiundzwanzig Jahrhunderte später unerreicht blieb, «entfernte er die Herzen der beiden und tauschte sie untereinander aus», gab seinen Patienten eine «wunderbare Arznei» und schickte sie völlig wiederhergestellt nach Hause – zweifellos selbst zutiefst beeindruckt von seiner erstaunlichen Kunstfertigkeit.

Auch wenn uns über die Glaubwürdigkeit dieser chirurgischen Glanzleistung berechtigte Zweifel kommen mögen, so steht doch fest, daß tausend Jahre vor Christi Geburt eine Operation in China ganz sicherlich durchgeführt wurde: die Kastration, damit der Nachschub an Eunuchen für die kaiserlichen Höfe gewährleistet war. Die Hoden jener Unglücklichen, denen diese zweifelhafte Ehre widerfuhr, wurden mit einem halbkreisförmigen Messer abgeschnitten und in Alkohol aufbewahrt, solange ihr bisheriger Eigentümer lebte. Ein Chinese, dem von seiner normalen Quote an Gliedern und Organen etwas abhanden gekommen war, hatte nämlich keinerlei Aussicht, sich nach dem Tode in einer besseren Welt zu seinen Ahnen zu versammeln. Ein Betäubungsmittel von uns unbekannt gebliebener Zusammensetzung soll bei diesem Eingriff verwandt worden sein, aber es ist unwahrscheinlich, daß es stärker wirkte als der blitzschnelle Kinnhaken, den man nach den Erzählungen von Besuchern am kaiserlichen Hof den Männern verpaßte, die sich im 19. Jahrhundert noch immer dieser Operation unterwerfen mußten.

Hua To, der etwa ein Jahrhundert nach Christi Geburt das Licht der Welt erblickte, wurde in der Fülle seiner Weisheit neunzig Jahre alt und so berühmt, daß man ihn in China als den Gott der Chirurgie verehrte. Es wird behauptet, daß er seinen Patienten Wein mit einem Brausepulver zu trinken gab, ihnen dann aus irgendwelchen unerforschlichen Gründen den Bauch aufschnitt und den Inhalt wusch, während sie noch von der Wirkung des Gebräus betäubt waren. Falls Hua To tatsächlich so lange vor allen anderen in das Geheimnis der Anästhesie eingedrungen gewesen sein sollte, können wir nicht umhin, die Langmut eines Generals zu bewundern, bei dem er eine Pfeilwunde am Arm behandelte. Anstatt ihm einen Trunk seines narkotischen Sprudels zu gönnen, hieß der greise Chirurg ihn bei einem Schachspiel zusehen, um ihn von der Operation abzulenken.

Die alten Chinesen waren nicht die einzigen, die ihre Chirurgen zu Göttern erhoben. Ein thessalonischer Aristokrat namens Asklepios, ein Veteran des Trojanischen Krieges, erfand ein Instrument, mit dem man Pfeilspitzen aus Wunden herausziehen konnte, und vollbrachte noch andere Großtaten chirurgischer Virtuosität, die ihm die Bewunderung seiner griechischen Gefährten einbrachte. Doch Asklepios' tatsächliche Leistungen wurden schon bald von mythischen Legenden vernebelt. Nach einer dieser Sagen soll er ein von Wassersucht aufgeschwemmtes Mädchen dadurch geheilt haben, daß er ihm den Kopf abschnitt und es an den Füßen aufhängte, damit die in seinem Körper angesammelte Flüssigkeit ablaufen konnte. Dieses wirklich höchst originelle Verfahren wurde damit gekrönt, daß er der Kleinen anschließend den Kopf wieder annähte.

Ganz zweifellos war Asklepios von den Göttern erleuchtet, aber ein solcher Eingriff in die von der Vorsehung bestimmten Gesetze von Leben und Tod konnte nicht unbemerkt bleiben. Pluto beschwerte sich darüber, daß durch Asklepios' irdische Praktiken der Nachschub an Seelen für die Unterwelt ernstlich gefährdet sei, und Zeus sandte kulanterweise einen Blitz aus, der ihn tötete. Binnen weniger Jahrhunderte kam Asklepios zu göttlichen Ehren, und ihm zum Ruhme wurden Tempel errichtet und mit einer Kaste von Priester-Chirurgen bemannt. Den Römern war er unter dem Namen Aesculapius geläufiger, und sein Symbol – ein Paar um einen Stab geschlungene Schlangen – ist heutzutage das weithin bekannte ärztliche Emblem.

Zum Glück und Wohl der nachfolgenden Menschengeschlechter widmeten sich die priesterlichen Schüler des Aesculapius immer mehr ihren religiösen Obliegenheiten, und da sie sich in zunehmendem Maße mit den Seelen ihrer Patienten befaßten, überantworteten sie deren malade Leiber ihren weltlichen Gehilfen. Da diese Laienmediziner durch die straffe griechische Schule der Philosophie und Logik gegangen waren, begannen sie alsbald an den übernatürlichen Lehrsätzen des asklepianischen Kults zu zweifeln, denn schließlich ist das Annähen von abgeschnittenen Köpfen ein ziemlicher Prüfstein für einen Chirurgen, der sich dabei auf nichts weiter stützen konnte als auf seinen Götterglauben. So kam es, daß geduldige Beobachtung von Krankheitssymptomen und genaue Protokollierung der Behandlungserfolge als Grundlage der praktischen Medizin in Griechenland an die Stelle des Aberglaubens traten.

Die größte medizinische Lehranstalt Griechenlands befand sich auf der Insel Kos, wo noch die Trümmer eines dem Aesculapius geweihten Tempels stehen. Fünf Jahrhunderte vor Christi Geburt wurde dort einem der asklepianischen Laienärzte ein Sohn geboren, den er auf den Namen Hippokrates taufte. Nach dem Studium in Athen zog Hippokrates als Wanderarzt durch ganz Griechenland und wurde zum Begründer der medizinischen Wissenschaft, indem er die Krankheit jedes seiner Patienten genauestens diagnostizierte, statt sie den Göttern zuzuschreiben.

Einige der von Hippokrates sorgfältig geführten Krankengeschichten sind uns erhalten geblieben und werden von heutigen Medizinern als vorbildlich angesehen. Die griechischen Ärzte wandten nur wenige Operationsmethoden an, die nicht schon in früheren Zeiten von ihren Vorgängern erprobt worden waren, wenngleich sie in der Operationstechnik einiges verfeinerten. Ihre überragendste Leistung bestand darin, daß sie eine rationale Basis für die ärztliche Wissenschaft schufen, auch wenn ihre wissenschaftlichen Methoden viele Jahrhunderte lang in Vergessenheit gerieten und erst zur Zeit der Renaissance in Europa wiederentdeckt wurden.

Hippokrates und die Griechen studierten die Wirkung von Krankheiten und Verletzungen auf den menschlichen Körper und führten gründliche Methoden der Diagnose ein. Sie verfaßten umfangreiche chirurgische Fachliteratur, die es den ausübenden Ärzten ermöglichte, ihre Erfolge an denen ihrer Kollegen zu messen und Erfahrungen auszutauschen. Einmal beschrieb Hippokrates das Krankheitsbild einer an «Halsentzündung» leidenden Frau so treffend, daß für die heutigen Ärzte ein Fall von Diphterie eindeutig gegeben ist. Im Gegensatz zu vielen vor und nach ihm lebenden Ärzten scheute sich Hippokrates nicht zu vermerken, daß seine Patientin starb. Diese Feststellung hätte ihm auch gar nicht peinlich zu sein brauchen, denn die Diphterie hat man erst in unserem Jahrhundert zu bekämpfen gelernt.

Einige Behandlungsmethoden, die Hippokrates für Dislokationen empfahl, unterscheiden sich kaum von den heutigen, wenn man davon absieht, daß er sie ohne Betäubung vornahm. Die Menschenliebe des großen Arztes war so ausgeprägt – nach den von ihm aufgestellten Regeln über die Berufsethik richten sich seine Standesgenossen überall in der Welt noch heute –, daß er seinen Patienten ganz zweifellos Narkotika verabreicht haben würde, hätten sie ihm damals bereits zur Verfügung gestanden.

Die alten Griechen hatten tatsächlich schon ein Wort für Anästhesie: Sie sprachen von *nodynia* und verstanden darunter Schmerzlinderung. Doch was die Mittel angeht, mit denen sie diesen erstrebenswerten Zustand zu erreichen suchten, so ist schwer zu sagen, wo die Dichtung aufhört und die Wahrheit beginnt. Wer würde wohl dem umsichtigen Hippokrates einen Vorwurf daraus machen, daß er von Lattich als Betäubungsmittel nicht allzuviel hielt, auch wenn Gajus Plinius empfahl, Lattich mit Essig zu zerstampfen und es zweimal im Monat gegen Zahnschmerzen einzunehmen, und auch wenn sich Venus nach Adonis' Tod in ein Lattichbeet warf, «um ihren Schmerz zu stillen und ihr Verlangen zu unterdrücken».

Eine andere Pflanze, der man schmerzstillende Eigenschaften zuschrieb, war der Diptam, und Venus, die von Pflanzenheilkunde außerordentlich viel zu halten schien, verabreichte ihrem Sohn Äneas etwas von diesem Gewächs, als er in der Schlacht verwundet worden war. Aristoteles berichtet, daß sich auf Kreta Wildziegen, die von Pfeilen getroffen worden waren, dorthin zurückzogen, wo der Diptam wuchs, weil diese Pflanze angeblich die Eigenschaft besaß, «Pfeile aus dem Körper auszustoßen». Sei es nun, daß in den alten Sagen ein Körnchen Wahrheit steckt oder daß Sagen einfach nur zählebig sind, auf jeden Fall wurde in einem viele Jahrhunderte später herausgebrachten walisischen Buch der Diptam als Mittel gegen Schmerzen angepriesen und in ländlichen Gegenden bis in die jüngste Zeit hinein als Arznei gegen Zahnschmerzen verwendet.

Von noch viel zweifelhafterem Wert war ein anderes schmerzstillendes Mittel der alten Griechen, eine unter dem Namen Memphisstein bekannte Art Marmor. Wenn man den zu Pulver zerriebenen Stein mit Essig vermischte und diese Mixtur auf die Haut auftrug, bewirkte sie angeblich Gefühllosigkeit. Zwar steht nirgendwo verzeichnet, daß Hippokrates davon Gebrauch gemacht hat, aber das Mittel war noch bis ins 16. Jahrhundert hinein im Schwange, wenngleich man sich inzwischen mehr davon versprach, es zu trinken, statt es auf die Haut aufzutragen.

Einige der von den Griechen und anderen alten Völkern als vermeintliche Schmerzstiller benutzten Pflanzen hatten ganz unzweifelhaft narkotische Eigenschaften, was bedeutet, daß sie einzuschläfern und das Empfinden zu betäuben vermochten. Unser Wort «Narkotikum» ist vom griechischen *narkē* abgeleitet und bedeutet «Betäubung». Die am häufigsten in diesem Zusammenhang benutzte Pflanze, um die sich auch die abenteuerlichsten Legenden gebildet haben, war die Alraune. Sie hat eine dicke gegabelte Wurzel, die in ihrer Form einem menschlichen Körper sehr ähnlich ist. Ihr wurden alle möglichen übernatürlichen Kräfte angedichtet, nicht zuletzt auch die Eigenschaft eines äußerst wirksamen Aphrodisiakums.

Die Griechen glaubten, daß ein böser Geist in der Alraunewurzel wohnt und daß sie einen unirdischen Schrei ausstößt, wenn man sie aus dem Boden zieht. Niemand hat je von einem solchen Schrei Zeugnis ablegen können, denn wer ihn vernahm, mußte auf der Stelle sterben. Das Einbringen einer derart todbringenden Ernte stellte ein außergewöhnliches Problem dar, aber es wurde geschickt gelöst: Man band einen Hund an die Pflanze, zog sich auf sichere Distanz zurück, pfiff dem Hund und dann – während der Hund die Alraunewurzel aus der Erde zerrte – stieß man gewaltig in ein Horn, um die Ohren vor dem furchtbaren Wehgeschrei zu schützen.

Man büßte auf diese Weise zwar eine Menge Hunde ein, aber als Lohn dafür kam man in den Besitz einer Pflanze, die – in Wein oder irgendeiner anderen Flüssigkeit aufgelöst oder in Kuchen eingebacken – einen für drei oder vier Stunden in solch tiefen Schlaf versetzte, daß man gegen alle irdischen Sorgen unempfindlich war. «Ärzte machen Gebrauch davon, wenn sie schneiden oder brennen müssen», schrieb Gajus Plinius Secundus, der Ältere. Sein Neffe, Gajus Plinius Caecilius Secundus, der Jüngere, war von der Wirkung der Alraune noch viel überzeugter. «Für einige Leute genügt es schon, nur daran zu riechen, wenn sie sich Schlaf verschaffen wollen», schrieb er. Noch im Jahre 1660 wurde die Alraune als Bestandteil eines «Schlafapfels» verschrieben, der angeblich unempfindlich machte, wenn man daran roch.

Zwei weitere Pflanzen, die in den frühesten medizinischen Schriften erwähnt wurden, haben als Schmerzstiller eine sehr viel solidere Karriere gemacht und werden noch heute in der modernen Medizin verwendet. Es handelt sich um das Bilsenkraut, das – wie die Alraune – zur Familie der giftigen Nachtschattengewächse gehört, und um das weitaus bekanntere Opium. Das Bilsenkraut, ein mild wirkendes Betäubungsmittel, das auf englisch auch «Hennentod» genannt wird, galt als giftig für Hühner. Sein wissenschaftlicher Name *Hyoscyamus niger*, Schweinebohne, deutet darauf hin, daß man es als bekömmlich für Schweine ansah. Dioscorides, ein berühmter griechischer Arzt, der im ersten Jahrhundert nach Christus lebte und in Neros Heer diente, schrieb, daß aus dem Saft dieser Pflanze und ihrem getrockneten Samen «Wässer hergestellt werden, die den Schmerz wegnehmen».

Zu Anfang dieses Jahrhunderts wurde die neuzeitliche Entsprechung des Bilsenkrauts, das Skopolamin, mit dem aus Opium gewonnenen Morphium gemischt, um einen «Dämmerschlaf» auszulösen – eine Art der Betäubung, die sich bei Entbindungen großer Beliebtheit erfreute, bis sich allmählich herausstellte, daß es weniger die Schmerzen der Geburtswehen betäubte, als vielmehr der Mutter half, sie hinterher zu vergessen.

Opium, das aus dem getrockneten Milchsaft der kleinen Fruchtkapsel eben unterhalb der Blütenblätter des Schlafmohns gewonnen wird, fand schon lange, bevor es Dioscorides als «Schmerzstiller» und «Einschläferer» beschrieb, als Narkotikum Verwendung. Im alten Ägypten benutzte es die erste uns bekannte Ärztin, die Göttin Tefnut, um damit Kopfschmerzen zu heilen, die den Großen Gott Ra peinigten. Die Alten verabreichten Opium in Wein, doch da es sich um ein starkes Narkotikum handelt, wurde es vermutlich nicht in so großen Dosen gegeben, daß es eine echte Betäubung auslöste, weil es die Atmung des Patienten in gefährlichem Maße beeinträchtigt.

Das war der Haken bei allen Versuchen, Narkotika zum Zwecke der Betäubung zu gebrauchen. Ein Betäubungsmittel muß nicht nur den Patienten einschläfern, sondern auch für die ganze Zeit, in der der Chirurg alle notwendigen Schnitte und sonstigen Eingriffe vornimmt, einen tiefen – und regungslosen – Schlaf gewährleisten. Die perfekte Anästhesie löst eine solche Unempfindlichkeit gegen Schmerzen aus, daß man sie in ihrer Wirkung – als einzig dazu vorstellbare Parallele – nur mit dem Tod vergleichen kann. Narkotika vermögen den Schmerz in gewissen Abstufungen zu betäuben. Wenn sie jedoch in größeren Dosierungen verabreicht werden, so daß sie völlige und anhaltende Betäubung bewirken, besteht die Gefahr, daß sie nicht nur dem Tod gleichkommen, sondern ihn sogar verursachen.

Die griechischen, ebenso wie frühere und auch spätere Praktiker der Heilkunst benutzten noch eine weitere Substanz bei ihren Bemühungen, den sich unter das Messer des Chirurgen begebenden Patienten zu betäuben: Alkohol, dem gelegentlich auch ein oder gleich mehrere der übrigen vermeintlichen Schmerzstiller zugesetzt wurden, und das oft nicht zu knapp. Da die Chirurgie vor Einführung der Anästhesie häufig schon fast einer Hinrichtung glich, ist es vielleicht kein Zufall, daß man den zum Tode Verurteilten dieselbe Medizin verabreichte. «Wird ein Mensch dem Tode zugeführt», so heißt es wenige

Jahrhunderte nach Christi Geburt im Talmud, «so gebe man ihm einen Becher gewürzten Weines zu trinken, damit Nacht seine Seele umfange.»

Die Nacht mag vieles verhüllen, aber sie ist weniger dazu angetan als Narkotika, den Schmerz eines chirurgischen Eingriffs zu übertönen. Dennoch erwies sich Alkohol, besonders wenn er mit Laudanum oder Opiumtinktur versetzt wurde, vermutlich als ein ebenso wirksames Betäubungsmittel wie jedes andere x-beliebige, das bis zur Einführung des Äthers im Jahre 1846 in Mode war. Und selbst noch in späterer Zeit hat so mancher Soldat auf dem Schlachtfeld oder mancher Reisende in fernen Landen die Qualen einer behelfsmäßig ausgeführten Operation ebenfalls mit nichts anderem als einem Quantum Whisky überstehen müssen. Und wenn in jenen dunklen Tagen vor Einführung der Anästhesie den Chirurgen angesichts der Schmerzen, die er dem Patienten mit seinem Messer zufügen mußte, ein flaues Gefühl im Magen beschlich, wer konnte es ihm da verdenken, wenn er selbst einen kräftigen Schluck zur Stärkung nahm?

2. Kapitel

Nach den Griechen kamen die Römer, und technischer Fortschritt triumphierte – wie manchmal auch heute noch – über den Geist. Meisterschaft beim Bau von Wasserleitungen und vorzüglichen schnurgeraden Straßen schätzten die Römer sehr bald mehr als die intellektuellen Höhenflüge der Griechen. Fast hatte es den Anschein, als ob die Griechen den Siegern mit all ihrer schöpferischen Genialität unheimlich vorkamen. Die Römer, denen ein Wochenende erst dann den richtigen Genuß vermittelte, wenn in der Arena das Blut in Strömen floß, und denen das Töten von Menschen zu einem Zeitvertreib wurde, erschauerten in scheinheiligem Entsetzen, so sich jemand anschickte, in die Intimsphäre des menschlichen Leichnams einzudringen, um sich Kenntnisse zu verschaffen, die den Lebenden helfen könnten.

Galen, der letzte der großen Ärzte der Antike, mußte von Obrigkeits wegen bei seinen anatomischen Vorlesungen auf ein Skelett als Anschauungsobjekt verzichten, und seine These, daß bei einer Frau die Gebärmutter in doppelter Ausführung vorhanden sei – eine für Knaben und eine für Mädchen – veranschaulicht, wie lähmend sich das Verbot der Leichensezierung auswirkte. Es sollte sich auch noch für nachfolgende Generationen als verhängnisvoller Hemmschuh erweisen, da Galens Lehren fünfzehn Jahrhunderte lang als sakrosankt galten. So kam es, daß das in früheren Kulturen so mühsam zusammengetragene medizinische Wissen allmählich verlorenging oder, bestenfalls, Staub ansetzte. Nachdem das Römische Reich untergegangen war, brach für die ärztliche Wissenschaft eine Zeit der Finsternis an, die über tausend Jahre währen sollte.

Die frühchristliche Kirche hielt an dem Verbot der Leichensezierung fest, denn hatte sich nicht Gott den Menschen zum Bilde geschaffen? Den menschlichen Körper zu schänden, war wohl die schlimmste Form der Pietätlosigkeit – Konzessionen in dieser Beziehung wurden nur an die Folterbank und an den Scheiterhaufen gemacht. Die Ausübung der Heilkunst ging in die Hände der Mönche über, und zu den Zeiten, wo die Klöster frohgemut Milch kauften, die vorgeblich aus den Brüsten der Heiligen Jungfrau geflossen war, konnte nur noch der Himmel den Kranken helfen. Tiefes Dunkel verhüllte die wissenschaftlich fundierte Medizin, und die Heiligen kamen hereinmarschiert.

Der heilige Augustinus erklärte im 5. Jahrhundert nach Christus, daß alle Krankheiten der Christen bösen Geistern zuzuschreiben seien. Welche Behandlung konnte da angebrachter sein, als zu den Heiligen zu beten? Die heilige Agatha hatte sich die Brüste abschneiden lassen, und was lag da näher, als daß sie zur Schutzheiligen aller Frauen mit Brustbeschwerden wurde?

Bei Zahnschmerzen wandte man sich an die heilige Apollonia, denn waren ihr nicht bei ihrem Märtyrertod alle Zähne ausgerissen worden? Der heilige Laurentius wachte über die Kranken mit Rückenleiden – daß er als ihr Beschützer gelten könnte, wäre wohl zuviel gesagt –, und der heilige Justinus nahm die unter seine Fittiche, die von Kopfschmerzen gepeinigt wurden. Ein Echo aus jener umnachteten Epoche ist noch zu hören: Die Chorea, eine Nervenkrankheit, der die Experimentalwissenschaft sehr viel später mit Hilfe des geheimnisvollen Kurare beizukommen versuchte, ist heute noch nach dem heiligen Veit als Veitstanz bekannt.

Die menschenfreundlichen Lehren des Hippokrates und sein weiser, auf gründlichen Beobachtungen fußender Rat wurden verworfen. Amulette und Zaubersprüche bildeten das Rüstzeug des Arztes. Fieber wurde mit dem Splitter einer Tür behandelt, durch die ein Eunuch gegangen war, und ein früher angelsächsischer ärztlicher Ratgeber empfahl, die «Arznei» für jemanden, der vom Teufel besessen war – es handelte sich um eine kuriose Mixtur aus Kräutern, Bier und Weihwasser, über der sieben Messen gesungen worden waren –, um der besseren Wirkung willen aus Kirchenglocken zu trinken. Einem Epileptiker, so hieß es, könne geholfen werden, wenn man ihm Stückchen von einem gebratenen Kuckuck in die Nasenlöcher blase.

Daß sich derartige Unsinnigkeiten in den Köpfen der Menschen nicht nur für ein paar Generationen, sondern gar für Jahrhunderte einnisten konnten, erscheint unfaßlich. Die Königliche Gesellschaft in London wurde im Jahre 1662 als Gremium der Koryphäen der Wissenschaft gegründet. Ihre Aufgabe sollte darin bestehen, die seinerzeit bahnbrechenden großen Entdekkungen publik zu machen und zu nutzen. Dennoch bestand eine ihrer ersten Arbeiten darin, die Wirksamkeit des Horns vom Einhorn als Mittel bei Vergiftungen zu untersuchen. Das Horn des Einhorns wurde, vielleicht weil es gar nicht existierte, für eine unvergleichlich heilsamere Arznei gehalten als die meisten anderen Mittel, die von den Ärzten jener Zeit verschrieben wurden. Dazu gehörten, um nur einige wenige aus dieser Kollektion von Scheußlichkeiten zu nennen, Bohrasseln, die Gedärme eines bei lebendigem Leibe ausgeweideten Maulwurfs, Fledermausblut, Natternfett und Natternfleisch, Galle, Fuchslungen, Spinnennetze, der Speichel eines Fastenden und der Schweiß eines Dickwanstes, die Nachgeburt einer Frau, Eidechsenurin und die Exkremente von nahezu allen Lebewesen, die damals existierten, wenn auch nur – wie im Fall des Einhorns – als Fabeltiere.

Die Ärzte, die diese unappetitlichen Mittel verschrieben, dünkten sich ein gut Teil besser als alle Chirurgen. Im 12. und 13. Jahrhundert war durch eine ganze Reihe von Kirchenerlassen statuiert worden, daß das Vergießen von Blut mit den Funktionen des Priesteramtes unvereinbar war und die Kirche mit Abscheu erfüllte – wobei man die Kreuzzüge ganz offensichtlich ausklammerte. Das Prinzip der göttlichen Vorsehung wurde so unerbittlich auf die Spitze getrieben, daß es einigen Mönchsorden verboten war, im Krankheitsfall nach dem Arzt zu rufen oder zur Medizinflasche zu greifen. Doch angesichts der tiefsten Tiefen, in die die Heilkunst abgesunken war, erwies sich diese Auflage vielleicht gar nicht als so hart, wie sie sich anhört.

Die Folge jener Erlasse war, daß die Ausübung der Chirurgie den Badern anheimfiel und solch minderen Kreaturen wie Scharfrichtern, Bordellbesitzern und jenen elenden Gesellen, die im Lande umherzogen und das Vieh auf den Bauernhöfen kastrierten. Selbst noch zu Zeiten Friedrichs des Großen gehörte es zu den Obliegenheiten der Wundärzte, die Herren Offiziere zu rasieren.

So kam es, daß die Chirurgie lange Jahre hindurch im wesentlichen auf die Behandlung von Wunden, das Entfernen von Hauttumoren, das Einrichten von gebrochenen Gliedern und das Einrenken von Luxationen beschränkt blieb. Amputationen ging man wegen der Infektionsgefahr und der Schwierigkeit, die unvermeidliche Blutung zum Stehen zu bringen, nach Möglichkeit aus dem Wege. Die Kunstfertigkeit der alten Griechen beim Abbinden von Gefäßen war ebenso in Vergessenheit geraten wie all ihr übriges Wissen, und die übliche Behandlung einer Blutung bestand darin, daß man den Amputationsstumpf mit rotglühenden Eisen verätzte oder ihn in kochendes Öl tauchte.

Eine Sparte von Wanderärzten hatte sich darauf spezialisiert, Patienten bei vollem Bewußtsein die uns als Steine geläufigen schmerzhaften Ablagerungen aus der Harnblase zu entfernen. Die Methode, die sie bei diesem «Steinschnitt» anwandten, war haargenau dieselbe, nach der bereits Jahrhunderte zuvor Hindu-Chirurgen gearbeitet hatten: Der Patient mußte sich auf den Rücken legen, und seine bis auf die Brust hochgezogenen Knie wurden von zwei starken Männern festgehalten. Der Operateur führte einen Finger in den Mastdarm ein, ertastete den Stein und drückte ihn hoch, so daß er sich unter der straffgespannten Haut zwischen den Gesäßbacken hervorwölbte. Dann schnitt er durch die Haut in die Blase hinein und holte den Stein heraus. Sobald er sein Honorar kassiert hatte, zog er weiter, ohne abzuwarten, ob sein Patient mit dem Leben davonkam.

Die Technik, mit der man im Jahre 1658 bei Samuel Pepys den «Steinschnitt» durchführte, dürfte nur unwesentlich verfeinert gewesen sein, obwohl die Operation von einem der geschicktesten Steinschneider jener Tage, dem Chirurgen Thomas Hollyer vom St. Thomas-Krankenhaus, ausgeführt wurde. Zweifellos hätte Pepys' Bericht über diesen Eingriff eine faszinierende Lektüre abgegeben, aber die Operation erfolgte, bevor er damit anfing, sein berühmtes Tagebuch zu schreiben. Damals war es üblich, daß man im Hause eines Verwandten oder Bekannten operiert wurde, und Pepys entschied sich für das Heim seiner Nichte, einer Mrs. Turner, in Salisbury Court. Ihm wurden die Hände an den Füßen festgebunden, und zu beiden Seiten des Tisches standen Dienstleute, die ihm die Beine hielten. Ein weiterer Dienstmann setzte sich ihm rittlings auf die Brust, um ihn ruhigzustellen, zweifellos aber auch, um seine Augen gegen das abzuschirmen, was vor sich ging.

Die Operation war ein voller Erfolg, wenn man davon absieht, daß die Samenstränge des renommierten englischen Tagebuchschreibers dabei durchgetrennt wurden – ein Risiko, das bei dieser Art von Operationen jahrhundertelang als durchaus normal galt. Auch wenn aus Pepys' späteren Aufzeichnungen klar hervorgeht, daß seine Geschlechtslust in keiner Weise beeinträchtigt war, hatte ihn der Eingriff doch steril gemacht.

Man kann sich vorstellen, welche Qualen Pepys bei einer solch höllischen Marter gelitten haben muß, aber die Qualen, die ihm der Stein verursacht hatte, waren ihm offensichtlich der Mühe dieses Eingriffs wert gewesen, denn an jedem Jahrestag der Operation lud er seine Freunde, darunter auch Dr. Hollyer, in das Haus von Mrs. Turner zu einem Dankfest ein. Es gab Karpfen, Lachs, Brathähnchen, Zunge, Käse und einen kräftigen Schluck zu trinken – und ganz ohne Zweifel war das auch die einzige Art von Betäubungsmittel gewesen, mit der er sich gegen die Schmerzen der Operation hatte wappnen können.

Falls in der Chirurgie im Lauf der Jahrhunderte nach der Antike der eine oder andere kleine Fortschritt zu verzeichnen gewesen sein mochte, so erwiesen sich alle Bemühungen, die mit den Operationen verbundenen Schmerzen zu lindern, als vergeblich. Im Jahre 1591 wurde in Schottland eine Frau namens Eufame Macalyne auf dem Scheiterhaufen verbrannt, weil sie gewagt hatte, sich die Qualen der Niederkunft zu erleichtern. «Mit Schmerzen», so stand es im Ersten Buch Mose geschrieben, «sollst du Kinder gebären.» Im Frankreich des 17. Jahrhunderts wurde Nicolas Bailly, ein sich als Wundarzt betätigender Barbier, der einem Patienten vor einer Operation ein Betäubungsmittel verabreicht hatte, wegen Ausübung von Zauberei mit einer Geldstrafe belegt. Anschließend wurden in ganz Frankreich alle Versuche, mit Hilfe von Kräutertränken Unempfindlichkeit gegen Schmerzen zu bewirken, für ungesetzlich erklärt.

Das soll aber nicht heißen, daß derlei Versuche sehr zahlreich gewesen wären. Das im Mittelalter am weitesten verbreitete aller vermeintlichen «Betäubungsmittel» war ein sogenannter «Schlafschwamm», ein ganz gewöhnlicher Badeschwamm, der –

getränkt mit dem Saft einer Reihe von Pflanzen – dem Patienten unter die Nase gehalten wurde und angeblich Bewußtlosigkeit auslöste. Jede medizinische Kapazität hatte ihr eigenes Rezept für diese Mixtur, mit der sich der Schwamm vollsaugen sollte, doch sie enthielt in der Regel die meisten, wenn nicht alle schon bei den Griechen bekannten «schlaffördernden» Pflanzenextrakte. Natürlich fehlte darunter so gut wie nie die Alraune, deren Schreie so viele Hunde ins Jenseits beförderten. Zu den elementarsten Ingredienzien dieser Art gehörten Opium, Alraune und Bilsenkrautwurzel. Es gab Ärzte, die diese Grundbestandteile mit so vielen anderen Pflanzen abrundeten, daß ihre Namen die Seiten eines botanischen Nachschlagewerkes hätten füllen können, darunter unreife Maulbeeren, Schierling, Waldefeu, Lattichsamen, Ampfer und Sauerklee.

In dem ziemlich unwahrscheinlichen Fall, daß ein solches Gebräu tatsächlich die angestrebte Bewußtlosigkeit auslöste, konnte der Patient wieder zu sich gebracht werden – vorausgesetzt, der erste Schnitt mit dem Messer hatte das nicht schon hinreichend besorgt –, wenn ihm ein zweiter in Essig getauchter Schwamm unter die Nase gehalten wurde. Vor vielen Jahren hat ein möglicherweise von Wißbegier beseelter, aber noch wahrscheinlicher einer schrulligen Laune nachgehender amerikanischer Anästhesist dieses mittelalterliche Hexengebräu zusammengemischt, einen Schwamm damit getränkt und es an mehreren Tieren ausprobiert. Kein einziges seiner Versuchskaninchen hatte sich – wie er berichtete – auch nur zu einem Nickerchen bereit gefunden.

Einer der Ratgeber aus früherer Zeit empfahl jedem Chirurgen, der von seinem Rezept für einen Schlafschwamm Gebrauch machte, den Patienten sicherheitshalber zu einem Bündel zusammenzuschnüren, und dieser Hinweis dürfte als Gradmesser für die Wirksamkeit seiner Methode zu werten sein. Der Mangel an Vertrauen, der dabei offenkundig wird, schien auch von vielen anderen medizinischen Praktikern jener Epoche geteilt zu werden, denn das ganze Mittelalter hindurch wurde der Gebrauch des Schlafschwamms in stetem Auf und Ab empfohlen, verworfen und wieder empfohlen. Die Crux dabei war, daß sich bis zum Jahre 1846 keine Alternative anbot, es sei denn, wir berücksichtigen ein Rezept aus dem 13. Jahrhundert, das vorgab, einen vier Tage währenden Schlaf zu bewirken. Es begann folgendermaßen: «Man nehme ein Gran Ohrenschmalz von einem Hund und . . .»

Das medizinische Schriftgut des Mittelalters ist eine trostlose Lektüre. Das große Hindernis für die damaligen Ärzte und Chirurgen bestand darin, daß sie so gut wie keine Ahnung von den Funktionen eines gesunden Körpers hatten, ganz zu schweigen von denen eines kranken. Noch lange, nachdem die Renaissance mit der Unwissenheit und dem Aberglauben der Menschen aufzuräumen begonnen hatte, waren die Ärzte davon überzeugt, daß vier «Temperamente» für das Gleichgewicht des menschlichen Körpers maßgebend waren und diese vier Temperamente wiederum von den vier Elementen Luft, Erde, Wasser und Feuer gesteuert würden. Der Magen stellte einen Ofen dar, der mit Heizmaterial von der Leber gespeist wurde, und das Herz war eine permanent sprudelnde Quelle des Blutes.

Auf dem Schlachtfeld, dem traditionellen Versuchsgelände der Chirurgen, beschmierten Quacksalber und artverwandte Zunftgenossen Verletzungen mit einer Wichse aus Hufschwärze, Schusterpech und Rost von alten Töpfen. Eiter floß in häßlichen Rinnsalen aus allen Wunden, aber noch bis ins 19. Jahrhundert hinein, als man endlich die Gefahren einer Infektion begreifen lernte, wurde Eiter als unerläßlich für den Heilprozeß gehalten.

Der Heilkunst jener Zeit fehlte die solide wissenschaftliche Untermauerung. Und seltsamerweise waren es Künstler, die – ohne es zu ahnen – die ersten Schritte in der Richtung taten, die der Entwicklung der Medizin vorgezeichnet war. Vom 14. Jahrhundert an begannen die von Italien ausgehenden großen kulturellen und geistigen Strömungen Europa aus der Stagnation der Mittelalterlichkeit zu befreien. Mit ihrer von der neuen Gedankenfreiheit befeuerten Wißbegier machten sich Künstler der Renaissance wie Michelangelo und Leonardo da Vinci daran, ihre Inspirationen in der Wirklichkeit zu suchen und sich nicht nur genaue Kenntnisse über die äußere Form des menschlichen Körpers zu verschaffen, sondern auch über seine innere Struktur und seine Funktionen. Auf ihrer Suche nach Wissen gingen sie sogar Chirurgen beim Sezieren von Leichen zur Hand. Leonardo begann damit, die Knochen und Muskeln des menschlichen Körpers um der Kunst willen zu analysieren, und gelangte später zu wesentlichen Erkenntnissen über die inneren Organe. Hätten seine Zeichnungen damals eine weitere Verbreitung erfahren, würde er heute vielleicht als Vater der modernen Anatomie gelten.

Statt dessen gebührt diese Ehre Andreas Vesalius, der im Jahre 1514 als Sproß einer Brüsseler Arztfamilie zur Welt kam. Schon in jungen Jahren war er nicht nur körperlich gut entwikkelt, sondern er besaß auch einen ausgeprägten Willen, der sich in einem weit über den Durchschnitt seiner Altersgenossen hinausgehenden Interesse für Tiere bekundete. Der junge Vesalius wollte genau wissen, was in ihrem Innern vorging. Fing er einen Frosch oder eine Maus, so sezierte er das Tier mit großer Sorgfalt und analysierte seinen Körperbau. Als er später mit dem eigentlichen Studium der Medizin anfing, verfügte er bereits über beachtliche Kenntnisse in der Anatomie. Auch hatte er sich beim Sezieren eine solche Geschicklichkeit erworben, daß er voller Ungeduld seine Lehrer beiseite schob und die Leichen selbst sezierte.

Zu jener Zeit vermittelten die Professoren der Chirurgie – trotz gelegentlich besserer, durch eigenen Augenschein gewonnener Einsicht – ihr anatomisches Wissen noch immer so, wie es einst Galen gelehrt hatte, und Galens Erkenntnisse gründeten sich auf das Studium der Tiere. Er ging von der These aus, daß der Körperbau des Menschen dem der Tiere entsprach, und behauptete, daß der menschliche Hüftknochen genauso gebogen sei wie der eines Ochsen. Als Vesalius nach genauer Analyse des menschlichen Skeletts (er hatte sich sein Anschauungsmaterial eigenhändig vom Galgen abgeschnitten und sich dabei der Gefahr ausgesetzt, selbst aufgehängt zu werden, wäre er dabei erwischt worden) den Nachweis führte, daß Galen irrte, beschloß die naive Ärzteschaft des 16. Jahrhunderts, daß nicht der bewunderte Galen auf der falschen Fährte gewesen sei, sondern daß sich der Hüftknochen des Menschen durch den Wechsel von der Toga zur Hose verformt habe.

Vesalius' bedeutende Lehren über die Anatomie wurden seinerzeit nur sehr zögernd von seinen Standesgenossen akzeptiert, aber sie gelten noch heute als der erste unentbehrliche Grundstein in dem Gebäude der modernen Chirurgie. Der nächste wurde von einem Engländer gelegt, der zur Regierungszeit von Königin Elisabeth I. lebte und 1588, als das spanische Großmachtstreben am Untergang der Armada scheiterte, gerade zehn Jahre alt war. William Harvey war der erste von sieben Söhnen eines wohlhabenden Kaufmanns in der Grafschaft Kent. Er hatte sich offenbar schon lange, bevor er mit dem Studium an der Universität Cambridge begann, entschlossen, Arzt zu werden.

Ungeachtet des ersten schweren Schlages, den Vesalius den Theorien Galens versetzt hatte, hielt die Welt zu Harveys Zeiten noch immer an der Lehre des alten griechisch-römischen Arztes von der Funktion des Herzens fest. Wäre auch nur etwas wahr daran gewesen, hätten wir es mit einem Glanzstück theoretischer Herleitungskunst zu tun. Die Leber, so behauptete Galen, verwandelt die aufgenommene Nahrung in «Naturgeister». Das Blut fließt gleich einer Art roter Ebbe und Flut durch den Körper und reißt diese Naturgeister auf seinem Weg wie Seetang mit sich fort. Ein Teil des solchermaßen angereicherten Blutes strömt durch die rechte Seite des Herzens in die Lungen, wo es «geklärt» wird. Der Rest bewegt sich von der rechten Herzseite in die linke – es sickert dabei durch unsichtbare Poren in der Scheidewand, die das Herz in vier Kammern unterteilt –, und die linke Herzseite verwandelt die Naturgeister der Leber in gleichfalls mysteriöse «Lebensgeister». Einige dieser Lebensgeister beseelen die übrigen Organe, wie Nieren und Eingeweide, und die restlichen dringen zum Gehirn vor, wo sie eine animalische Spezies von Lebensgeistern erzeugen, die sich ihrerseits auf den Weg durch die Nerven machen und dem Menschen Bewegungsfähigkeit sowie Tast- und Geruchssinn verleihen.

Harvey hielt das für baren Unsinn und trat auch später den Beweis dafür in einer Schrift an, die auf dem Gebiet der Medizin vermutlich die bedeutendste Einzelleistung ist, die je gedruckt wurde: ein kleines Buch von zweiundsiebzig Seiten mit dem Titel *Exercitatio Anatomica de Motu Cordis et Sanguinis in Animalibus.* Galens hübsche Theorie wurde jedoch von der Ärzteschaft als eine Art Heilige Schrift angesehen. Wenn sich ein Standeskollege erkühnte, Galens Theorie anzufechten, so mußte das damals nicht nur als höchst ketzerisch, sondern auch als klarer Beweis einer sehr bedenklichen Geistesverfassung erschienen sein – wie wenn heutzutage ein Astronom Jahre seines Lebens damit zubrächte, auf dem Mount Palomar durchs Teleskop zu gucken, und dann der Welt feierlich verkündete, daß die Erde platt wie ein Eierkuchen sei.

Nur fünfundzwanzig Jahre vor Harveys Geburt schrieb der Spanier Michael Servet, daß das Blut von einer Seite des Herzens über den Umweg durch die Lungen in die andere Herzseite fließt, was tatsächlich der Fall ist. Für diese und ähnliche «Irrlehren», die er in demselben Buch äußerte, mußte er den Tod auf dem Scheiterhaufen erleiden. Harvey lief vermutlich nie Gefahr, lebendigen Leibes verbrannt zu werden, auch wenn er sich einmal vor Gericht gegen den fadenscheinigen Vorwurf verteidigen mußte, König Jakob I., dessen Leibarzt er war, vergiftet zu haben. Jedenfalls wartete er so lange, bis er Gewißheit hatte, daß seine These vom Blutkreislauf nicht zu erschüttern war, bevor er sie der Welt verkündete.

Leonardo da Vinci erkannte, daß sich am Ausgangspunkt der beiden großen Arterien, die das Blut vom Herzen wegführen – der Aorta und der Lungenschlagader – Klappen befinden, die das Blut davon abhalten, in umgekehrter Richtung ins Herz zurückzufließen. Ob Harvey von Leonardos Erkenntnis gewußt hat, ist nicht bekannt. Ein Freund Harveys namens Fabricius, der an der berühmten Universität zu Padua lehrte, hatte dargelegt, daß Klappen in den Venen der Arme und Beine den Fluß des Blutes zum Herzen steuern, wenn auch Fabricius diese Feststellung als eine Bestätigung von Galens «Ebbe-und-Flut»-Lehre ansah. Als Harvey von Padua zurückkehrte und einen Posten am St. Bartholomäus-Krankenhaus in London annahm, brachte er die nächsten vierzehn Jahre damit zu, über dieses Problem nachzugrübeln. Ihm kam es dabei auf unbestreitbare Beweise an, und er widerstand der Versuchung, Theorien aufzustellen, ohne sie auch wissenschaftlich fundieren zu können. Er sezierte mehr als achtzig verschiedene Arten von Tieren und erkannte dabei, daß sämtliche Klappen in all ihren Venen stets so angeordnet waren, daß das Blut sie nur in Richtung zum Herzen hin durchfließen konnte. In den Arterien gab es keine derartigen Klappen – wenn man von denen absah, die bereits von da Vinci beschrieben worden waren –, so daß arterielles Blut im Körperkreislauf nur vom Herzen weg fließen kann.

Er überzeugte sich davon, daß es in der Scheidewand, die beide Herzseiten voneinander trennt, keinerlei Poren gibt, weder unsichtbare noch sonstwie geartete. Mit großer Gewissenhaftigkeit stellte er Messungen an, wieviel Blut im Körper enthalten ist und wieviel davon auf Blutgefäße und Herzkammern entfällt. Dabei kam er zu der Schlußfolgerung, daß das Herz, hätte Galen mit seiner Theorie recht gehabt, innerhalb von zehn Minuten zwei- bis dreimal soviel Blut auspumpen müßte, wie alle Arterien und Venen des Körpers an Fassungsvermögen besaßen.

Im Jahre 1628 war er fertig. Er ließ sein Buch in Frankfurt herausbringen, dem damaligen Mittelpunkt des Verlagswesens, und verkündete darin seine epochemachende Entdeckung einer Welt, in der, wie es hieß, niemand über vierzig zu Harveys Lebzeiten von seinen Thesen zu überzeugen gewesen wäre. Das

Herz, so behauptete Harvey, ist ein Muskel. Das Blut wird von der linken Herzseite hinausgepumpt und durch die Arterien zu allen Teilen des Körpers transportiert. In den Venen kehrt es wieder zum Herzen zurück. Es wird dann über die rechte Herzseite auf einer wesentlich kürzeren Reise durch die Lungen gepumpt und fließt zur linken Herzseite zurück, von wo der ganze Umlauf aufs neue beginnt.

Vieles blieb noch für Harvey in geheimnisvolles Dunkel gehüllt. Er wußte beispielsweise nicht, daß die Lungen das Blut mit Sauerstoff versorgen, denn die Entdeckung des Sauerstoffs erfolgte erst über ein Jahrhundert später. Auch wußte er nicht, wie das Blut von den Arterien in die Venen hinüberwechselt, denn die Aufspürung der winzigen Kapillargefäße, die zwischen beiden das Bindeglied bilden, sollte der Erfindung des Mikroskops vorbehalten bleiben. Aber Harveys Kombination von Versuchen, Beobachtungen und Messungen brachte die medizinische Forschung wieder auf das Geleise der Logik zurück und beendete ihre Stagnation im Zeichen des Mystizismus und der Theologie. Sollten tatsächlich keine «Lebensgeister» mehr durch den Körper tollen? Konnte es sein, daß das Herz nur ein Muskel war und nicht der Sitz der Liebe? Es war ein revolutionärer Gedanke, und bis heute haben wir uns noch nicht restlos damit abfinden können, zumindest nicht in unserer romantischen Vorstellungswelt.

Es mußten noch viele Jahre vergehen, ehe Harveys Feststellungen verarbeitet, bekanntgemacht und in der sich entwikkelnden Wissenschaft der Chirurgie angewendet werden konnten. Einer seiner Zeitgenossen, der sich besonders beeindruckt zeigte, war der als Baumeister Londons bekannte Sir Christopher Wren, der auf den Gedanken kam, Drogen unmittelbar in den Blutkreislauf eines Tieres zu injizieren. Damit wurde er zum Wegbereiter der intravenösen Anästhesie, die heutzutage dem «Unters-Messer-Kommen» so viel von seinem früheren Schrecken genommen hat. Im Jahre 1656 überredete Wren seinen Freund, den Chemiker Robert Boyle, ihm bei einem Experiment zu helfen, das er in Oxford an einem Hund vornehmen wollte. Sie befestigten einen Federkiel auf einer Spritze, stießen ihn dem Hund in eine Beinvene und injizierten ihm eine Opiumlösung. Der Hund verlor das Bewußtsein, aber er überlebte. Bei einem zweiten Versuch ging er allerdings ein. Wren war seiner Zeit um viele Jahre voraus – wenn nicht als Erbauer von Kathedralen, so doch mindestens als Narkotiseur. Denn es sollten nach Harveys Tod noch fast zwei Jahrhunderte vergehen, ehe der Schmerz endgültig aus dem Operationssaal verbannt werden konnte.

Im Lauf dieser beiden Jahrhunderte verwendeten die Chirurgen Vesalius' und Harveys Erkenntnisse, um Operationen zu ersinnen, die so brutal waren, daß man sich ihre Durchführung ohne Narkose kaum vorstellen kann. Zu Beginn des Jahres 1819 schaute der holländische Arzt C. B. Tilanus zu, wie Guillaume Dupuytren, der größte französische Chirurg seiner Zeit, seine meisterliche Kunst bei der Entfernung eines Tumors aus dem Unterkiefer eines neununddreißigjährigen Mannes zur Schau stellte. «Ein Einschnitt teilt die Unterlippe und führt bis zum Zungenbein», schrieb Tilanus später. «Ein zweiter Schnitt wird am anderen Ende des befallenen Gewebes angesetzt und vereinigt sich mit dem ersten unter dem Kinn. Der Hautlappen wird entfernt, der Kinnbacken freigelegt und ein Stück davon zu beiden Seiten der Lücke herausgenommen, indem man entweder so lange sägt, bis man auf den gesunden Knochen stößt, oder mit einer Knochenzange so viel herausbricht, daß der Abstand etwa sechs Zentimeter beträgt ... Die weichen Teile des Kiefers werden ebenfalls beseitigt, sofern sie nicht gesund sind, und gleichzeitig werden Blutgefäße unterbunden.»

Die Operation war, wie Tilanus dazu bemerkte, schwierig und «erforderte viel Zeit». Und in dieser Zeit, während dem Patienten der Kiefer aufgeschlitzt und ein Teil des Kinnbakkens herausgebrochen wurde, war er bei vollem Bewußtsein. Er starb, wie man sich vorstellen kann, aber erst dreizehn Tage nach der Operation.

Die Qualen, die vor Einführung der Anästhesie auf dem Operationstisch ausgestanden wurden, sind eigentlich nur mit denen der Folter zu vergleichen. Männer und Frauen brachten sich lieber selbst um, als daß sie die Schrecken einer Operation auf sich nahmen. Einige verloren darüber den Verstand. Und wenn gelegentlich doch ein besonders Abgebrühter den Mut aufbrachte, sich dem Messer des Chirurgen auszuliefern, dann verrieten sein Zähneknirschen und das unwillkürliche Zucken seiner Muskeln das Ausmaß der Schmerzen. Aber die meisten Patienten auf dem Operationstisch stemmten sich wie rasend gegen die Riemen, mit denen sie festgebunden waren, schrien unaufhörlich, fluchten oder beteten zu Gott und beschworen den Chirurgen, aufzuhören oder, wenn das nichts nützte, sich zu beeilen.

Oft erwiesen sich die Qualen als so unerträglich, daß die Patienten auf dem Operationstisch starben. Dann sprach man beschönigend von einer «Erschöpfung der Nervenkräfte», doch in Wirklichkeit waren die Opfer genauso zu Tode gemartert worden, als wenn sie der Inquisition in die Hände gefallen wären. «Schmerz kann ebenso töten wie ein Blutsturz», hat Dupuytren einmal gesagt.

Die einzige Verbündete der Kranken gegen die Qual dieser Operationen war die Schnelligkeit des Chirurgen, denn eine Tortur, die eine Minute dauerte, war zweifellos erträglicher als eine, die sich über zwei oder gar zwanzig Minuten hinzog. So kam es, daß die Chirurgen eine Zeitlang, wie Rennpferde, nach dem Tempo bewertet wurden, das sie bei der Operation vorlegten.

Einer der unbestrittenen Meister seines Fachs war Robert Liston, ein großer, schwergewichtiger Schotte, der sich selbst an seinen Körperkräften berauschte und damit prahlte, daß er auch ohne Adernpressen auskomme. Wenn Liston mit ein paar schnellen Schnitten seines Messers und einigen Zügen seiner Säge ein Bein amputierte, brachte er das hervorspritzende Blut dadurch zum Stehen, daß er mit seiner riesigen Linken den Oberschenkel zusammenpreßte. Häufig nahm er Patienten an, mit denen sich keiner seiner Berufskollegen befaßt haben würde. Darunter war auch ein Sechzehnjähriger mit einem mächtigen Aneurysma, einer Schlagadererweiterung unterhalb des Schulterblatts. Liston machte am Rücken des jungen Mannes einen dreißig Zentimeter langen Einschnitt, um an die Anschwellung heranzukommen, doch sobald er hineinstach, schoß ein dicker Blutstrahl hervor, und der Patient fiel ihn Ohnmacht. Gleichmütig schnitt Liston das Aneurysma vollends auf und steckte den linken Zeigefinger in die Arterie, um sie auf diese Weise zu verstopfen. Und während er mit der Linken den Blutstrom unterband, entfernte er mit der Rechten einen Teil des kranken Schulterblatts. Der junge Mann genas von der Operation, starb aber einige Monate später, da die Krankheit aufs neue ausbrach.

Die großen Chirurgen standen dem Leid, das sie ihren Patienten zufügen mußten, nicht gleichgültig gegenüber. William Cheselden, der so routiniert war, daß er einen Blasenstein in vierundfünfzig Sekunden entfernen konnte, gelang es in der Nacht vor einer wichtigen Operation nie, auch nur ein Auge zuzutun. John Abernethy, ein weiterer berühmter englischer Chirurg, benahm sich seinen Patienten gegenüber derb und herrisch, weil er ihnen damit Mut zu machen hoffte, doch nach jeder Operation stürzte er hinaus und erbrach sich. Der Schotte Sir James Young Simpson, der später als erster Chloroform verwendete, mußte einmal als Medizinstudent mit ansehen, wie einer Frau die Brust amputiert wurde. Voller Entsetzen ergriff er die Flucht und suchte sich eine Stellung als Kanzlist im Parlament zu Edinburg. Er nahm zwar bald danach sein Studium wieder auf, doch die ihn seitdem ständig bewegende Frage lautete: Was kann man tun, um Operationen weniger schmerzhaft zu machen?

Die Antwort darauf war noch immer dieselbe wie seit Menschengedenken: Nichts. Als die Wissenschaft allmählich das Übernatürliche – das bis dahin herrschende Element in der Heilkunst – zu verdrängen begann und sich der Glaube an die schmerzlindernden Eigenschaften von Lattich und schreienden Alraunewurzeln verflüchtigte, unternahmen ein paar Chirurgen Versuche, die Torturen einer Operation mit anderen Mitteln zu mildern. Aber sie hatten kaum mehr Erfolg als ihre Standesgenossen im Altertum. Eine Methode, die von Zeit zu Zeit immer wieder aufgegriffen wurde, war ein bereits von den Assyrern praktiziertes Verfahren: die Anwendung von Druck auf die Karotiden, die beiden großen Halsschlagadern, die das Gehirn mit Blut versorgen. Wenn man dem Patienten die Blutzufuhr zum Gehirn unterband, fiel er unweigerlich in Ohnmacht, doch wurde dieser Zustand über Gebühr ausgedehnt, so konnte er zum Tode führen. Es war eine Methode, die vorgeblich Schmerzen lindern half, in Wirklichkeit aber darauf hinauslief, daß der Patient halb zu Tode stranguliert wurde.

Eine ebenfalls angewendete Variante dieses Verfahrens bestand darin, daß man den Druck nicht auf Arterien ausübte, sondern auf Nervenstränge, wobei man von der Überlegung ausging, daß ein Druck auf den Hauptnerv des Oberschenkels oder des Oberarms die Schmerzen eines chirurgischen Eingriffs weiter unten an dem betreffenden Glied ausschalten würde. Furchterregende lederüberzogene Eisenklammern wurden für diesen Zweck konstruiert, aber sie brachten auch einige Nachteile mit sich, vor allem den, daß sie sich als unerträglich schmerzhaft erwiesen. Es war, als ob man die Hand auf glühende Kohlen legte, um bei der Operation eines eingewachsenen Zehennagels über den Schmerz hinwegzukommen.

Ein weiterer Versuch zur Schmerzbetäubung, der von Zeit zu Zeit immer wieder im Schwange war, erwies sich als sehr viel erfolgversprechender und hätte in der Zeit vor 1846 viel dazu beitragen können, Qualen zu lindern, wenn er sich in größerem Umfang durchgesetzt hätte. Es handelt sich um ein Verfahren, das noch immer seinen Platz in der modernen Anästhesie einnimmt, nämlich um die Anwendung von Eis oder Schnee zur Betäubung des zu operierenden Körperteils. Diese Methode wurde zum erstenmal im 11. Jahrhundert in den Schriften des Persers Avicenna erwähnt, sechs Jahrhunderte später erneut von dem Italiener Marco Aurelio Severino und dann noch einmal von dem französischen Chirurgen Baron Larrey, der auf dem verhängnisvollen Rußlandfeldzug Napoleons die Feststellung machte, daß halberfrorene Verwundete bei Temperaturen weit unter dem Gefrierpunkt wenig oder gar keinen Schmerz verspürten, wenn er ihnen ein Bein amputierte.

Leider ist Frost imstande, lebendes Gewebe zu schädigen oder gar zu zerstören. Überdies waren die Ergebnisse bei der Anwendung von Schnee oder Eis nicht immer zufriedenstellend. Die verschiedenen Berichte über das, was uns heute unter dem Namen Vereisung oder Kälteanästhesie bekannt ist, waren niemals so überzeugend, daß diese Methode allgemein akzeptiert worden wäre, und so dauerte das Leiden an, und die angstgequälten Schreie der gemarterten Patienten gellten weiterhin in den Ohren der menschenfreundlichsten und hingebungsvollsten Chirurgen. «Der Schmerz», so fand der hervorragende französische Chirurg Velpeau im Jahre 1839, «ist der unzertrennliche Gefährte der Operation.»

Nur sieben Jahre später sollte sich dieser Ausspruch als falsch erweisen. Am 16. Oktober 1846 wurde jenes schreckliche Gespann für alle Zeiten gesprengt und die Menschheit endlich vom Schmerz der Operation befreit. Doch wären die Menschen nur etwas aufgeschlossener gewesen, hätten sie erkennen können, daß drei Jahrhunderte lang – seit Vesalius' Zeiten – der erlösende Funke nur darauf gewartet hatte, entfacht zu werden.

3. Kapitel

Philippus Aureolus Theophrastus Bombastus von Hohenheim, einer der bahnbrechenden Ärzte seiner Epoche, wurde 1493 in der Schweiz geboren – etwa zur gleichen Zeit, als andere Europäer auf ihren Entdeckungsreisen in der Neuen Welt zum erstenmal mit den «Giftpfeilen» der Indianer furchtbare Bekanntschaft machten. Obwohl von Adel, verbrachte er einen großen Teil seines Lebens auf der Wanderschaft und fand nichts dabei, sich mit solch minderen Kreaturen wie Badern und Dirnen, Zigeunerinnen und «Hexen» an der Zechbank gemein zu machen, weil ihm, wie er erklärte, in ihrer Gesellschaft die Wunder der Natur besser begreiflich seien.

Paracelsus, so nannte er sich später, wurde mit zweiunddreißig Jahren als Professor der Medizin an die Universität Basel berufen. Dort verbrannte er die Werke Galens in aller Öffentlichkeit und verkündete, daß es für jede Krankheit ein ganz spezifisches Heilmittel gebe – man müsse es nur finden. Viele Ärzte sehen in ihm den Urvater der modernen Therapie mit pharmakologischen Mitteln. Paracelsus starb im Jahre 1541 an einer Verletzung, die er sich bei einer Wirtshausschlägerei in Salzburg zugezogen hatte. Unter seinen Manuskripten wurde lange nach seinem Tod die erste bekannte Aufzeichnung eines Versuchs mit einer Substanz gefunden, die dereinst die schmerzlose Chirurgie ermöglichen sollte. Es war ein Präparat aus Alkohol und Schwefelsäure, das Paracelsus «süßes Vitriol» nannte und das uns unter seiner späteren Bezeichnung geläufig ist: Äther.

Paracelsus wendete Äther bei Hühnern an und stellte fest, daß sie einschliefen und bald danach unversehrt wieder aufwachten. «Angesichts der Wirkung dieses Vitriols», schrieb er, «halte ich es für so bemerkenswert, daß es bei schmerzhaften Krankheiten empfohlen werden dürfte...» Hier war der Schlüssel, vor aller Augen, aber tragischerweise fand sich niemand, ihn im Schloß herumzudrehen. Paracelsus machte der Welt ein unschätzbares Geschenk, doch die Welt war zu unwissend, als daß sie es akzeptiert hätte. Und noch oft sollte die Lösung zum Greifen nahe sein, ehe sich die Menschheit endgültig dazu verstand, den Schmerz zu besiegen.

Der geniale Engländer Sir Humphrey Davy, der die Sicherheitslampe für Bergleute erfand und die Wissenschaft der Chemie mit der der Elektrizität zu vereinigen wußte, veröffentlichte im Jahre 1800 ein Buch, in dem er Versuche mit dem neu entdeckten Stickoxydul beschrieb. Davy atmete dieses Gas ein und fand, daß es einen süßlichen Geschmack und einen angenehmen Geruch hatte. Überdies vermittelte es ihm ein beschwingendes Gefühl der Heiterkeit und ein geradezu überwältigendes Verlangen zu lachen. Darum nannte er es «Lachgas». Nachdem er es einmal inhaliert hatte, als er von einem schmerzenden Weisheitszahn geplagt wurde, schrieb er: «Da das Stickoxydul in seiner besonderen Wirkungsweise imstande zu sein scheint, körperliche Schmerzen zu betäuben, könnte es vermutlich auch mit gutem Nutzen bei chirurgischen Eingriffen verwendet werden ...» Er ging sogar so weit, Stickoxydul mit «Sauerstoff oder gewöhnlicher Luft» zu mischen, um es ungefährdeter einatmen zu können.

Die Kombination von Stickoxydul und Sauerstoff in Verbindung mit einer Injektion von Kurare – oder einer der vielen anderen ähnlich wirkenden Drogen, die nach 1942 in den Laboratorien entwickelt wurden –, wird heute auf der ganzen Welt angewendet und gilt als die sicherste aller Anästhesiemethoden. Doch seinerzeit gab es keinen einzigen Chirurgen, der Davys Entdeckung in ihrer bahnbrechenden Bedeutung erkannt und sie sich im Operationssaal zunutze gemacht hätte. Ja nicht einmal Davy selbst konnte ihre Wichtigkeit voll begriffen haben, denn er befaßte sich nicht weiter damit, obgleich sich ihm später noch einmal die Gelegenheit bot, als Bezwinger des Schmerzes in die Geschichte einzugehen.

Es war im Jahre 1824, als ein in dem malerischen alten Städtchen Ludlow in der Grafschaft Shropshire praktizierender junger Landarzt namens Henry Hill Hickman entdeckte, daß er jungen Hunden schmerzlos den Schwanz kupieren konnte, während sie sich nach dem Inhalieren von Kohlendioxyd in einem, wie er es nannte, Zustand des «Scheintods» befanden. Hickman war in dem Glauben – und dies zu Recht –, daß er eine Entdeckung von größter Tragweite gemacht hatte und daß ein jeder Chirurg in der Welt davon erfahren sollte. Er wandte sich an die Königliche Gesellschaft, beschrieb seine Versuche und appellierte an die bedeutendsten Wissenschaftler des Landes, sich ihr Urteil darüber zu bilden. Sein Brief blieb unbeantwortet, und als er sich daraufhin mit einer Flugschrift an die Öffentlichkeit wandte, fand sich niemand, der ihm Beachtung geschenkt hätte.

Der Präsident der Königlichen Gesellschaft war damals kein anderer als Sir Humphrey Davy, inzwischen reich und berühmt geworden, der aber noch immer auf Grund seiner viele Jahre zurückliegenden Versuche als die wissenschaftliche Autorität auf dem Gebiet der Inhalation von Gasen angesehen wurde. Hickman hatte, ganz auf sich gestellt und ohne auf Präzedenzfälle zurückgreifen zu können, das Prinzip der Anästhesie genau getroffen. Er irrte zwar in bezug auf den von ihm verwendeten Wirkstoff, aber er hatte bewiesen, daß der von Davy einst aufgezeigte Weg gangbar war. Hätte Davy ihn in seiner Arbeit unterstützt und ihm geraten, es anstelle des Kohlendioxyds mit Stickoxydul zu versuchen, so hätte die Welt nicht länger auf Erlösung von Schmerzen warten müssen. Statt dessen nahm niemand von Hickmans Arbeit Notiz. Sechs Jahre später, nach einem Aufenthalt in Paris, wo er sich vergeblich bemüht hatte, die Französische Akademie der Ärztlichen Wissenschaft für seine Entdeckung zu interessieren, starb er dreißigjährig als ein enttäuschter Mann.

Die Suche nach einem geeigneten Mittel ging weiter, doch nun wechselte die Szene in die Vereinigten Staaten über, wo wiederum mehrere Männer unmittelbar an der Schwelle der Entdekkung standen. Samuel Colt, der weltbekannt wurde für den ewigen Schlaf, den der nach ihm benannte Revolver verursachte, hätte vielleicht den zeitweiligen Schlaf der Anästhesie entdecken können, würde er auch nur etwas von den ärztlichen Qualifikationen zur Untermauerung des Titels «Dr. Coult» besessen haben, den er sich zulegte, als er 1832 mit achtzehn Jahren als «Heilkünstler» durch die Lande zog. Samuel Colt beschaffte sich das Geld, das er für die Patentierung seines Revolvers brauchte, indem er den Leuten Stickoxydul zu inhalieren gab. Kichernd und Possen reißend ließen sie sich den schon von Davy festgestellten Zustand der «Heiterkeit» etwas kosten. Doch einmal gab Colt einigen Indianern etwas zuviel von dem Gas, und als diese in tiefen Schlaf versanken, bekam er es mit der Angst zu tun und ließ die Finger von seinem «Lachgas».

Ein anderer Wanderschausteller, der etwas mehr von Stickoxydul verstand als Samuel Colt, hätte es ein paar Jahre später beinahe geschafft, die erste erfolgreiche Narkose vor aller Öffentlichkeit durchzuführen, wäre er nicht von außergewöhnlichem Pech verfolgt gewesen. «Professor» Gardner Quincy Colton besaß zwar keinen akademischen Grad, aber er hatte eine Zeitlang in New York Medizin studiert, ehe er seine Wanderbühne gründete, auf der er verschiedene einfache, doch in ihrer Wirkung verblüffende chemische Experimente zeigte, darunter eine Demonstration mit «Lachgas», mit der er bei den «Versuchspersonen» aus dem Publikum größte Heiterkeitserfolge erzielte. Als Colton am 10. Dezember 1844 in Hartford im Staate Connecticut seine Schau veranstaltete, war unter seinen Zuhörern der ortsansässige Zahnarzt Horace Wells, ein gut aussehender, sensibler junger Mann von neunundzwanzig Jahren. Als Colton Freiwillige aufforderte, etwas von dem Gas einzuatmen (und sich damit öffentlich zum Hanswurst zu machen), erhob sich neben Wells ein Mann namens Cooley und stieg auf die Bühne.

Zweifellos amüsierte sich der Zahnarzt, wie alle übrigen Zuschauer, als Cooley kreischend und armefuchtelnd herumtorkelte, wie wenn er volltrunken wäre. Aber Wells – und das gereicht ihm zur ewigen Ehre – war ein aufmerksamerer Beobachter als die vielen Tausende, die überall in den Vereinigten Staaten derartigen Vorführungen beigewohnt hatten. Er bemerkte, daß Cooley nicht einmal mit der Wimper zuckte, als er voller Wucht gegen eine Bank lief, wobei er sich heftig die Schienbeine gestoßen haben mußte. Nachdem Cooley wieder zu sich gekommen und auf seinen Platz zurückgekehrt war, fragte ihn Wells, ob er sich nicht weh getan habe. Cooley erinnerte sich nicht, gegen irgend etwas gestoßen zu sein, doch als er die Hosen hochkrempelte, stellte er fest, daß seine Schienbeine aufgeschlagen waren und bluteten.

In diesem Augenblick wurde die Anästhesie entdeckt, auch wenn Horace Wells nicht als der Mann in die Geschichte einging, dem dieses Verdienst schließlich zugeschrieben wurde. Wenn sich jemand die Schienbeine aufschlug, aber unter dem Einfluß von Stickoxydul keinerlei Schmerz spürte, warum sollte man ihm nicht in solch einem Zustand Zähne ziehen können? Als sich die Zuschauer zum Gehen anschickten, stieg Wells, ganz erfüllt von seiner Idee, zu Colton hinauf und stellte ihm dieselbe Frage. Colton gab zu, daß ihm dieser Gedanke noch nie gekommen sei, und versprach Wells, sich am nächsten Tag in dessen Sprechzimmer mit einem Beutel Gas einzufinden.

Nach edelstem Brauch stellte sich Wells für sein erstes Experiment selbst als Versuchskaninchen zur Verfügung. Wir wissen jetzt, daß er sich damit nicht sonderlich in Gefahr begab, aber Wells hatte damals nicht diese Gewißheit, denn es hieß ja, daß Menschen bereits an einer Überdosis Lachgas gestorben seien. Einer seiner früheren Schüler, Dr. John M. Riggs, nach dem später die Pyorrhoe, die eitrige Parodontose, Riggs'sche Krankheit genannt wurde, erklärte sich bereit zu assistieren. «Wir hatten verabredet», so erklärte Riggs, «das Gas über das bisher übliche Maß hinaus zu verabreichen, und wußten nicht, ob am Ende des Versuchs der Tod oder der Erfolg stehen würde.»

Glücklicherweise wurde es ein Erfolg, auch wenn damit für Wells der Weg vorgezeichnet war, der ein paar Jahre später mit seinem tragischen Tod endete. Colton hatte eine Blase voll Stickoxydul mitgebracht, an der ein Gummischlauch mit einem hölzernen Hahn befestigt war. Wells legte sich die Blase auf die Knie, steckte den Schlauch in den Mund und atmete tief von dem Gas ein. Sobald alles darauf hindeutete, daß Wells das Bewußtsein verloren hatte, packte Riggs mit der Zange einen von

Wells' großen Backenzähnen. Er hebelte ihn hin und her und zog ihn schließlich mit jenem berüchtigten Knirschlaut heraus, dem Schrecken aller, die sich in Zahnbehandlung begeben. Während des ganzen Vorgangs saß Wells mucksmäuschenstill. Als er wieder zu sich kam und den Zahn erblickte, rief er: «Das ist die größte Entdeckung aller Zeiten! Nichts habe ich gespürt – nicht mal soviel wie einen Nadelstich!»

Auf der Stelle mußte Colton versprechen, Wells genau zu zeigen, wie man das Gas herstellt. Wells kaufte überall in der Stadt das notwendige Gerät zusammen, und einen Monat lang saß er bis spät in die Nacht hinein zwischen seinen brodelnden Retorten, um aus Ammoniumnitrat Lachgasportionen herzustellen. Eine jede probierte er an sich selbst aus, und wenn sie zu seiner Zufriedenheit ausfiel, verwendete er sie für seine Patienten. Bis Mitte Januar hatte er Stickoxydul etwa ein dutzendmal erfolgreich benutzt und ein- oder zweimal ohne Erfolg – eine Tatsache, die er sich nicht scheute, schriftlich niederzulegen. Dann hielt er die Zeit für gekommen, der Welt seine große Entdeckung bekanntzugeben. Stickoxydul, so glaubte er, würde nicht nur die Epoche der schmerzlosen Zahnbehandlung einleiten, es sollte auch in der ganzen Welt von den Chirurgen bei den «großen lebensgefährlichen Operationen» verwendet werden.

Schmerzlose Operationen! Eine geradezu phantastisch anmutende Vorstellung, die allen Gesetzen der Natur eindeutig zuwiderlief, aber die Chirurgen waren noch nicht soweit, daß sie sich davon hätten überzeugen lassen. Wells fuhr nach Boston, wo er einst praktiziert hatte, und berichtete seinen Standeskollegen und allen anderen Ärzten, die er erreichen konnte, von den wunderbaren Eigenschaften des Stickoxyduls. Die meisten glaubten höchstwahrscheinlich, einen Verrückten vor sich zu haben. Schließlich gestattete ihm John Collins Warren, der Senior der Bostoner Chirurgenschaft, im Allgemeinen Krankenhaus von Massachusetts vor einer Gruppe von Studenten und einer Handvoll Ärzten seine Theorie mit einem praktischen Versuch zu beweisen.

Einer der Studenten meldete sich freiwillig für das Experiment und nahm auf dem mit Plüsch bezogenen Operationsstuhl Platz. Die Bühne für den dramatischen Nachweis, der das Grauen der Folterkammer für alle Zeiten aus dem Operationssaal verbannen sollte, war hergerichtet. Schmerz und Chirurgie, das unzertrennliche Gespann, sollten endlich voneinander getrennt werden. Dann aber ging unerklärlicherweise irgend etwas schief, und Wells verpatzte die Demonstration.

Angesichts der Tatsache, daß ein Eingriff im Mund unter Vollnarkose noch weit über das Jahr 1845 hinaus besondere Schwierigkeiten bereitete, nahm Wells eine schwere Doppelverantwortung auf sich, wenn er gleichzeitig als Narkotiseur und Operateur fungierte, und das auch noch bei einer öffentlichen Demonstration von solcher Tragweite. Vielleicht setzte er in seiner Nervosität die Gasblase ab, ehe der Patient hinreichend betäubt war; vielleicht brauchte er zum Ziehen des Zahns zuviel Zeit, und die Wirkung des Stickoxyduls hatte bereits nachgelassen – jedenfalls, bevor er den Zahn triumphierend vorzeigen konnte, wie er sich das zweifellos ausgemalt hatte, begann der Student zu stöhnen.

Der junge Mann erklärte anschließend, daß er trotz seines Stöhnens das Ziehen des Zahns nicht gespürt habe. Und spätere Erfahrungen lehrten, daß Patienten unter dem Einfluß eines Betäubungsmittels zucken oder schreien, ohne auch nur den geringsten Schmerz zu empfinden. Aber die Hoffnungen, die Wells mit der Demonstration verbunden hatte, waren zunichte gemacht. Das Schicksal, das zu seinem Untergang führen sollte, nahm seinen Lauf. Das Gelächter der Zuschauer und Rufe wie «Schwindel» und «Mumpitz» trieben ihn von der Bühne. Enttäuscht und beschämt kehrte Wells nach Hartford zurück.

Jedoch bis zum endgültigen Sieg über den Schmerz sollten noch immer eineinhalb Jahre vergehen, und Wells gebührt das Verdienst dieses Sieges so gewiß, als ob sein Experiment in Boston ein voller Erfolg gewesen wäre. Unter den Medizinern, denen er von seiner Entdeckung berichtete, war einer seiner früheren Schüler, William Thomas Green Morton, ebenfalls ein Zahnarzt, der zwei Jahre an der Medizinischen Fakultät von Harvard studiert hatte. Morton, ein tüchtiger, ehrgeiziger, überaus rühriger junger Mann, bewies sehr viel mehr Beharrlichkeit – wenn auch weniger Erfindergeist – als sein Lehrer Wells.

Wenige Monate nach der unseligen Bostoner Demonstration kam Morton nach Hartford und bestürmte Wells mit Fragen über das Stickoxydul – wo er dieses Gas bekommen könne, wie es anzuwenden sei. Wenngleich Wells' Demonstration die Studenten in Boston auch nicht beeindruckt haben mochte, so hatte sie doch offensichtlich Morton überzeugt. Er war sich völlig darüber im klaren, daß ein Zahnarzt, der schmerzlos Zähne ziehen konnte, ein Vermögen verdienen würde, und wollte nun selbst die Probe aufs Exempel machen.

Zu diesem Zeitpunkt trat ein dritter Mann auf den Plan, dessen Beitrag zur Entdeckung der Anästhesie schließlich zu seinem unrühmlichen Ende führen sollte. Er hieß Charles Thomas Jackson und war Wells und Morton als Chemiker bekannt. Jackson hatte sich aber auch als Geologe einen Namen gemacht und war ein fähiger Arzt – und außerdem ein schamloser Ausbeuter fremder Ideen. Zu den zahlreichen Erfindungen, für die er die Urheberschaft zu beanspruchen suchte, gehörte auch Samuel Morses elektromagnetischer Schreibtelegraph, dessen Prinzip Jackson an Bord eines Dampfschiffes bei der Rückkehr von Europa im Verlauf einer zwanglosen Unterhaltung umrissen haben wollte. Morse nannte ihn einen Erzlügner, der von einer fixen Idee besessen sei.

Jacksons Beitrag zur Entdeckung der Anästhesie bestand darin, daß er Morton einst auf dessen Bitte um Stickoxydul, das gerade nicht vorrätig war, geraten hatte, es doch mit Schwefeläther zu versuchen, da beide in ihrer Wirkung gleichartig seien. Es war kein Hinweis, der besondere chemische Kenntnisse erfordert hätte, denn seit den Tagen von Samuel Colt und anderen Wanderschaustellern war das Einatmen von Äther und von

«Lachgas» ein volkstümlicher Zeitvertreib geworden, und die Leute luden sich sogar zu «Ätherlustbarkeiten» ein. Dessenungeachtet blieb Jackson später bei seiner Behauptung, daß er zielstrebig und allen anderen voraus nach einer Lösung des Problems gesucht habe, den Schmerz bei Operationen auszuschalten, und daß Morton ihm dabei lediglich Hilfsdienste leistete.

Es war eine unhaltbare Behauptung, obwohl Morton tatsächlich nach Jacksons Rat handelte und mit Äther an dem Hund seiner Frau, an ihrem Goldfisch, an Raupen und schließlich an sich selbst experimentierte. Ermutigt von den Erfolgen, suchte er nach einer Gelegenheit, Äther auch in seiner Arztpraxis anzuwenden. Am Abend des 30. Septembers 1846 bot sich ihm diese Gelegenheit in Gestalt eines Patienten namens Eben Frost, der mit einem schlimmen Zahn und mit schlotternder Angst vor den Schmerzen, die die Extraktion verursachen würde, zu ihm kam. Morton eröffnete Frost, daß er den Zahn ziehen könne, ohne daß er auch nur das geringste spüren werde, und Frost willigte in das Experiment ein, voller Skepsis natürlich, aber sich dankbar an das Fünkchen Hoffnung klammernd. Morton goß ein wenig Äther auf sein Taschentuch und hielt es Frost unter die Nase, bis dieser das Bewußtsein verlor. Dann zog er beim Schein einer Kerze, die ihm sein Assistent hielt, den Zahn. Das Glück, das Wells versagt blieb, war Morton von Anfang an gewogen, denn Äther explodiert, wenn er sich in einem bestimmten Verhältnis mit Luft verbindet, und die offene Kerzenflamme hätte durchaus eine Katastrophe heraufbeschwören können.

Sobald Frost wieder zu sich kam, ließ ihn der umsichtige Morton eine Erklärung unterschreiben, in der Frost bestätigte, dank dem von ihm inhalierten «Spezialpräparat» keinerlei Schmerz verspürt zu haben. Morton wollte aus dieser Entdekkung Kapital schlagen und sah keine Veranlassung, irgend jemandem zu verraten, daß sein «Spezialpräparat» lediglich Äther war. Nach einigen weiteren Versuchen war er soweit, dort anzuknüpfen, wo sein ehemaliger Lehrer hatte abbrechen müssen. Er meldete sich bei John Collins Warren, dem finster blickenden alten Chirurgen, der Wells' ursprüngliche Demonstration ermöglicht hatte. Wir werden nie wissen, ob sich Warren durch Eben Frosts Zeugnis bestimmen ließ oder ob ihm nachträglich nicht doch Zweifel an der grausamen Reaktion seiner Studenten auf Wells' Experiment gekommen waren. Jedenfalls erklärte er sich bereit, eine Operation an einem Patienten vorzunehmen, den Morton mit seinem «Spezialpräparat» empfindungslos gemacht hatte.

Der Patient, den Warren für den Versuch ausgewählt hatte, war ein schwächlicher junger Drucker namens Gilbert Abbott, der an einem Tumor am Hals in der Nähe des Kieferwinkels litt. Am 16. Oktober um zehn Uhr vormittags begrüßte Dr. Warren seine aus Ärzten und Studenten bestehende Zuhörerschaft, die ihm bei seinen Operationen zuzusehen pflegte und sich zu diesem Zweck im «Chirurgischen Amphitheater» unter der Kuppel des Allgemeinen Krankenhauses von Massachusetts drängte. Er gab einen Bericht über die Krankengeschichte und über den vorgesehenen Ablauf des Eingriffs. Eine Viertelstunde später hatte er seinen Vortrag beendet, und Abbott war auf dem Operationsstuhl festgeschnallt worden – doch Morton ließ sich nicht blicken. «Da sich Dr. Morton nicht eingefunden hat», erklärte Warren mit eisiger Stimme, «nehme ich an, daß er anderweitig in Anspruch genommen ist.» Er griff zum Messer.

In diesem Augenblick kam Morton hereingestürzt. Ihm war eingefallen, daß der Äther dem Patienten zweckmäßiger aus einem gläsernen Inhalator verabreicht werden könnte als mit einem Taschentuch, und er kam geradewegs aus der Werkstatt des Mannes, der das Gerät für ihn hergestellt hatte. Die gläserne Kugel enthielt einen mit Äther gesättigten Schwamm und war oben mit zwei Öffnungen versehen – eine davon diente als Lufteinlaß, und die andere war mit einem Schlauch verbunden, der in den Mund des Patienten eingeführt wurde. Um ganz sicherzugehen, hatte Morton Eben Frost mitgebracht, gewissermaßen als lebenden Beweis, für den Fall, daß sich diese Demonstration gleichfalls als Fehlschlag erweisen sollte.

Dr. Warren hörte sich höflich die Entschuldigungen an, mit denen Morton sein Zuspätkommen erklärte, und sagte: «Alsdann, Herr Kollege, Ihr Patient ist bereit.» Morton war ein stämmiger Mann mit einem wallenden Vollbart und trug an diesem Tag eine auffallend gemusterte Jacke, die zu Warrens dunklem Gehrock einen krassen Gegensatz bildete. Seine Erscheinung mußte jedoch auf Abbott offensichtlich vertrauenerweckend gewirkt haben, denn der junge Mann schien keine Furcht zu empfinden, als Morton ihn anwies, den Schlauch des Inhalators in den Mund zu nehmen und tief einzuatmen. Das geheime «Spezialpräparat» werde, wie Morton versicherte, den Operationsschmerz vollkommen ausschalten. Dort stehe der Mann – und er wies dabei auf Frost –, der es bereits ausprobiert habe, und Frost nickte bestätigend. Abbott nahm weisungsgemäß den Schlauch in den Mund, und obwohl er auf dem Operationsstuhl festgeschnallt war, zuckte er am ganzen Leibe und ruckte krampfartig mit den Armen, während er allmählich das Bewußtsein verlor – Bewegungen, die auch späteren Generationen von Narkoseärzten durchaus vertraut sind. Morton ließ den Schlauch so lange im Mund des Patienten, bis sich dieser nicht mehr rührte und tief und regelmäßig atmete. Und dann erklärte der unbekannte Zahnarzt dem berühmten Chirurgen mit einem an Anmaßung grenzenden Selbstvertrauen: «Sir, *Ihr* Patient ist bereit.»

Die Ärzte und Studenten auf den Zuschauerbänken beugten sich vor. Warren griff den Tumor mit der linken Hand und legte mit geübtem Schwung des blitzenden Stahls das Fleisch frei. Das war der verhaßte Augenblick, den ihn sein langes Berufsleben im Operationssaal hinzunehmen gelehrt hatte, der Augenblick, da die Verzweiflungsschreie in einer Woge sich aufbäumender Qual über seinem Kopf zusammenschlugen. Doch diesmal blieben die Schreie aus. In der ungewohnten Stille schälte er mit einigen schnellen Schnitten den Tumor aus dem umgebenden Gewebe heraus, unterband die Blutgefäße und nähte die Wunde zu. Nur ein einziges Mal hatte Abbott gezuckt und ein paar unverständliche Worte gemurmelt, doch da war Warren bereits so gut wie fertig gewesen. Als sein Patient wieder zu sich kam, beugte sich der alte Chirurg über ihn und suchte voller Ungeduld zu erfahren, ob er irgendwelche Schmerzen verspürt habe. Das nicht gerade, erwiderte der Drucker – höchstens so eine Art stumpfes Schaben an der Backe.

John Collins Warren hat bestimmt in diesem Augenblick an jene andere Demonstration einige Monate zuvor gedacht. Denn er richtete sich auf, musterte die Anwesenden und sagte mit lauter Stimme, die wie ein Echo auf die Hohnrufe klang, die seinerzeit Horace Wells aus demselben Raum getrieben hatten: «Dies, meine Herren, ist kein Schwindel!»

In einigen wenigen historischen Minuten war die Tyrannei des Schmerzes gebrochen worden. Die Anästhesie, die größte Entdeckung ihrer Zeit, war nicht mehr länger ein närrischer Traum von ein paar unbekannten Zahnärzten, sondern eine glorreiche, barmherzige Tatsache. Die Chirurgie war von ihrem «unzertrennlichen» Gefährten erlöst worden, selbst wenn diese Trennung so weit über Gebühr lange hatte auf sich warten lassen. Drei Jahrhunderte waren seit dem Tag vergangen, an dem Paracelsus die Anwendung seines «süßen Vitriols» bei «schmerzhaften Krankheiten» empfohlen hatte, und sechsundvierzig Jahre, seit Humphrey Davy anregte, daß «Lachgas» aller Wahrscheinlichkeit nach «mit gutem Nutzen» bei chirurgischen Eingriffen verwendet werden könnte.

Warum mußte die Welt so lange auf eine so naheliegende Wohltat warten? Auf diese Frage kann es nur eine Antwort geben, so seltsam sie auch klingen mag: Der Schmerz hat die Menschheit von Anbeginn heimgesucht, und man fand sich damit ab, wie man sich mit anderen Naturerscheinungen abfand, ohne sich dagegen aufzulehnen. Der Schmerz war ein Ausdruck des Willens Gottes und als solcher so zwangsläufig wie der Anbruch der Nacht am Ende eines Tages. Und nur ein Wahnsinniger würde sich gegen die Nacht auflehnen.

Wie sonst wäre es möglich, eine Erklärung dafür zu finden,

daß man immer wieder in geradezu unvorstellbarer Weise einmalige Gelegenheiten zur Einführung der Anästhesie ungenützt verstreichen ließ. Denn als John Collins Warren den Eingriff bei Gilbert Abbott vornahm, wurde nicht zum erstenmal ein Tumor unter Einwirkung von Äther entfernt. Das geschah schon früher – vier Jahre früher – in der kleinen Landgemeinde Jefferson im Staate Georgia. Am 30. März 1842 besprenkelte ein dort ansässiger Arzt namens Crawford Williamson Long ein Handtuch mit Äther, hielt es seinem Patienten James Venable unter die Nase und schnitt ihm dann einen Tumor aus dem Nacken. Venable verspürte keinerlei Schmerz, und Crawford Williamson Long stand – zwei Jahre früher als der bedauernswerte Horace Wells – für einen kurzen Augenblick an der Schwelle des Ruhms. Erstaunlicherweise wurde ihm die Bedeutung dessen, was er vollbracht hatte, nicht bewußt. Ihm war es gelungen, in diesem Fall den Schmerz zu besiegen, aber der Gedanke, daß damit der Schmerz für immer aus dem Operationssaal verbannt werden könnte, ist ihm offensichtlich nicht gekommen. Er unternahm nichts, andere für seine Methode zu gewinnen, noch machte er sich die Mühe, seine Entdeckung selbst weiterzuverfolgen. Nur vier oder fünf Mal in den nächsten vier Jahren verwendete er Äther und bequemte sich erst 1849 – drei Jahre, nachdem Morton als Erlöser der Menschheit gefeiert worden war –, seine Erfahrungen schriftlich niederzulegen.

Zu dieser Zeit waren die drei Männer, die den unmittelbarsten Beitrag zur Einführung der Anästhesie geleistet hatten, in einem überaus würdelosen Streit aneinandergeraten, der schließlich zu ihrer aller Untergang führen sollte.

Das erste Opfer war Horace Wells. Der vernichtende Mißerfolg seines Bostoner Experiments hatte Wells nicht daran gehindert, Stickoxydul weiterhin in seiner Zahnarztpraxis zu verwenden. Er wußte, daß das Gas seine Wirkung tat, und das wußten auch seine dankbaren Patienten. Aber Mortons Erfolg an derselben Stelle, wo er versagt hatte, schien ihn aus dem Gleichgewicht gebracht zu haben. Er wandte sich an die verschiedensten Fachblattredaktionen und begründete seinen Anspruch als der wahre Urheber der schmerzlosen Chirurgie, aber alle Mühe war vergeblich. Mit fanatischem Eifer unternahm er Selbstversuche mit seinem eigenen Stickoxydul, mit Äther und mit einem neuen Betäubungsmittel, das gerade in Europa in Mode gekommen war: Chloroform.

Bedauerlicherweise geschieht es immer wieder, daß Ärzte selbst ein Opfer der Mittel werden, die sie ihren Patienten verschreiben. Auch Wells verfiel der Sucht nach seinen eigenen Narkosemitteln, und dieser Verfall machte sich körperlich und geistig in zunehmendem Maße bemerkbar. Er verließ Frau und Kind in Hartford und ging nach New York. Dort, an einem Januarabend im Jahre 1848 – vermutlich waren seine Sinne von Chloroform umnebelt – goß er Säure über den Mantel einer auf Kundenfang ausgehenden Prostituierten und wurde verhaftet. In der Gefängniszelle schrieb er einen ergreifenden Brief an seine Frau, worin er bekannte: «Ich fürchte, ich verliere den Verstand ...» Dann band er sich ein mit Chloroform getränktes Taschentuch vor den Mund und atmete mehrmals tief durch. Sobald er seine Sinne schwinden fühlte, schlitzte er sich mit einem Rasiermesser die Hauptschlagader im Oberschenkel auf und verblutete. Die Anästhesie hatte ihm nichts als Kummer und Unglück eingebracht, doch am Ende hatte sie ihm das Sterben erleichtert.

Weder Morton noch Jackson haben je zugegeben, daß sie Wells gegenüber in irgendeiner Weise verpflichtet gewesen wären. Sein Tod befeuerte nur noch ihren schäbigen Streit, der schon wenige Wochen nach dem Eingriff an Gilbert Abbott begonnen hatte und viele Jahre lang mit zunehmender Bösartigkeit andauerte. Von Anfang an hatte Morton erheblich weniger Uneigennützigkeit bekundet, als man es gemeinhin von einem Wohltäter der Menschheit erwarten würde. Stets war er darum bemüht gewesen, die Tatsache zu verschleiern, daß sein geheimes «Spezialpräparat» nichts anderes war als einfach nur Äther. Er nannte es «Letheon» und mischte noch einige Zusätze hinein, um Farbe und Geruch zu verändern. Bereits zwei Wochen nach seiner erfolgreichen Demonstration hatte er seine «Erfindung» in seinem und in Jacksons Namen zum Patent angemeldet. Jackson war nämlich für einen zehnprozentigen Anteil an den Einnahmen bereit gewesen, seine Ansprüche an Morton zu übertragen, ein erstaunliches Zeichen von Großmut bei einem Mann, der später den alleinigen Ruhm der Entdeckung beanspruchte. Mit Konzessionen für die Verwendung von «Letheon» hoffte Morton, von Ärzten in allen Teilen des Landes wenigstens eine halbe Million Dollar zu kassieren, und er schaffte es tatsächlich, einige Interessenten zu finden. Doch als es die Chirurgen im Allgemeinen Krankenhaus von Massachusetts ablehnten, weiterhin «Letheon» zu verwenden, wenn er ihnen nicht die chemische Zusammensetzung nenne, mußte er eingestehen, daß es sich lediglich um Äther handele, und sein Patent wurde nicht wieder erneuert.

Wie unwürdig auch sein Trachten nach Reichtum gewesen sein mag, so kann Morton einem doch in gewisser Weise leid tun. Nicht nur, daß er in seinen geschäftlichen Erwartungen enttäuscht wurde, sondern er verlor durch Jacksons Machenschaften auch an Ansehen in der Öffentlichkeit, die ihn bewundernd gefeiert hatte. Obwohl Jackson Mortons Demonstration nicht einmal beigewohnt hatte, machte er wenige Monate später eine Eingabe an die Amerikanische Akademie der Wissenschaften, in der er sich als der Entdecker der Anästhesie ausgab und das, ohne auch nur einmal Mortons Namen zu erwähnen. Später schickte er einen Zeitungsbericht über die Rede, die die Anerkennung seines Anspruchs durch die Akademie zu manifestieren schien, an einen Bekannten in Paris und bat ihn, seine Entdeckung auch der Französischen Akademie der Wissenschaften anzuzeigen. Auf diese Weise gelang es ihm wenigstens vorübergehend, große Teile Europas davon zu überzeugen, daß ihm die eigentliche Ehre gebührte.

Die häßliche Kontroverse zog sich mit unverminderter Heftigkeit jahrelang hin. Einmal wurde im amerikanischen Kongreß eine Vorlage eingebracht, wonach Morton in Anerkennung seiner Leistung 100 000 Dollar zuerkannt werden sollten. Voller Wut beauftragte Jackson einen Anwalt, sich in Washington für seine Interessen einzusetzen. Aber als dann auch noch die Bevollmächtigten von Wells und Crawford Long auf den Plan traten, gestaltete sich die Lage so verworren, daß die ganze Sache fallengelassen wurde. Zweiundzwanzig Jahre lang setzte Morton seinen vergeblichen Kampf fort, verbrauchte dabei alles Geld, das er mit seiner Entdeckung eingenommen hatte, und geriet allmählich so tief in Schulden, daß sein Haus gepfändet wurde. Schließlich verfiel er zusehends und starb im Juli 1868 an einem Schlaganfall, wenige Wochen vor seinem neunundvierzigsten Geburtstag. Jackson setzte den Kampf noch um fünf weitere Jahre fort, bis er in eine Irrenanstalt eingewiesen wurde, wo er dann sieben Jahre später starb.

Nur an Crawford Long ging ein tragisches Schicksal ebenso vorüber wie die Größe des Augenblicks, als er im Jahre 1842 die Operation an James Venable durchführte. Nachdem er im amerikanischen Bürgerkrieg auf der Seite der Südstaaten ein Lazarett geleitet hatte, nahm er seine alte Praxis wieder auf und erlag 1878 mit zweiundsechzig Jahren einem Schlaganfall, unmittelbar nach der Niederkunft einer Frau, deren Geburtswehen er mit Hilfe von Äther gelindert hatte.

Obgleich die Anästhesie William Morton nicht das erträumte Vermögen einbrachte, erlebte er noch, daß sie in allen Krankenhäusern Amerikas und Europas in den Dienst der leidenden Menschheit gestellt wurde, auch wenn diese Gewißheit ein recht zweifelhafter Trost für ihn gewesen sein mag. Doch die Einführung der Anästhesie bedeutete nicht das Ende, sondern den Beginn einer Entwicklung, die auf sensationelle Weise die Chirurgie aus dem Dunkel erlöste, dem sie für Tausende von Jahren verhaftet gewesen war. Aber das sollte Morton nicht mehr erleben. Bevor es soweit war, mußte noch eine zweite große Schlacht geschlagen werden.

Äther wurde zwei Monate, nachdem Dr. Warren den Tumor

Gilbert Abbotts entfernt hatte, zum erstenmal in Europa bei einer Operation verwendet. Robert Liston, der schottische Riese, machte davon Gebrauch, um das erkrankte Bein eines Londoner Butlers namens Frederick Churchill zu amputieren, und zwar, wie er noch am gleichen Abend niederschrieb, «mit denkbar größtem, durchschlagendem Erfolg». Liston verstand es, das Messer so schnell und kunstgerecht zu handhaben, daß sich zu seinen Operationen stets eine große Schar von aufmerksam zuschauenden und bewundernden Studenten einfand. Für sie war es zum geflügelten Wort geworden, daß man sich hüten müsse, bei Listons Operationen auch nur einmal mit den Augen zu zwinkern, weil man sonst Gefahr laufe, eine Amputation zu verpassen. Zu den Studenten, die mit ansahen, wie er Churchills Bein unter Einwirkung von Äther abnahm – und das mit der gewohnten Geschwindigkeit, die von da an für alle Zeiten nicht mehr nötig sein würde –, gehörte auch ein hochgewachsener, ernster junger Mann von neunzehn Jahren, der ein wenig stotterte: Joseph Lister. Ihm, dem Sohn eines wohlhabenden Weinhändlers und Quäkers, war es bestimmt, der vielleicht größte Chirurg aller Zeiten zu werden. Und seine überragendste Leistung sollte der Sieg über den zweiten Todfeind sein, der den Fortschritt der Chirurgie hemmte: die Infektion.

John Collins Warren und Robert Liston waren beide Chirurgen von höchster Perfektion, aber in einer entscheidenden Hinsicht wußten sie nicht mehr als ein zottiger Höhlenmensch der Steinzeit, der mit seinen primitiven Werkzeugen eine Schädeleröffnung vornahm: Sie ahnten nicht, welche lebenswichtige Rolle die Sauberkeit bei der Chirurgie spielt. Weder sie noch irgendeiner ihrer Standeskollegen waren sich dessen bewußt, und das sollte noch viele Jahre so bleiben.

Falls sich die Chirurgen in der ersten Hälfte des 19. Jahrhunderts überhaupt die Mühe machten, sich die Hände zu waschen oder die Instrumente zu säubern, so geschah das höchstwahrscheinlich nach der Operation und nicht vorher. Es war durchaus üblich, daß sie das Messer vor dem Eingriff am Stiefel abzogen und es zwischen den Zähnen hielten, bis sie es brauchten. Die Chirurgen trugen bei einer Operation zumeist einen abgelegten Gehrock, der nie gereinigt wurde und auf dem sich Krusten von Eiter und getrocknetem Blut gebildet hatten, wobei die Dicke dieser Schicht den reichen Schatz von Erfahrungen seines Trägers manifestierte. Die Zustände in den Krankenabteilungen, in die die Patienten nach der Operation geschafft wurden, waren – so eine Steigerung noch möglich schien – noch grausiger. Es gab Krankenhäuser, wo die Betten, in denen Patienten mit hochinfektiösen Krankheiten gestorben waren, wieder und wieder benutzt wurden, ohne daß jemand daran gedacht hätte, die Laken zu waschen, falls die Strohsäcke oder die mit Hobelspänen gefüllten Matratzen je ein Laken bedeckt hatte.

Wenn man sich unter solchen Bedingungen einem chirurgischen Eingriff unterzog, so war das wie russisches Roulett mit einer Platzpatrone und sonst nur scharfen Patronen in der Trommel des Revolvers. Falls die Tortur der Operation den beklagenswerten Patienten nicht bereits umbrachte, so bestand die überaus große Wahrscheinlichkeit, daß die Wunde infiziert wurde. Doch die Bildung von Eiter in einer Wunde wurde als willkommener Beweis dafür angesehen, daß eine gefährlichere Infektion abgewehrt worden war. Die schrecklichsten Formen von Blutvergiftung und sonstigen Infektionen wüteten in den Krankenabteilungen, am schlimmsten der sogenannte «Hospitalbrand», eine Krankheit, bei der der Patient buchstäblich lebendigen Leibes verfaulte. Eine graue Masse toten Gewebes überzog die Wunde, und darunter ging die Krankheit zum heimtückischen Angriff gegen die gesunden Teile des Körpers vor. Das erste Opfer war das Bindegewebe zwischen den Muskeln, das in manchen Fällen so sehr zerstört wurde, daß man die Hand zwischen zwei noch gesunde Muskeln hineinschieben konnte. Als nächstes wurden die Muskeln selbst befallen, und dann begannen sich die Blutgefäße zu zersetzen. Es war ein grauenhaftes Schicksal, und jeder, der sich einer Operation unterzog, forderte dieses Schicksal heraus.

Der pestilenzialische Gestank des Todes, der die Krankenabteilungen erfüllte, veranlaßte den schottischen Chirurgen James Young Simpson zu der Äußerung: «Ein Mensch, der in einem unserer chirurgischen Krankenhäuser auf den Operationstisch kommt, schwebt in größerer Todesgefahr als ein englischer Soldat auf dem Schlachtfeld von Waterloo.» Er wußte nicht, warum sich das so verhielt, aber vielleicht war er schon auf dem besten Weg, sich an den Kern des Problems heranzutasten, als er den Vorschlag machte, Krankenhäuser lieber aus Eisen zu bauen statt aus Ziegelsteinen, so daß sie von Zeit zu Zeit demontiert und an anderem Ort wieder aufgebaut werden könnten.

Amerikanische Krankenhäuser genossen einen besseren Ruf als europäische, dennoch starben in der Zeit zwischen 1830 und 1860 in Pennsylvanien 24,3 Prozent aller Patienten, denen Gliedmaßen amputiert wurden. Im Allgemeinen Krankenhaus von Massachusetts belief sich diese Quote auf 26 Prozent. In Paris betrug etwa zur gleichen Zeit die Todesziffer nach Amputationen 58,8 Prozent. Bauchoperationen wurden vor Einführung der Anästhesie selten gemacht, doch wenn man sich dazu entschloß, war die Zahl der Todesfälle noch erschreckender. In England starben 86 Prozent der Frauen, bei denen ein Kaiserschnitt vorgenommen wurde.

Die kleinste Wunde oder der geringfügigste chirurgische Eingriff wurde mit ebenso hoher Wahrscheinlichkeit infiziert wie große. Diese Gefahr bestand, sobald die Haut verletzt worden war. Die Normalbehandlung bei einem komplizierten Bruch des Beins oder des Arms – in einem solchen Fall ragt der gebrochene Knochen durch die Haut heraus – bestand darin, daß man das betreffende Glied amputierte, um eine Blutvergiftung zu verhindern. Und doch war die Operation selbst schon genauso dazu angetan, eine Infektion hervorzurufen, wie die eigentliche Verletzung, ja vermutlich war auf Grund des bedauernswerten Mangels an Hygiene in den Krankenhäusern die Infektionsgefahr bei der Operation noch größer. Joseph Lister erwarb sich unsterblichen Ruhm, als er diesem tragischen Tribut an erst durch die Krankenhausbehandlung aufgebürdetem Leiden und Sterben ein Ende setzte. Und der Zufall wollte es, daß er – dem der Weinhandel seines Vaters das Medizinstudium ermöglicht hatte – die Infektionsgefahr dadurch bannte, daß er die aus der wissenschaftlichen Untersuchung des Weins gezogenen Lehren eines anderen bahnbrechenden Forschers, des französischen Chemikers Louis Pasteur, auf die Medizin anwandte.

Als sich Pasteur einst festzustellen bemühte, warum einige Partien Wein verdorben waren, konnte er die Ursache auf eine Invasion von in der Luft vorkommenden winzigen lebenden Organismen – den Bakterien – zurückführen. Er fand heraus, daß der Wein sauber blieb, wenn diese Organismen durch Hitze abgetötet wurden, ein Vorgang, der heute noch als Pasteurisierung bekannt ist. Lister war bereits zu der Überzeugung gelangt, daß es schon genügte, wenn die Wunde mit Luft in Berührung kam, um eine Infektion auszulösen, denn bei offenen Brüchen kam es so gut wie immer zu Infektionen, wohingegen einfache Brüche, bei denen die Haut unverletzt geblieben war, ohne Schwierigkeiten heilten. Als ihm ein Bekannter von Pasteurs Arbeit erzählte, kam Lister augenblicklich der Gedanke, daß die gleichen unsichtbaren Organismen, die den Wein verdarben, höchstwahrscheinlich auch an der Infektion von Wunden schuld waren.

Aber wie sollte er diesen Organismen beikommen? Aus verständlichen Gründen konnte er eine Wunde nicht einer so starken Hitze aussetzen, daß sie «pasteurisiert» wurde. Er machte sich auf die Suche nach irgendeiner chemischen Substanz, mit der er den gleichen Erfolg erzielen konnte, und er entschied sich für die Karbolsäure. Er hatte einst erlebt, wie Karbolsäure in der dunklen, teerigen, unter der Bezeichnung «Deutsches Kreosot» bekannten Form benutzt wurde, um die Abwässer der englischen Stadt Carlisle zu entseuchen. So zögerte er nicht, diese unappetitliche Masse auf die Wunden zu schmieren. Wie durch ein Wunder, so schien es, heilten sie, ohne sich zu entzünden. Aber da das scharfe Kreosot auch das umliegende Gewebe schädigte, kam Lister schließlich nach geduldigen Versuchen auf gereinigte Karbolsäure, die er anfangs mit Wasser und später mit verschiedenen Ölen verdünnte.

Nach und nach erarbeitete er die einzelnen Phasen seines Feldzugs gegen die Vergiftung: die «antiseptische Wundbehandlung». Einige Stunden vor einer Operation ließ Lister mit karbolisiertem Öl getränkte Scharpie auf die Haut des Patienten legen, um diese zu säubern. Er tauchte das Messer in Karbol, ehe er damit zu schneiden begann. Er befeuchtete die Wunde mit Karbol, ehe er sie nähte, und er legte dann einen Karbolverband darauf. Statt zu sterben, genasen seine Patienten, und im Jahre 1867 verkündete er der medizinischen Fachwelt seine große Neuigkeit. Doch die Ärzte hatten es nicht eilig, sich seine Entdeckung zunutze zu machen. Einer verstieg sich sogar zu der Behauptung, daß er es vorziehe, die Infektion der Vorsehung zuzuschreiben als irgendwelchen winzigen Organismen, die er nicht einmal sehen könne. Doch am Ende überzeugte Listers Erfolg, die Infektion aus seiner Klinik verbannt zu haben, sogar die Zweifler.

Da ihnen die Hände nicht länger durch das Doppelhemmnis Schmerz und Infektion gebunden waren, konnten die Chirurgen endlich an Operationen herangehen, die bis dahin weit jenseits der Grenzen ihrer Möglichkeiten gelegen hatten. Die Anästhesie beendete den Wettlauf mit der Uhr und schenkte ihnen Zeit, die vorhandenen Operationsverfahren zu verbessern, und bot ihnen außerdem Gelegenheit, neue Operationsmethoden zu ersinnen. Antiseptische Wundbehandlung hieß, daß die Patienten wieder gesund wurden, statt auf eine schmutzstarrende Station zum Sterben abgeschoben zu werden.

Im Jahre 1874 wies der angesehene britische Chirurg Sir John Erichsen darauf hin, daß die Kunst der Chirurgie, wie jede andere Kunst, nur bis zu einem gewissen Grad perfektioniert werden könne. «Der Bauch, der Brustkorb und das Gehirn», sagte er, «werden für immer vor dem Eindringen des erfahrenen und humanen Chirurgen verschlossen bleiben.» Sir John war ein guter Chirurg, aber ein schlechter Prophet. Binnen eines Vierteljahrhunderts führten erfahrene und humane Chirurgen ungestraft Operationen durch, für die sie – nach den Worten eines zeitgenössischen Beobachters – noch eine Generation zuvor gerichtlich belangt worden wären. Um die Jahrhundertwende hatten sich die Chirurgen nicht nur an Bauchoperationen gewagt, sondern auch schon Magenresektionen vorgenommen. Sie waren in den Brustkorb eingedrungen und hatten Lungenflügel entfernt, ja sie waren sogar in das komplizierteste aller unserer Organe hineingegangen und hatten Tumoren im Gehirn herausgeschnitten.

Der sensationelle Erfolg dieser kühnen Vorstöße in unbekannte Bereiche, die scheinbaren Wundertaten, mit denen sie das Leben unzähliger Patienten retteten oder Leiden linderten, die bisher für unheilbar gegolten hatten, überschatteten viele Jahre lang die Entwicklung der noch in den Anfängen steckenden medizinischen Disziplin, die das alles überhaupt erst möglich gemacht hatte: der Anästhesie. Ein paar Tropfen Äther oder Chloroform, die auf einen Schwamm oder ein Tuch gegossen und dem Patienten unter die Nase gehalten wurden, versetzten diesen in die Lage, eine schmerzhafte Operation schlafend zu überstehen. Das genügte den meisten Chirurgen. Doch wie konnte ein Betäubungsmittel am zweckmäßigsten verabreicht werden? Wie hoch war die richtige Dosierung? Wie lange durfte ein Patient ohne schädliche Folgen unter Narkose gehalten werden? Welche nachteiligen Nebenwirkungen würden sich einstellen? Für Fragen dieser Art interessierte sich nur eine Handvoll Ärzte, und noch weniger waren ehrlich bemüht, Antworten darauf zu finden.

Gelegentlich kam es vor, daß ein Patient ein paarmal tief von dem Narkosemittel einatmete, dann plötzlich kollabierte und starb, ehe der Chirurg überhaupt den ersten Schnitt gemacht hatte. Oder es deutete alles darauf hin, daß ein Patient die Operation gut überstanden hatte, aber dann wenige Stunden oder Tage später dennoch starb. Woran war er gestorben – an seinem

Zustand, an der Operation oder an dem Narkosemittel? Im allgemeinen hielt es niemand für der Mühe wert, eine Antwort darauf zu suchen. Solch relativ seltene Todesfälle wurden weitgehend als der kleine Preis akzeptiert, den man für den ungeheuren Fortschritt zahlen mußte, den erst die Anästhesie ermöglicht hatte. Doch einigen wenigen Ärzten waren sie Anlaß genug, den Geheimnissen dieses seltsamen Phänomens, der Anästhesie, auf die Spur zu kommen, eines physikalischen Vorgangs, der so kompliziert ist, daß er bis heute noch nicht restlos analysiert werden konnte. Allmählich konsolidierten sich die ungestümen Methoden der frühen Jahre zu einem eigenen Wissenszweig. Ein neuer Facharzttyp, der Anästhesist, nahm seinen Platz zu Häupten des Patienten am Operationstisch ein. Neue Gase bereicherten sein Arsenal. Neue Drogen kamen hinzu und gaben ihm die Möglichkeit, seine Kunst weiter zu verfeinern.

Doch die bedeutendste all dieser neuen Drogen, das gefürchtete Pfeilgift Kurare, fand erst nahezu ein Jahrhundert nach Morton Zugang zum Operationssaal. Dann aber brachte es umwälzende Veränderungen mit sich, Veränderungen, die für die Entwicklung und Vervollkommnung der Anästhesie ebenso ausschlaggebend waren, wie sich so viele Jahre zuvor die Anästhesie für die Chirurgie erwiesen hatte.

ZWEITER TEIL

4. Kapitel

Wie und wann der erste Jäger auf den Gedanken kam, die todbringende Eigenschaft seines Pfeils oder Speers dadurch noch zu steigern, daß er die Spitze mit Gift bestrich, wird ebenso ein Geheimnis bleiben wie der Ursprung des Rades. Vielleicht hat irgendein in Felle gehüllter Höhlenmensch bei seinen ständigen Streifzügen auf der Suche nach Nahrung, hinter einem Baum kauernd, beobachtet, wie ein Tier vom Biß einer Schlange gelähmt wurde, und hat dann mit der für den Menschen typischen Fähigkeit, sich seine Mitlebewesen zunutze zu machen, die Idee gehabt, eine Schlange zu fangen und ihr Gift für seine eigenen Zwecke zu gebrauchen. Oder er mag aus der Erfahrung heraus, daß ihn der Genuß bestimmter Beeren krank machte, mit Hilfe eines dem wissenschaftlichen Experiment entfernt vergleichbaren primitiven Herantastens den Entschluß gefaßt haben, einmal nachzuprüfen, ob der Saft dieser Beeren möglicherweise auf seine Beute einwirken und sie an der Flucht hindern könnte. Das alles werden wir nie genau erfahren, doch wir haben die eine Gewißheit, daß es nur wenige Teile der Welt gibt, wo nicht in irgendeiner geschichtlichen Epoche vergiftete Waffen benutzt wurden, sowohl bei der Jagd als auch im Krieg.

Speere, die aus einer Zeit von vor mehr als 25 000 Jahren, aus der letzten Eiszeit, stammen, sind in dem Gebiet des heutigen Deutschlands gefunden worden. Ihre aus Knochen angefertigten Klingen wiesen Aussparungen und Aushöhlungen auf, die durchaus dazu gedient haben mochten, Gift in die Wunden gelangen zu lassen, die sie zufügten. Pfeilspitzen mit ähnlichen Vertiefungen sind in vorgeschichtlichen Höhlen in den Pyrenäen im südwestlichen Frankreich gefunden worden. Der erste schriftliche Hinweis auf Pfeilgifte stammt aus dem Wedischen

Zeitalter in Indien, das fünfzehn Jahrhunderte vor Christus begann. Alte Sanskrit-Aufzeichnungen aus dieser Periode erwähnen ein Gesetz, das den Gebrauch von «heimlichen Waffen», darunter Widerhaken an Speeren und vergiftete Pfeile, verbietet.

Die Skythen, ein kriegerischer Stamm von Reiternomaden, die sich neun Jahrhunderte vor Christus am Schwarzen Meer auf der Krim festsetzten, waren nicht nur als gute Bogenschützen gefürchtet, sondern auch wegen des Schlangengifts, das sie mit Menschenblut mischten und auf ihre Pfeile auftrugen. Mit solchen Waffen machten sie ihre siegreichen Einfälle in das Assyrerreich, nach Palästina und in einen Teil der Balkanhalbinsel. Alexander der Große unternahm einen erfolglosen Feldzug gegen die Skythen und verlor eine Anzahl seiner Männer durch ihre Pfeile.

Für die Griechen waren die Skythen erbärmliche Barbaren, aber es wird angenommen, daß das griechische Wort für Bogen, *toxon*, vom skythischen *tachscha* abgeleitet ist. Und daß in jenen Zeiten ein enger Zusammenhang zwischen Bogen, Pfeilen und Giften bestand, erhellt aus der Tatsache, daß sich eine Vielfalt moderner Wörter für Gift und Vergiftung – Toxin, toxisch, Intoxikation und dergleichen – von demselben griechischen Stammwort entwickelt hat. Die ursprüngliche Bedeutung von «Bogen» besteht noch in dem Wort «Toxophilie», dem Hobby des Bogenschießens, weiter.

Vergiftete Pfeile werden mehrfach in der klassischen Literatur erwähnt. Homer ließ Odysseus nach dem tödlichen Gift suchen, mit dem er seine Pfeile bestreichen konnte, und Vergil schrieb Jahrhunderte später von einem hochtalentierten Mann, der Wurfspeere und Schwerter mit Gift zu versehen verstand. Horaz, Ovid und andere berichteten von vergifteten Waffen, und Plinius übte Kritik an dem Menschen, der als einziges Lebewesen seine Waffen in Gift tauchte, und stellte die Frage, ob der Mensch sich wohl seiner Schuld bewußt sei.

Ob sich die Menschen ihrer Schuld bewußt waren oder nicht,

in Europa hielt man noch jahrhundertelang an dieser Gewohnheit fest. Die Kelten und die Gallier vergifteten ihre Pfeile, und andere europäische Völker taten es ihnen nach, vor allem die Franken, eine Gruppe kriegerischer Germanenstämme, die sich im 5. Jahrhundert zu einem Reich zusammenschlossen, das schließlich das Gebiet des heutigen Frankreichs, der Niederlande, einen großen Teil von Deutschland, Österreich, der Schweiz und dem nördlichen und mittleren Italien umfaßte. Die Franken verdienten es voll und ganz, als Barbaren bezeichnet zu werden. Sie bekämpften sich gegenseitig ohne Unterlaß und waren so hinreichend vertraut im Umgang mit vergifteten Waffen, daß eine übelwollende Königin namens Fredegunde, die Gemahlin eines entthronten Königs, ein paar Mietlinge dingte, die den neuen König Sigibert mit vergifteten Messern umbrachten.

Diese Art von toxikologischer Privatinitiative geriet schließlich doch in Verruf und wurde in den Fränkischen Gesetzen des 7. und 8. Jahrhunderts unter Strafe gestellt, aber der Gebrauch vergifteter Waffen bei der Jagd und auch im Krieg war lange Zeit im Schwange. Angeblich bediente man sich ihrer auch noch im 12. Jahrhundert, als sich Deutsche und Serben auf dem Territorium des heutigen Jugoslawiens befehdeten, und im Jahr 1552 in einem Krieg zwischen Heinrich II. von Frankreich und Karl I. von Spanien. Erst im Jahre 1675 hielt man es für ratsam, in Form einer frühen Genfer Konvention, die zwischen Frankreich und Deutschland geschlossen wurde, vergiftete Waffen zu ächten.

Es ist nicht bekannt, wie viele Arten von Pfeilgiften es im alten Europa gab und wie sie zubereitet wurden. Schlangengift spielte zweifellos eine große Rolle bei diesen Rezepten, entweder allein oder in Verbindung mit Blut oder Pflanzengiften. Das gebräuchlichste aller Pflanzengifte war vermutlich der Saft aus der Wurzel des Eisenhuts. Diese Blume hat hübsche blaue, violette, gelbe oder weiße helmförmige Blüten, aber wenn der Saft ihrer Wurzel in die Blutbahn eines Menschen gelangt, so verursacht er zuerst Magenschmerzen, dann ein Schwäche- und Schwindelgefühl, gefolgt von Besinnungslosigkeit, Krämpfen und Atemnot und führt, wenn die Dosis groß genug ist, zum Tode. Der Saft des Eisenhuts verlangsamt die Herztätigkeit und wurde, obwohl er angesichts seiner Gefährlichkeit umstritten ist, von Ärzten als Mittel zur Senkung des Blutdrucks und als Beruhigungsmittel verschrieben.

Eine weitere Pflanze mit toxischen Eigenschaften, die offensichtlich einen wesentlichen Bestandteil der europäischen Pfeilgifte bildete, ist ein Liliengewächs, das unter dem botanischen Namen Veratrum album oder Weißer Germer bekannt ist. Um die Jahrhundertwende injizierte ein unermüdlicher deutscher Forscher namens Louis Lewin den Saft eines solchen Liliengewächses einer Katze, die vierundfünfzig Minuten später unter Krämpfen verendete. Lewin widmete dreißig Jahre seines Lebens dem Studium der Geschichte vergifteter Waffen und probierte die Wirkung dieser Gifte, die ihm von Museen und botanischen Gärten der ganzen Welt zur Verfügung gestellt wurden, an Tieren aller Größen vom Meerschweinchen bis zum Pferd aus. Im Jahre 1923 veröffentlichte er die Ergebnisse seiner Forschungsarbeit in seinem imposanten Werk *Die Pfeilgifte,* in dem eine Unzahl von toxischen Mischungen aus pflanzlichen und tierischen Substanzen, die zu irgendeiner Zeit einmal von Jägern oder Kriegern auf allen fünf Kontinenten verwendet wurden, mit großer Akribie aufgeführt sind.

Während der Vormarsch der Zivilisation oder – was wahrscheinlicher ist – die Verbreitung von Schußwaffen der Ära der vergifteten Waffen in Europa ein Ende setzte, fand man anderenorts in der Welt noch weiterhin dafür Verwendung. Lewin berichtet, daß im Jahre 1398 die Verteidiger von Delhi angesichts des auf die Stadt vorrückenden mongolischen Großkhans Tamerlan ihren Elefanten vergiftete Speere an den Stoßzähnen befestigten und sie den Feinden entgegentrieben. Doch der listenreiche Tamerlan konterte, indem er Büffeln brennende Fackeln an die Hörner binden ließ, was auf die Elefanten so furchterregend gewirkt haben muß, daß diese die Flucht ergriffen und der Großkhan die Stadt erobern konnte.

Drei Jahrhunderte später erzählte man sich die phantastischsten Dinge von einem seltsamen Baum, der in Südostasien wuchs. Die Erzählungen zeigten eine auffallende Ähnlichkeit mit den Geschichten über Kurare, die schon seit langem aus Südamerika nach Europa drangen. Dieser beunruhigende Baum, der auf Java Upas und von den Bewohnern der Malaiischen Halbinsel Ipoh genannt wurde, hatte angeblich eine derart starke Ausdünstung, daß eine jede Kreatur – ob Mensch oder Tier – tot umfiel, wenn sie nur in seine Nähe kam. Im Umkreis von zehn Meilen um einen Upasbaum wuchs kein einziger Grashalm, und Vögel, die nur darüber hinwegflogen, stürzten zu Boden, als ob sie von einem Pfeil getroffen worden wären. Sein Saft war so giftig, daß ein Mensch Sekunden später sterben mußte, wenn nur ein Tropfen davon auf eine winzige Handverletzung kam, und sein Körper war bereits eine halbe Stunde später in völlige Verwesung übergegangen.

Ein solch schrecklicher Baum erregte schon bald das Interesse von etwas nüchterner denkenden Forschergeistern, und ein Engländer namens Stevens entkräftete alle Schauermärchen über diesen Baum – zumindest verschaffte er sich persönlich Gewißheit –, indem er ohne viel Federlesens hinaufkletterte und auf seinen Ästen ein Picknick veranstaltete. Dann legte er sich für die Nacht darunter schlafen und tat noch ein übriges: Er hielt den Kopf eine Stunde lang in die Schwaden, die aus einem Eimer mit kochendem Upassaft aufstiegen, ohne auch nur im geringsten an den geheimnisumwitterten Dämpfen Schaden zu nehmen.

Aber die Legenden, die sich um den Upasbaum gebildet hatten, waren nicht völlig unbegründet, denn der milchige Saft dieses unter dem lateinischen Namen Antiaris toxicaria bekannten Maulbeergewächses enthält das starke Gift Antiarin, das zum erstenmal im Jahre 1824 in Frankreich isoliert wurde. Der hervorragende französische Physiologe François Magendie fand heraus, daß sechs Tropfen des Wirkstoffs der Antiaris toxicaria genügten, einen Hund oder eine Katze zu töten – eine Tatsache, die auch ganzen Generationen der im Gebiet der Upasbäume lebenden Eingeborenenstämme nicht verborgen geblieben war, denn sie hieben Kerben in diese Bäume, sammelten den Saft, dickten ihn über offenem Feuer ein und schmierten ihn auf die Spitzen ihrer Pfeile. Affen, die von diesen Pfeilen getroffen wurden, starben innerhalb weniger Minuten. Weitere Forschungsarbeiten in Europa ließen erkennen, daß dieses Gift besonders stark auf das Herz wirkte, und man versuchte, Nutzen daraus zu ziehen, indem man es in winzigen Dosen bei Fällen von Herzinsuffizienz verabreichte. Das Gift wurde aber bald wieder als zu gefährlich verworfen, auch wenn ein halber Samen des Upasbaums, dreimal täglich genommen, dereinst in Indien als beliebtes Mittel gegen Fieber galt.

Als sehr viel einträglicher für die medizinische Wissenschaft sollte sich ein Gift erweisen, das von Jägern in den tropischen Regionen Afrikas benutzt wurde. Der im 19. Jahrhundert lebende schottische Missionar David Livingstone stellte fest, daß einige der Stämme, die er auf seinen Forschungsreisen im östlichen Teil Afrikas südlich des Äquators kennenlernte, ihre Speere mit einem so starken Gift bestrichen, daß sie damit Elefanten zur Strecke bringen konnten. Dr. Livingstone berichtete, daß sie dieses Gift gewannen, indem sie die winzigen Samen von Klettergewächsen zu einer klebrigen Masse zermahlten. Er identifizierte diese Gewächse als zur großen Strophantusfamilie gehörig, zu der auch Gartenpflanzen wie das Immergrün und der Oleander zählen. Seither haben Wissenschaftler mehrere für medizinische Zwecke nützliche Bestandteile von Strophantusarten in den verschiedenen Teilen der Welt gewonnen. Von der besonderen Art, die Dr. Livingstone in seinen Berichten erwähnte, isolierten sie ein Glykosid, das unter dem Namen Strophantin bekannt ist. Es wirkt ähnlich wie Digitalis – auch ein Pflanzengift, das aus dem in unseren Gärten wachsenden Fingerhut gewonnen wird –, dessen man sich als sehr anregendes Herzmittel vorzugsweise bei der Behandlung verschiedener Herzkrankheiten bedient.

Strophantin erwies sich als so gefährlich, daß man nur noch im äußersten Notfall darauf zurückgriff, doch später lieferte ein naher pflanzlicher Verwandter, ein Strauch namens Strophantus gratus – der sich ebenfalls zur Gewinnung von Pfeilgiften eignete – ein weiteres Herzstimulans mit dem Namen Ouabain, das eine einfacher zu kontrollierende lebensrettende Wirkung hat und in der heutigen Medizin weitgehend verschrieben wird.

Doch das Pflanzenreich war nicht die einzige Fundgrube von Rohstoffen für die frühen Giftmischer. Schlangengift wurde außer von den alten Skythen noch von einer Vielzahl anderer Völker benutzt, und auch der Stachel des Skorpions spielte in diesbezüglichen Rezepten eine Rolle, desgleichen die Gifte – oder gar die ganzen Körper – anderer giftiger Insekten, Fische und sonstiger Tiere. Einige dieser Substanzen finden noch heute in entlegenen Teilen der Welt Verwendung, wo abgeschiedene Stämme nach Urväter Weise ihre Nahrung erjagen.

Die Ureinwohner Australiens bereiteten ein Pfeilgift aus den zerstoßenen Larven einer bestimmten Heuschreckenart. Die ausgewachsene Heuschrecke ist nicht giftig, wohl aber ihre Larvenform, und wenn dieses Gift in den Blutkreislauf eines Tieres gelangt, lösen sich die roten Blutkörperchen auf. Giftige Blutegel wurden bis vor kurzem noch von einigen Stämmen in Malakka in ähnlicher Weise verwendet. Einige Arten von tropischen Fischen haben auf dem Rücken giftige Stacheln, die man abbrach und an Pfeilspitzen befestigte.

Die in den Regenwäldern zwischen den Anden und der Pazifikküste lebenden Cholo-Indianer Kolumbiens tauchen ihre Blasrohrpfeile noch heute in ein Gift, das ein kleiner schwarzer Frosch mit gelben Streifen aus Hautdrüsen absondert. Ein einziger Frosch – die Indianer nennen ihn *kokoa* – liefert genug Gift für fünfzig Pfeile. Wird ein Tier davon getroffen, verendet es sehr bald unter Krämpfen. Die Wissenschaftler nennen diesen

Frosch *Phyllobates latinasus.* Von seinem Gift haben sie eine der wirksamsten, heute bekannten toxischen Substanzen isoliert.

Ein weiteres, in verschiedenen Teilen der Welt praktiziertes unerquickliches Verfahren, um den Waffen eine bessere Wirkung zu verleihen, bestand darin, daß man die Pfeile mit einer aus verwesendem Fleisch zubereiteten «Salbe» einschmierte. Die Melanesier auf den Neuen Hebriden, einer Inselgruppe im Südpazifik östlich von Australien, stellten bis in die jüngste Zeit hinein ein diabolisches Gift her: Sie machten aus Menschenknochen Pfeilspitzen und stießen sie für sieben bis acht Tage in das verwesende Fleisch eines menschlichen Leichnams. Danach überzogen sie die Pfeilspitzen mit einer Schicht Erde, die nur an einer ganz besonderen Stelle gefunden wurde. Spätere Analysen ergaben, daß diese Erde in reichem Maße Tetanusbazillen enthielt, von denen Wundstarrkrampf ausgelöst wird, eine schreckliche Krankheit, auf die wir noch später bei der Geschichte des Kurare zurückkommen. Statt mit Erde wurden die Pfeilspitzen gelegentlich auch mit den Exkrementen von Taschenkrebsen eingerieben. Ein Meerschweinchen, das von Lewin mit einem dieser Präparate vergiftet worden war, starb sechs Tage danach unter den für Tetanus typischen Muskelkrämpfen.

Eine Spielart der auf verwesendem Fleisch basierenden Vergiftungstechnik wurde von den Dakota-Indianern vor Ankunft der Weißen im amerikanischen Westen angewendet. Sie hielten eine Klapperschlange mit Hilfe einer Astgabel am Boden fest und ließen sie wiederholt die Giftzähne in eine Rotwildleber schlagen. Die Leber wurde dann in ein Stück Fell gewickelt und für eine Woche vergraben, damit sie verfaulte. Dann wurde sie getrocknet, mit Blut versetzt und noch einmal getrocknet. Die Paste, die aus der vergifteten Leber gewonnen wurde, fand sowohl im Kampf wie bei der Jagd Verwendung.

Zwei andere Gifte, die von einigen Stämmen im Westen der Vereinigten Staaten zubereitet, aber nur für die Jagd benutzt wurden, enthielten Ameisensäure aus den Stacheln von Bienen und roten Knotenameisen. Diese Präparate wirkten bei den gejagten Tieren nicht tödlich, aber sie steigerten den Wundschmerz derart, daß die Tiere, statt zu fliehen, sich bei dem Versuch, das Gift herauszubeißen, in Qualen am Boden wanden und so viel leichter erlegt werden konnten.

Ob auf längst vergessenen Schlachtfeldern des alten Europas oder in unzugänglichen Urwäldern, wo nackte Wilde noch heute in nahezu völliger Weltabgeschiedenheit leben, zu allen Zeiten haben die Opfer von Pfeilgiften auf mannigfaltige Weise den Tod gefunden oder Qualen erlitten. Einige dieser Gifte – die stärksten – wirkten verheerend auf das Herz, andere auf die Nerven. Viele führten den Tod erst Tage später herbei und dann offensichtlich nur deshalb, weil sich die Wunden, durch die sie in den Körper eindrangen, infizierten.

Doch in dem ganzen unheilvollen Arsenal der Pfeilgifte erwies sich keines als so schnell wirkend, so geheimnisumwittert und so zuverlässig wie das Kurare, der «fliegende Tod». Und keinem anderen Pfeilgift war es bestimmt, einen solch unschätzbaren Beitrag zum Wohl der Menschheit zu leisten.

5. Kapitel

Der erste Weiße, der dem Kurare zum Opfer fiel, gehörte vermutlich zu Kolumbus' zweiter Expedition nach Amerika im Jahre 1493. Ein 1553 in London erschienenes Buch, das sich auf die Schriften des deutschen Theologen und Geographen Sebastian Münster gründet, beschreibt einen Zusammenstoß zwischen Kolumbus' Leuten und Kannibalen auf einer der karibischen Inseln, wobei die Spanier einen ihrer Gefährten verloren, weil die Wilden «ihre Pfeile mit Gift zu behandeln pflegen».

Das große Abenteuer, das in friedlicher Absicht und mit solch hochfliegenden Hoffnungen begonnen hatte, sollte schon so bald eine böse Wendung erfahren. Die ersten Eindrücke, die die Entdecker Amerikas gewannen, waren von der großen Schönheit der Natur und von den Reichtümern des Landes geprägt. Die Spanier genossen die herrliche Landschaft der karibischen Inseln und schwärmten von der verschwenderischen tropischen Vegetation und den farbenprächtigen Vögeln. Gar zahlreich waren die Wunder, von denen der Theologe und Historiograph Petrus Martyr Anglerius berichtete. In «Indien», so schrieb er, gebe es riesige Flüsse aus purem Gold und Smaragde so groß wie Gänseeier; Inseln, die ausschließlich von Frauen bewohnt würden, die sich so entgegenkommend zeigten, wie man es sich nur wünschen könne; außerdem eine Quelle, deren Wasser alte Männer wieder jung mache. Alles war viel zu idyllisch, als daß es lange hätte so bleiben können. Die Grausamkeiten, die schon bald von den Spaniern begangen wurden, und die Ausplünderung der in dem riesigen Kontinent Südamerika lebenden Menschen standen in tragischem Gegensatz zu den guten Vorsätzen der ersten Tage.

Obwohl Martyr nie aus eigener Anschauung das von ihm beschriebene Märchenland erlebt hatte, ließ er seiner Phantasie nicht freien Lauf, sondern beschränkte sich auf das, was die Reisenden über die Wunderdinge berichteten. Bevor Martyr von Italien nach Spanien an den Hof der Königin Isabella ging, war er in der Kirche bereits zu hohem Ansehen gelangt, und sein Buch beruht auf Briefen, die er nach Rom schickte und in denen er von den Taten der Konquistadoren berichtete. Unter dem Titel *De rebus oceanicis et orbe novo* beginnt es mit Kolumbus' Reisen und erstreckt sich über die Zeit bis etwa zwanzig Jahre danach. Er beschaffte sich das Material durch eingehende Befragung derer, die aus der Neuen Welt zurückkamen und eine Einladung an seine Tafel annahmen. Nicht einer von denen, die sich bei Hofe meldeten, schrieb er, habe ihm die Gefälligkeit abgeschlagen, ihm alles Erlebte in Wort oder Schrift zu berichten.

Ziemlich zu Anfang seines Buches schildert Martyr ein bezeichnendes Zusammentreffen mit den Einwohnern Hispaniolas auf Kolumbus' erster Reise. Bestürzt beim Anblick der ersten

Weißen, flohen die Eingeborenen in wilder Panik, doch den Spaniern gelang es, eine der Frauen einzufangen. Sie brachten sie auf das Schiff, bewirteten sie reichlich mit Fleisch und Wein, legten ihr ein schönes Gewand und Schmuck an und ließen sie zu ihren Leuten zurückkehren. Kurz darauf kamen die Eingeborenen zur Küste gelaufen, um sich die weißen Männer anzusehen, die ihrer Meinung nach geradewegs vom Himmel herabgestiegen waren. In Scharen warfen sie sich ins Wasser und schwammen zu den Schiffen hinüber. Sie hatten Gold bei sich, das ihnen die Spanier gegen irdene Töpfe, Trinkgefäße, Hausiererglocken, Schmucknadeln und anderen Firlefanz eintauschten.

Gold! Hier war die Wurzel all des Unheils, das sich später ereignete, und schon bald gaben die Spanier keine irdenen Töpfe und Schmucknadeln mehr dafür her. Sie nahmen sich das Gold, wo immer sie es fanden. «Wir sind gekommen, um Gott zu dienen und dem König, aber auch, um reich zu werden», sagte Bernal Díaz del Castillo, einer der Eroberer Mexikos, der sich rühmte, in mehr als hundert Schlachten und Scharmützeln gegen die Bewohner der Neuen Welt gekämpft zu haben. Die Indianer rächten sich mit der einzigen Waffe, die sie besaßen – Kurare. Entdecker und Entdeckte starben zu Tausenden, und Grausamkeit wütete auf beiden Seiten. Die Azteken brachten ihrem Kriegsgott gefangene Spanier vor den Augen der eigenen Gefährten zum Opfer dar, und Vasco Núñez de Balboa, der Entdecker des Pazifiks und einer der humansten unter den Konquistadoren, scheute sich nicht, seine Gefangenen den wütenden Doggen und Jagdhunden vorzuwerfen, die die Spanier auf ihren Eroberungszügen mit sich führten.

Martyr beschreibt einen Kampf, der in seiner Brutalität kennzeichnend ist. Balboa stieß auf einen «Eingeborenenkönig» an der Spitze eines Heeres nackter Krieger, befahl ihm zu halten und ließ angreifen, als dieser dem Gebot nicht folgte. Sechshundert Krieger wurden «erschlagen wie unvernünftiges Vieh». Martyr schreibt: «Unsere Männer jagten hinter ihnen her, hackten sie in Stücke, so wie Metzger Schlachtvieh zerhauen, von dem einen den Arm, vom anderen ein Bein, von dem dritten eine Hinterbacke ...» Balboa entdeckte später, daß am Hof des Königs «die widerwärtigste und widernatürlichste Unzucht grassierte», denn er traf dort den Bruder des Königs und viele andere junge Männer in Weiberkleidern an. Offensichtlich konnten die Bannerträger Christi eine solch eklatante Mißachtung von Sitte und Moral nicht ungestraft hinnehmen, denn Balboa ließ etwa vierzig der jungen Homosexuellen seinen Doggen zum Fraß vorwerfen.

Der Zorn der Konquistadoren war fürchterlich. Martyr erzählt, wie einer der kühnsten spanischen Hauptleute, Alfonso de Ojeda, einst im südlichen Karibischen Meer ein Inseldorf überfiel und alle seine Bewohner niedermachte, weil sie einmal Grausamkeiten an Christen begangen hatten und nicht dazu zu bewegen waren, Christen in Frieden bei sich zu dulden. Nachdem Ojeda das Dorf geplündert und alles Gold sichergestellt hatte, zwang er seine Gefangenen, ihn zwanzig Kilometer landeinwärts zu einem anderen Dorf zu führen, wohin sich einige der Indianer geflüchtet hatten. Dort entspann sich ein heftiger Kampf, in dessen Verlauf einer von Ojedas Leutnanten und fünfzig seiner Männer von Pfeilen getötet wurden, «die mit dem tödlichen Gift eines bestimmten Krautes behandelt worden waren». Ojeda zog sich auf sein Schiff zurück, wo bald darauf ein anderer Hauptmann, Diego Nicuesa, mit fünf weiteren Schiffen zu ihm stieß. So verstärkt, führte Ojeda ein Landungskommando von mehreren hundert Männern zu dem Dorf, umzingelte es und setzte die etwa hundert Hütten in Brand, «wobei er gewissenhaft achtgab, daß niemand entfloh». Martyr schrieb, daß die Bewohner binnen kurzem in den Flammen ihrer Behausungen umkamen und damit Blut um Blut Sühne leisteten.

Ojeda segelte dann zum Festland hinüber und ging daran, ein Fort zu bauen. Einige der indianischen Gefangenen, die er auf seinen Raubzügen mit sich führte, erzählten ihm, daß es nur wenig von der Küste entfernt ein Dorf mit einem reichen Goldschatz gebe, und er beschloß augenblicklich, sich dieses Goldes zu bemächtigen. Doch sein Angriff wurde abgeschlagen, weil die Dorfbewohner ebenfalls Bogen mit vergifteten Pfeilen benutzten. Als Ojeda ein paar Tage später aus Mangel an Lebensmitteln gezwungen war, ein weiteres Dorf anzugreifen, wurde er von einem Pfeil in den Oberschenkel getroffen. Martyr – eine Art Vorläufer der modernen Klatschspaltenschreiber – spekulierte, daß der Pfeil womöglich aus Rache von einem Mann abgeschossen worden sei, dessen Frau Ojeda zu seiner Gefangenen gemacht hatte. Monate später starb Ojeda auf der Insel Hispaniola, «von wilden Krämpfen geschüttelt und von tausend Verwirrungen gequält – durch das Gift, das in seine Wunde gedrungen war».

Daß er nach seiner Verwundung noch so lange lebte, dürfte ein klarer Hinweis dafür sein, daß es auf keinen Fall Kurare war, woran er starb. Höchstwahrscheinlich hatte sich die Wunde infiziert, so daß er an Blutvergiftung starb. Es gibt in den Urwäldern Südamerikas viele verschiedene Rezepte für die Herstellung von Kurare, doch das Gift selbst wirkt stets in gleicher Weise: Es lähmt die willkürlichen Muskeln, jene Muskeln, die unserem Willen unterworfen sind. Es hat keinen Einfluß auf die glatten Muskeln und auf das Herz. Der Tod tritt ein, wenn das Kurare, das mit dem Blut seinen Weg durch den Körper nimmt, die Muskeln erreicht, die die Atmung bewirken. Wenn die Dosis groß genug ist, stirbt das Opfer binnen weniger Minuten. War die Dosis nicht tödlich, so beeinträchtigt das Gift auch nicht die Atmungsmuskulatur, und die Lähmung klingt bald wieder ab, wenn die natürlichen Abwehrmaßnahmen des Körpers auf das eindringende Gift einwirken und es neutralisieren.

Fällt ein Mensch einem Kurarepfeil zum Opfer, so beginnt er sich etwa eine Minute nach der Verwundung schwindlig zu fühlen. Die Muskeln der Augen werden zuerst von der Lähmung betroffen, und es fällt ihm schwer, etwas deutlich zu erkennen. Seine Kiefer werden schlaff, seine Lider sinken herab, und bevor sie sich völlig schließen, sieht er alles doppelt. Vielleicht will er einen Schrei ausstoßen, aber aus seiner Kehle dringt nur noch ein seltsames, tierähnliches Winseln, während nacheinander Lippen, Zunge und Stimmbänder völlig erlahmen. Gleich darauf erschlaffen alle Muskeln seines Gesichts – es wird starr und ausdruckslos wie eine Totenmaske. Dann verliert er die Fähigkeit, Arme und Beine zu bewegen, wenngleich die Finger vielleicht noch zucken in dem vergeblichen Bemühen, seine panische Angst zu bekunden, weil er zu ersticken glaubt, wenn die Schlundmuskulatur erschlafft und er nicht mehr schlucken kann. Alsdann sind die größeren Muskeln im Rücken und im Leib an der Reihe. Schließlich erreicht das lähmende Gift die Muskeln der Brust und des Zwerchfells, die Lungen hören auf zu arbeiten, und der Tod macht seiner Qual ein Ende.

Wie lange das Sterben dauert, hängt von der Stärke des Kurare ab und von der Menge, die in den Blutkreislauf gelangt ist. Es kann fünf Minuten, aber auch fünfzehn oder zwanzig Minuten oder sogar noch länger dauern. Wie lange das Kurare auch immer brauchen mag, um tödlich zu wirken, seine schrecklichste Eigenschaft besteht darin, daß das Opfer bei vollem Bewußtsein bleibt, bis es erstickt. Wer von einem Kurarepfeil getroffen wird, weiß genau, was ihm bevorsteht, und hört, was um ihn herum geschieht, obwohl er im fortgeschrittenen Stadium der Lähmung keinen Laut mehr von sich geben kann. Er ist immer noch fähig, Wärme oder Kälte zu empfinden – und Schmerz.

Der große französische Physiologe und wissenschaftliche Forscher Claude Bernard führte um die Mitte des 19. Jahrhunderts eine klassische Reihe von Versuchen mit Kurare durch. Er schrieb: «Im Innern des regungslosen Körpers, hinter dem starren Auge, wenn der Tod bereits eingetreten zu sein scheint, bleiben Gefühl und Verstand ohne die geringste Beeinträchtigung voll funktionsfähig. Kann man sich etwas Grauenhafteres vorstellen als die Qualen eines Verstandes, der genau registriert, wie alle Organe, die in seinem Dienst stehen, nacheinander ausfallen, der sich zum Schluß selbst lebend in einem Leichnam gefangen weiß?» Bernard wies darauf hin, daß die Dichter aller

Zeiten immer wieder das Mitleid ihrer Leser beschworen haben, wenn sie von lebenden Wesen berichten, die in leblosen Gegenständen eingeschlossen sind. Er erwähnte die Geschichte des italienischen Dichters Tasso von der wunderschönen Jungfrau, die dazu verdammt war, ihr Leben in einem Zypressenbaum zu verbringen. Die Zahl der Beispiele ist Legion, und es gibt wohl kaum ein Kind, das nicht vor Mitgefühl erschauert, wenn der Prinz von der bösen Hexe in einen Frosch verwandelt wird. «Die Qual, die dichterische Phantasie ersann, wird zur Realität durch die Wirkung dieses südamerikanischen Giftes», schrieb Bernard. Sein anschauliches Bild des von Kurare zugefügten qualvollen Todes stützt sich auf sorgfältige Beobachtungen der Wirkung dieses Giftes bei Tieren, und wir wissen auf Grund von in jüngster Zeit durchgeführten Experimenten mit freiwilligen Versuchspersonen, daß Bernard mit seinen Feststellungen recht hatte.

Im Jahre 1945 unterwarf sich Frederick Prescott, ein englischer Forscher auf dem Gebiet der Medizin, selbst als «Versuchskaninchen» einer Reihe von Experimenten, mit denen man die wirkungsvollste Dosis von Kurare für die Anwendung in der Anästhesie herausfinden wollte. Im Westminster-Krankenhaus in London verabreichte man ihm dreimal zu verschiedenen Zeiten immer stärkere Dosen dieses Mittels. Die dritte war so groß, daß sie sämtliche Muskeln lähmte, einschließlich derer, die die Atmung steuern. Dennoch berichtete er hinterher, daß er alles, was mit ihm vorging, genau registriert hatte, bis er das Bewußtsein verlor. Er war ebenfalls fähig gewesen, Schmerz zu empfinden, wenn ihm Heftpflasterstreifen von behaarten Körperteilen heruntergerissen wurden. Dr. Prescott begab sich bei diesen Versuchen nicht in Lebensgefahr, da man zu der Zeit die Wirkung der Droge schon sehr viel genauer kannte und seine Atmung unter der Überwachung eines der führenden Anästhesisten Englands, Dr. Geoffrey Organe, gestützt wurde. Einundzwanzig Jahre später war die Erinnerung an diese Versuchsreihe immer noch so unangenehm, daß Dr. Prescott erklärte: «Das Experiment war wirklich fürchterlich. Nie im Leben würde ich so etwas noch einmal machen.»

Dies also war der häßliche Tod, der in dem Hagel von Pfeilen lauerte, mit dem die Entdecker Südamerikas empfangen wurden. Es überrascht nicht, daß so viele Schauergeschichten um ein derart schreckliches Gift entstanden. Ein früher Berichterstatter behauptete, die Wirksamkeit eines neuen Kurare-Vorrats werde dadurch erprobt, daß man das Bein eines Tieres anritzte und das Kurare daran hielt: Falls das Blut unverzüglich in die Wunde zurückfloß, war das Gift stark genug, daß es verwendet werden konnte. Ein anderer Chronist berichtete noch im Jahre 1770 von einer Indianerin, die einen Säugling mit sich trug, als sie von einem vergifteten Pfeil getroffen wurde und den Tod fand. Der Säugling war unverletzt geblieben, aber auch er begann kurz darauf anzuschwellen und starb wenig später. Eine schauerliche Geschichte, und man sollte ihr ebensowenig Glauben schenken wie der Behauptung desselben Annalisten, daß in Guayana eine Rasse von Schwarzen lebe, deren Hände lediglich aus einem Daumen und einem wie eine Hummerschere gegabelten Zeigefinger beständen.

Die Indianer selbst sahen in dem Kurare einen Zauber. Bei einem Stamm heißt es, daß die Alten das Geheimnis seiner Zubereitung den Sperbern abgesehen hätten, die ihre Fänge in die Rinde eines bestimmten Baumes schlugen, ehe sie auf Beute Jagd machten.

Petrus Martyr Anglerius sagt an einer Stelle, daß das Pfeilgift aus «dem Saft eines todbringenden Krautes» gemacht wurde. An anderer Stelle spricht er von «dem Saft, den man aus bestimmten Bäumen tropfen läßt» und dem die Stacheln von Skorpionen, die Köpfe giftiger Ameisen und der aus «kleinen Pflaumen» gepreßte Saft zugesetzt werden, doch die Lianen, von denen das Kurare stammt, sind weder Kräuter noch Bäume. Ein weiterer Chronist der spanischen Eroberungszüge, der – im Gegensatz zu Martyr – selbst daran teilgenommen hatte, scheint dann der Wahrheit nähergekommen zu sein. Im Jahre 1526 schrieb Gonzalo Fernández de Oviedo y Valdés ein Buch mit dem Titel *Die Naturgeschichte Westindiens,* in dem er berichtete: «Die Äpfel, mit denen die indianischen Kannibalen ihre Pfeile vergiften, wachsen auf bestimmten Bäumen mit vielen Zweigen und sehr grünen und sehr dicht stehenden Blättern. Sie sind beladen mit einer Fülle von diesen verderbenbringenden Früchten ...» Dieser Hinweis auf Äpfel ist verblüffend, denn die Liane, von der die wirksamsten Arten des Kurare gewonnen werden, trägt tatsächlich Früchte, die man für Äpfel halten könnte, doch es ist die Rinde und nicht die Frucht, die zur Herstellung des Giftes benutzt wird, und mit Ausnahme der neuen Zweige im Wipfel der Bäume, von denen die Liane herabhängt, haben ihre gewundenen Stengel so gut wie keine Blätter. Mag Oviedo der Lösung eines Problems, das späteren Generationen noch Rätsel über Rätsel aufgab, auf der Spur gewesen sein oder nicht, jedenfalls versank er unmittelbar darauf wieder in das gleiche fürchterliche Gemisch von Phantasie und Spekulation, das die meisten der frühen Chronisten in ihren Berichten über die Neue Welt umnebelte. Er schrieb: «Diese Bäume wachsen in der Hauptsache an den Küsten des Meeres und in der Nähe von Wasser. Und sie sind so lieblich und anmutig, daß wohl jeder, der sie erblickt, das Verlangen verspürt, ihre Früchte zu essen. Doch möchte ich sagen, daß von allen Früchten, die je auf Erden gewachsen sind, dieses die unheilvolle Frucht war, von der unsere Ureltern Adam und Eva gekostet haben, wodurch beide ihr Glück einbüßten und für sich und ihre Nachkommen dem Tod die Tür öffneten. Mit dem Gift dieser Früchte und dem der großen Ameisen, deren Biß Schwellungen verursacht, sowie dem von Vipern und mit anderen giftigen Dingen pflegen die Kannibalen, die sich unter den Indianern als Bogenschützen hervortun, ihre Pfeile zu vergiften, so daß sie damit jegliches töten, was sie verwunden. Alle diese Gifte mischen sie zusammen und machen daraus eine schwarze Masse, die sich wie sehr schwarzes Pech ausnimmt.»

Oviedo hat ganz offensichtlich Kurare zu sehen bekommen,

denn das Rohgift ist tatsächlich eine dunkle, klebrige Substanz, die an Teer erinnert. Doch gleich darauf ist Oviedo wieder bei seinen Schauergeschichten: «Wenn sich jemand zum Ausruhen im Schatten dieses Baumes niederlegt und ein Weilchen schläft, dann schwellen Kopf und Augen dermaßen an, daß sich Lider und Wangen berühren. Und wenn einem ein Tropfen vom Tau des besagten Baumes in das Auge fällt, so zerstört er das Augenlicht vollkommen ... Das Holz dieser Bäume macht beim Brennen einen solch fürchterlichen Gestank, daß er für Menschen unerträglich ist, weil er so starke Kopfschmerzen verursacht.»

Wenn sich frühe Entdeckungsreisende einem derartig unheimlichen Gift preisgegeben sahen, waren sie natürlich bestrebt, ein Gegengift zu finden. Oviedo schrieb, daß «die Christen hierzulande kein Mittel nützlicher finden als das Wasser des Meeres, mit dem die Wunde gründlich ausgewaschen werden muß, wodurch schon einige – allerdings nur wenige – gerettet wurden». Obgleich man bis in unsere Tage kein wirksames Gegengift gegen Kurare zu entdecken vermochte, überdauerte der Glaube an die heilenden Eigenschaften des Meerwassers oder des Salzes noch lange Jahre. Paradoxerweise wurde auch Zucker häufig als Gegenmittel erwähnt.

Für Tabak als Gegengift plädierte der erste Arzt, der über Kurare schrieb: Nicolas Monardes aus Sevilla. Monardes veröffentlichte in den Jahren 1569 und 1571 zwei Bände eines enzyklopädischen Werkes mit dem großartigen Titel *Erfreuliche Neuigkeiten aus der Neuen Welt,* «worin sind verzeichnet die seltenen und außergewöhnlichen Vorzüge von verschiedenen und mannigfaltigen Kräutern, Bäumen, Ölen, Pflanzen und Steinen mit ihrer Anwendung gleichermaßen für die Heilkunde wie für die Chirurgie, wobei sich dieselben, wohl angewandt, als Mittel gegen alle Krankheiten anbieten, was gewiß ganz unvorstellbar erscheinen mag, sich aber nichtsdestoweniger in der Praxis als zutreffend erwiesen hat». Monardes hielt außerordentlich viel von Tabak, der seinerzeit gerade aus Amerika nach Europa herübergekommen war. Er rühmte die «wunderbaren, heilsamen Eigenschaften» des Tabaks und schrieb, daß die Blätter, so sie in der Asche eines Feuers erwärmt und wie eine Pakkung aufgelegt würden, «Schmerzen im Kopf und im Magen, Nierensteine, Gelenkrheuma, Schwellungen, Zahnweh und Frostbeulen heilen».

Und das war noch nicht alles. «Eines der Wunder dieses Krautes», so schrieb er, «offenbart sich in der Art und Weise, wie die Priester in Westindien davon Gebrauch machen. Gab es unter den Indianern eine Angelegenheit von großer Wichtigkeit zu besprechen, nahm der Oberpriester ganz bestimmte Tabakblätter und warf sie ins Feuer. Mit einem Rohr sog er den Rauch durch Mund und Nase ein, und sobald er etwas davon eingeatmet hatte, fiel er zu Boden wie ein Toter. Wenn das Kraut seine Wirkung getan hatte, erwachte er wieder zum Leben und gab die Antworten auf Grund seiner Visionen.» Tabak, sagte Monardes, nehme allen, die davon rauchten, die Müdigkeit, und sie erwachten «sehr viel tatkräftiger».

Im Hinblick auf die Nützlichkeit des Tabaks als Mittel gegen Kurare schrieb er: «Bei Giften und vergifteten Wunden sind mit Tabak gute praktische Erfahrungen gemacht worden. Die Pfeile, die die Menschenfleisch essenden Wilden Westindiens verschießen, sind mit einem Giftkraut oder einer Mixtur aus vielen Giften eingerieben, und dieses Gift ist so bösartig und verderbenbringend, daß es tötet, ohne daß es dagegen Abhilfe gibt, und die, die davon getroffen werden, müssen unter großen Schmerzen und im Wahnsinn sterben, bis man für dieses so furchtbare Übel ein Gegenmittel gefunden hat.» Das Gegenmittel, das einige Indianer, aber auch die Spanier anwandten, bestand nach Monardes darin, daß Tabaksaft in die Wunden geträufelt und zu Pulver zerriebene Tabakblätter aufgelegt wurden.

Knoblauch war ein weiteres Gegenmittel, das gelegentlich empfohlen wurde, auch wenn man nicht genau wußte, ob man den Knoblauch essen oder ihn in die Wunden reiben sollte. Obwohl die eine Methode genauso nutzlos war wie die andere, schwor doch kein Geringerer als Sir Walter Raleigh auf die

Wirksamkeit des Knoblauchs. Der Soldat, Seefahrer, Dichter, Höfling, Verwaltungsexperte und Tatmensch Raleigh entsandte mehrere Expeditionen nach Amerika. Er selbst wurde von der launenhaften Königin Elisabeth I. von Zeit zu Zeit ins Exil geschickt. Bei einer dieser Gelegenheiten entschloß er sich, nach der legendären goldenen Stadt El Dorado zu suchen, dem mythischen Paradies, das schon so viele Abenteurer vor ihm in das unermeßliche Innere Südamerikas und damit in den Tod gelockt hatte.

Die Legende von El Dorado hatte ihren Ursprung in einem Brauch der Chibcha-Indianer in Kolumbien, der schon lange vor Ankunft der Weißen in der Neuen Welt verschwunden war. Jedes Jahr wurde der junge Häuptling des Stammes mit Öl eingerieben, in Goldstaub hin und her gewälzt und dann mit feierlichen Riten in einem See wieder abgewaschen. Von einem goldenen Prinzen bis zu einer goldenen Stadt war es nur ein kurzer Sprung in der Phantasie der Konquistadoren, die El Dorado so unermeßlich reich an Schätzen wähnten, daß ihrer Meinung nach die umgebenden Gebirge von Gold schimmern mußten.

Vermochte die eine Expedition diese sagenhafte Stadt nicht zu finden, so vermutete die nächste sie eben an ganz anderer Stelle. Raleigh glaubte, daß der Manoa-See, an dem El Dorado der Überlieferung nach lag, irgendwo am Caroní zu suchen sei, einem Nebenfluß des Orinoko, der sich im heutigen Venezuela in den Atlantik ergießt. Im Jahre 1594 machte sich Raleigh mit fünf Schiffen auf die Reise, um diese Stadt zu finden. Obzwar er keinen Erfolg hatte, kehrte er mit ungeschmälerter Hoffnung nach England zurück und schrieb ein Buch mit dem Titel *Die Entdeckung des großen und schönen Reiches Guayana,* in dem eine Menge sorgfältiger und zutreffender Beobachtungen verzeichnet sind. Das Buch kam 1596 heraus, in demselben Jahr, in dem sein Mut und sein Kampfgeist eine gegen die spanische Festung Cádiz operierende britische Streitmacht vor der Vernichtung bewahrte.

Raleigh beschrieb verschiedene Eingeborenenstämme, auf die

er bei seinen Reisen gestoßen war, darunter auch den Stamm der Aroras, die schwarz wie die Neger seien, aber glattes Haar hätten – «ziemlich verwegene Leute», die Pfeile mit einem starken Gift verschössen. «Es gab nichts, was mir mehr am Herzen gelegen hätte», schrieb er, «als ein Mittel gegen diese Pfeilgifte zu finden, denn die Wunden, die sie beibringen, sind tödlich, und wer davon getroffen wird, muß die unerträglichsten Schmerzen der Welt erleiden, und ihm steht der fürchterlichste und erbärmlichste Tod bevor. Manche sterben im Wahnsinn, bei anderen brechen die Gedärme aus dem Bauch heraus, verfärben sich alsbald schwarz wie Pech und sind so widerlich anzuschauen, daß es niemand über sich bringt zu helfen.» Da die Wunden, die die von Bogen oder aus Blasrohren abgeschossenen indianischen Pfeile zufügten, gewöhnlich nur gering waren, hat Raleigh vermutlich Wunden beschrieben, die sich bereits gefährlich infiziert hatten.

«Eigentlich mutet es seltsam an, daß es in der ganzen Zeit keinem einzigen Spanier, weder durch Geschenke noch durch Folterungen, gelungen ist, das Gegenmittel in Erfahrung zu bringen, obwohl man, ich weiß nicht wie viele Indianer aufs schlimmste gemartert hat. Aber nicht jeder von ihnen kennt es, nicht einmal einer unter Tausenden, sondern nur ihre Wahrsager und Priester, die aber halten ihr Wissen geheim und geben es vom Vater auf den Sohn weiter.

«Diese Heilmittel, die gegen das gebräuchlichste Gift anzuwenden sind, werden aus dem Saft einer *Tupara* genannten Wurzel gewonnen. Gleichzeitig ist es eine erstaunliche Medizin zum Löschen brennender Fieberhitze und zum Heilen innerer Wunden und geplatzter Adern, die im Körper bluten ... Einige Spanier, die von vergifteten Pfeilen der üblichen Art getroffen wurden, konnten mit Knoblauchsaft geheilt werden. Doch alle, die von nun an nach Westindien fahren, wo sie Gefahr laufen, von vergifteten Pfeilen getroffen zu werden, sollten es sich zur Regel machen, dem Alkohol zu entsagen, denn wenn sie ihrem Körper alkoholische Getränke zuführen, wozu sie durch die

Trockenheit in gar hohem Maße verleitet werden, so ist ihnen bei einer solchen Verwundung der alsbaldige Tod gewiß.»

Der Durst, der sich angeblich nach Verletzungen durch vergiftete Pfeile einstellt, wurde auch von mehreren späteren Chronisten erwähnt, doch wenn ein Pfeil tatsächlich mit Kurare vergiftet gewesen war, so änderte es – ungeachtet der Warnung Raleighs – für das Opfer herzlich wenig an der Sache, ob es seinen Durst mit Wasser oder Alkohol oder überhaupt nicht gestillt hatte. Wenige Jahre nach seiner Entdeckungsreise und trotz all seiner vor Cádiz bewiesenen Tapferkeit fiel Raleigh höfischem Ränkespiel zum Opfer und wurde als Verräter zum Tod auf dem Richtblock verurteilt. Als Gefangener im Londoner Tower machte er sich daran, eine Geschichte der Welt zu schreiben, die er jedoch nie vollenden sollte. Im Jahre 1617 wurde er aus dem Tower entlassen und durfte eine zweite Entdeckungsreise nach Südamerika antreten. Er fuhr ein kurzes Stück den Orinoko hinauf, hatte aber ebensowenig Glück, das legendäre El Dorado zu finden, wie bei seiner ersten Reise. Diese zweite Expedition stand unter einem unglücklichen Stern. Sein Sohn, der ebenfalls Walter hieß, fiel im Kampf gegen die Spanier auf dem Fluß Caroní, und obgleich Raleigh in London angewiesen worden war, sich nicht mit den Spaniern anzulegen, griff er eine spanische Siedlung an und eroberte sie. Diesmal wurde das Todesurteil an ihm vollstreckt, als er nach London zurückkehrte.

Einer von Raleighs Begleitern auf beiden Entdeckungsreisen war ein abenteuerlustiger Gelehrter namens Laurence Keymis, der in seiner Verzweiflung Selbstmord beging, als auf dem von ihm befehligten Streifzug den Caroní hinauf der junge Raleigh den Tod fand. Nach seiner ersten Entdeckungsreise hatte Keymis ein Buch über Guayana geschrieben, in dem er die Namen aller Flüsse, Bäume, Pflanzen und Tiere verzeichnete, die er dort gehört hatte. Unter der Rubrik «Giftkräuter» führte er das Wort *ourari* auf, aber das war nur einer in einer ganzen Sammlung von Namen, mit denen der «fliegende Tod» bezeichnet wurde, bis sich schließlich vor gar nicht allzu langer Zeit das

Wort «Kurare» in der ganzen Welt durchsetzte. Es war noch unter zahlreichen anderen Namen bekannt wie *woorali, woorala, wourali, wourara, urari, uiraery, cururu, curuiri* und *curara*. Alle diese Variationen stellten vermutlich nur Versuche dar, den indianischen Ausdruck *uiraery*, eine Kombination der Wörter *uira* für Vogel und *eor* für töten, lautmalend nachzubilden – aber selbst das ist nicht verbürgt, da ein Fachkundiger dafür eintritt, daß der Ausdruck von *ur* für kommen und *ar* für fallen hergeleitet sei. Die Bezeichnung könne sich aber auch aus *cura*, dem Wort für Blasrohr in einigen Teilen Guayanas, entwickelt haben.

Dieses Durcheinander zu der Frage, wie man das Gift beim Namen nennen solle, wurde nur noch übertroffen von der dreihundert Jahre währenden Rätselei über seine Herkunft. Die verschiedenen Lianen, von denen das Kurare gewonnen wird, wachsen tief in den undurchdringlichen Urwäldern des viele Millionen Quadratkilometer großen Gebietes, das von den beiden riesigen Flußsystemen der Nordhälfte Südamerikas durchzogen wird, dem Amazonas und dem Orinoko. Der Amazonas hat seine Quellen in den Anden, kaum mehr als hundertfünfzig Kilometer vom Pazifik entfernt, und strömt, von zahllosen Nebenflüssen gespeist, durch die ganze Breite des Kontinents, bis er vor der Küste Nordbrasiliens seine schlammigen Wasser in den Südatlantik ergießt. Der Orinoko entspringt im südlichen Venezuela, etwa sechshundertfünfzig Kilometer nördlich vom Amazonas, und fließt zuerst nach Westen, dann nach Norden und schließlich nach Osten in den Atlantik.

Große Teile dieses ungeheuren Gebietes, das von den beiden gewaltigen Strömen und ihren Nebenflüssen durchzogen wird, sind noch heute in geheimnisvolles Dunkel gehüllt und für Menschen so gut wie undurchdringlich. Zugang hatten ohnehin nur Spanier und Portugiesen auf Grund eines Kompromißvertrages, der im Jahre 1494 in dem spanischen Weinbauernstädtchen Tordesillas geschlossen wurde. Diesem war ein Jahr früher eine Bulle Papst Alexanders VI. vorausgegangen, durch die die nichtchristliche Welt zwischen Spanien und Portugal aufgeteilt wurde. Nach dieser Bulle hatte Portugal Anspruch auf einen Teil des heutigen Brasiliens und auf ganz Afrika, wohingegen Spanien die Herrschaft über alle «entdeckten und noch zu entdekkenden» Länder westlich von Brasilien zugesprochen wurde. Die übrigen europäischen Reiche protestierten gegen diese eigenmächtige Aufteilung der Beute, die bei der Kolonisierung der Neuen Welt zu erwarten war, aber die Regelung sollte für lange Zeit Bestand haben. Piraten mochten mit stillschweigender Billigung ihrer Könige am Rande dieses gewaltigen Gebietes ihr Unwesen treiben und hier und da einen Hafen überfallen, aber der riesige Subkontinent Südamerika blieb für die anderen Länder Europas ebenso unerreichbar wie der Mond. Und da den Spaniern und Portugiesen mehr an den materiellen Reichtümern ihrer neuen Besitzungen und an den Seelen ihrer Bewohner gelegen war als an wissenschaftlicher Forschung, verging viel Zeit, ehe die von den frühen Entdeckungsreisenden verbreiteten Phantasiegeschichten durch fundierte Erkenntnisse abgelöst wurden.

Der erste ausländische Wissenschaftler, der die «päpstliche Bannlinie» überschritt, war auch gleichzeitig der erste Mensch, der Proben von Kurare zur Analyse nach Europa brachte. Charles Marie de La Condamine, der 1701 in Paris geboren wurde, erfuhr als achtzehnjähriger junger Offizier des französischen Heeres von einem spanischen Gefangenen zum erstenmal etwas über die Wunder Südamerikas. Diese Erzählungen weckten seine «brennende Neugier», die von Voltaire später lobend erwähnt wurde, und er verlegte sich auf das Studium der Mathematik und der damals gerade aufkommenden Wissenschaft der Geodäsie, der Lehre von der Erdvermessung. Mit neunundzwanzig Jahren wurde La Condamine in die Französische Akademie der Wissenschaften aufgenommen und wenige Jahre später als Leiter einer Expedition nach Südamerika geschickt, deren Aufgabe es sein sollte, eine Entscheidung herbeizuführen in der Kontroverse zwischen den Anhängern des Engländers Isaac Newton, nach dessen Theorie die Erde an den Polen abgeflacht war und sich am Äquator ausbauchte, und den Parteigängern des Franzosen Jacques Cassini, der das Gegenteil behauptete.

La Condamines Vermessungsarbeiten mußten am Äquator durchgeführt werden, und da Äquatorialafrika in noch höherem Maße tabu war als Südamerika, gab König Philipp V. von Spanien der Expedition die Erlaubnis, ihre Arbeit von Quito aus, der Hauptstadt Ecuadors, zu beginnen. Seit zweieinhalb Jahrhunderten war dieses die erste Gruppe von Ausländern, die mit königlicher Zustimmung den Kontinent betreten durfte, doch vorsichtshalber ließ der König die Expedition von einigen Offizieren der spanischen Marine begleiten, damit sie sie überwachten. Angesteckt von der wissenschaftlichen Arbeit der Expedition, machten diese Offiziere eine Reihe von wertvollen Beobachtungen über das neue Territorium, aber so groß war das spanische Verlangen, Südamerika vor neugierigen Augen verborgen zu halten, daß die Berichte viele Jahre lang unterdrückt wurden.

Quito liegt nur wenige Kilometer vom Äquator entfernt, aber 2850 Meter über dem Meeresspiegel, und wird überragt von mächtigen schneebedeckten Vulkanen, darunter von dem gewaltigen Chimborasso, der bis zur Entdeckung des Himalayas als der höchste Berg der Welt galt. La Condamine kam 1735 in Südamerika an und verbrachte nach einer gefährlichen Überlandreise zur Hauptstadt Quito sechs Jahre frierend inmitten dieser feindlichen Gipfel. Er kletterte in schwindelnde Höhen hinauf, um trigonometrische Punkte festzulegen und Messungen vorzunehmen. Lange bevor seine Arbeit vollendet war, hatte eine zweite nach Lappland entsandte Expedition die Newtonschen Theorien bestätigt, aber La Condamine fuhr fort, eine Unmenge von Angaben zusammenzutragen, die später mehrere Bücher füllten. Acht Jahre nach seiner Ankunft in Südamerika war seine geodätische Aufgabe vollbracht. Er verschmähte die bequeme Heimreise zu Schiff und machte sich einen Namen als der erste Wissenschaftler, der in einem Kanu quer durch den ganzen Kontinent den Amazonas hinunterfuhr.

Insgesamt war La Condamine zehn Jahre in Südamerika, und als er wieder in Paris ankam, brachte er weit mehr mit als die Vermessungsdaten, um derentwillen er die Expedition unternommen hatte. Er war auf einen Stamm von Indianern gestoßen, die ihm zeigten, wie man Bäume anritzte, den heraussikkernden milchigen Saft auffing und ihn zum Erstarren in Blätter goß. Das elastische, dehnbare «Tuch», das auf diese Weise entstand – die Indianer nannten es «Kautschuk» –, war wasserdicht, und La Condamine fertigte sich daraus eine Tasche an, in der er seine Instrumente trockenhalten konnte. Ein paar Stücke davon packte er ein, um sie mit nach Hause zu nehmen, und ging so als der Mann in die Geschichte ein, der Europa auf Gummi aufmerksam machte.

Er stieß noch auf einen weiteren Stamm von Eingeborenen und beobachtete, wie sie Wurzeln in einen Fluß warfen. Voll «brennender Neugier» wartete er ab, was geschehen würde. Bald schon trieben betäubte Fische an die Oberfläche, und die Indianer schöpften sie mit Weidenkörben heraus. Ein paar dieser Wurzeln wanderten ebenfalls in La Condamines Gepäck, so daß man in Europa erstmals von *barbasco* erfuhr und von dem darin enthaltenen Gift namens Rotenon, das jetzt als Insektengift verwendet wird. An anderer Stelle sammelte er ein grauweißes Stück Erz auf und war damit der erste Mensch, der Platin nach Europa brachte. Während sein Kanu durch tosende Stromschnellen hüpfte oder den weiten, träge dahinfließenden Amazonas hinuntertrieb, vermaß er die Breite des Flusses, lotete die Tiefe aus und zeichnete erstaunlich genaue Karten seines Verlaufs.

Außerdem stieß er auf Kurare. Der Amazonas entsteht aus zwei Flüssen, die in den Anden entspringen: dem Marañón und dem Ucayali. Dort, wo sie zusammenfließen, traf La Condamine auf den Indianerstamm der Yameos, über den er später schrieb: «Mit einem Atemstoß verschießen sie kleine Holzpfeile auf eine Entfernung von dreißig bis vierzig Schritt und verfehlen nur selten ihr Ziel. Sie bestreichen die feinen Spitzen der

Pfeile, ebenso wie die der von Bogen verschossenen Pfeile, mit einem Gift, das – wenn es frisch ist – schnell wirkt und ein Tier, in dessen Blutbahn es dringt, in weniger als einer Minute tötet. Obwohl wir unsere Vogelflinten zur Verfügung hatten, aßen wir kaum etwas anderes, als was von diesen Blasrohrpfeilen erlegt worden war. Es ist völlig ungefährlich. Das Gift wirkt nur, wenn es in die Blutbahn kommt, und dann ist es für Menschen ebenso tödlich wie für Tiere. Als Gegengift verwendet man Salz und, um ganz sicherzugehen, auch Zucker.»

La Condamine war bestrebt, das Kurare selbst zu untersuchen und die Wirksamkeit der vorgeblichen Gegenmittel auszuprobieren. Während er in Cayenne an der Ostküste Südamerikas auf das Schiff wartete, das ihn in die Heimat bringen sollte, lud er den Gouverneur der Kolonie, einige Offiziere der Garnison und den königlichen Leibarzt ein, seiner Demonstration beizuwohnen. Zuerst verletzte er ein Huhn mit einem Blasrohrpfeil, den er dreizehn Monate zuvor bekommen hatte und der mit dem Gift behandelt worden war. Das Huhn starb nach etwa sieben Minuten*. Als nächstes stach er ein weiteres Huhn mit einem Pfeil, den er gerade in eine der zur Mitnahme nach Frankreich vorgesehenen Proben getaucht hatte. Obwohl er den Pfeil sofort wieder herauszog und das Huhn Zucker zu schlucken zwang,

* Kurare behält seine vergiftende Eigenschaft viele Jahre lang. Im Jahre 1889 brachte die Britische Medizinische Fachzeitschrift einen Bericht über ein dreiundzwanzigjähriges Dienstmädchen, das von der Trittleiter fiel, als es gerade in einem ehrwürdigen altenglischen Herrenhaus die an der Wand hängenden Schutzschilde und andere Zeugen der Vergangenheit abstaubte. Im Fallen spießte sich ein Pfeil in den Arm des Mädchens, der, wie man annahm, «mit *wourali* vergiftet war». Obwohl der Pfeil sogleich wieder herausgezogen wurde, brach das Mädchen zusammen und hörte schließlich auf zu atmen. Der Arzt «schickte einen unterbrochenen galvanischen Strom» durch das Zwerchfell des Mädchens und nahm über eine Stunde lang künstliche Atmung vor, bis es wieder zu sich kam. Kurz vor dem Zweiten Weltkrieg führte in England ein Dr. Ranyard West bemerkenswerte Versuche zur Behandlung von Tetanus mit Kurare durch, wobei er eine Probe des Giftes verwendete, das mehr als dreißig Jahre zuvor im Urwald zubereitet worden war.

verendete auch dieses Tier. Wieder tauchte La Condamine den Pfeil in das Gift und stieß ihn in ein drittes Huhn. Als er ihm «sogleich dasselbe Gegenmittel verabreichte, zeigte es erstaunlicherweise nicht das geringste Zeichen von Unpäßlichkeit».

Sobald La Condamine wieder in Europa war, wiederholte er das Experiment vor einer Gruppe bedeutender Ärzte in der niederländischen Stadt Leiden. Es gelang ihm jedoch nicht nachzuweisen, daß Zucker als Gegenmittel irgendwelchen Wert hatte – das Huhn, dem er Zucker verabreichte, lebte nur unwesentlich länger als die übrigen –, aber seine anschauliche Demonstration von der Macht des «fliegenden Todes», die bis dahin nur Gegenstand der Gruselgeschichten von Reisenden gewesen war, gab Anlaß für die ersten Untersuchungen dieses Giftes in Europa. Ein Teil des Giftes, das La Condamine mit nach Hause brachte, stammte von den Ticunas, einem Stamm an den Ufern des Marañón, und er berichtete dazu, daß die Indianer nicht weniger als dreißig verschiedene Wurzeln und Kräuter für seine Zubereitung verwendet hätten. Die wichtigsten Zutaten waren, wie er meinte, mehrere Arten von Schlingpflanzen – eine Vermutung, die der Wahrheit schon sehr nahekam.

Der nächste Forschungsreisende, der über Kurare schrieb, war ein außergewöhnlicher, vielseitiger Abenteurer namens Edward Batholomew Bancroft. Er war der Ansicht, daß die Zusammensetzung des Giftes je nach dem Stamm, der es braute, verschieden war, aber er hatte erkannt, daß der wirksame und wesentliche Bestandteil von Lianen gewonnen wurde. Bancroft, ein Autodidakt reinsten Wassers, war Arzt, Wegbereiter der angewandten Chemie, Zoologe und einer der erfolgreichsten Doppelagenten in der Geschichte der Spionage. Er wurde als Sohn einer der berühmtesten Familien Neuenglands 1744 in Westfield im Staate Massachusetts geboren, brannte aber in jungen Jahren von zu Hause durch, um zur See zu gehen. Vermutlich hat er sich als Gehilfe des Schiffsarztes einige medizinische Kenntnisse angeeignet, denn er verdingte sich als Krankenpfleger auf einer Plantage in Surinam. Sein dreijähriger Aufenthalt in Südamerika lieferte ihm das Material für ein Buch über die Menschen, Tiere und Pflanzen Guayanas, mit dem er 1769 an die Öffentlichkeit trat – ein paar Jahre nach seiner Übersiedlung nach London, wo er im Alter von einundzwanzig Jahren das Medizinstudium aufnahm. Mit dem Buch machte er sich einen Namen als Wissenschaftler. Später wurde er der maßgebende Fachmann seiner Tage auf dem Gebiet der Färbemittel, mit denen er sich intensiv befaßte, nachdem er die Eingeborenen von Surinam damit hatte umgehen sehen.

Bancroft war so hochbegabt, daß er sich bald als Arzt der oberen Zehntausend von London großen Zulaufs erfreute – eine Zeitlang wohnte er in der Downing Street, dem späteren Wohnsitz der britischen Premierminister –, und als man ihn 1773 für die Mitgliedschaft der Königlichen Gesellschaft vorschlug, waren seine Bürgen der königliche Astronom, der königliche Leibarzt und Benjamin Franklin. Einige Zeit vor Ausbruch des amerikanischen Unabhängigkeitskrieges verstand es Franklin, sich Bancrofts Dienste als Spion zu versichern. Doch Bancroft offenbarte sich sogleich der britischen Regierung und spielte fortan das gefährliche Spiel des Doppelagenten. Im Jahre 1776 unterrichtete er die Engländer von den geheimen Verhandlungen zwischen den Kolonisten und Frankreich. Als später die Amerikaner an seiner Loyalität zu zweifeln begannen, ließ er sich von den Engländern wegen Mittäterschaft bei einem Anschlag auf die Marinewerft festnehmen. Er wurde nach Paris «verbannt», wo ihn Franklin zum Sekretär der Amerikanischen Kommission ernannte, was Bancroft aber nicht daran hinderte, die Engländer weiterhin mit Informationen zu versorgen. Allerdings hielt er die Nachricht von Burgoynes Kapitulation bei Saratoga lange genug zurück, um noch schnell an der Londoner Börse einen kapitalen Spekulationsgewinn einzustreichen. Aber seine Dienste schienen doch so hoch bewertet zu werden, daß sein Sold als britischer Agent im Jahre 1780 von fünfhundert auf eintausend Pfund verdoppelt wurde.

Bancroft verstand es, sich das Vertrauen der Amerikaner

ebenso wie das der Engländer zu erhalten, und starb 1821 allseits geachtet und bewundert im Alter von siebenundsiebzig Jahren. Seine Rolle als Spion kam erst siebzig Jahre nach seinem Tod ans Licht, woraufhin sein Enkel, ein britischer General, voller Empörung nahezu alles von Bancrofts Unterlagen und Briefen vernichtete.

Eine keineswegs gering einzuschätzende Leistung Bancrofts bestand darin, daß er ein Rezept für Kurare auftrieb, als er mit noch nicht einundzwanzig Jahren in Surinam arbeitete. Seiner Darstellung nach bekam er es von den *peiis*, den Medizinmännern, und damit war er der erste Weiße, der Einzelheiten über die Zubereitung von Kurare in Erfahrung brachte. Bancroft zitierte La Condamine, nach dessen Feststellungen sich das Gift der Ticunas aus dreißig Bestandteilen zusammensetzte, und vermerkte, daß das von den Accawaus zubereitete Kurare nur fünf Ingredienzien aufwies, «wenngleich andere Stämme, insbesondere die Arrowauks, es mit einigen Zusätzen anreichern, wie beispielsweise mit der Leber und den Zähnen von Giftschlangen oder mit rotem Pfeffer». Bancroft schreibt, daß die Giftmischer der Accawaus, von denen er in ihr Geheimnis eingeweiht worden war, Zahl und Art der Bestandteile übereinstimmend genannt hatten, aber hinsichtlich der jeweiligen Mengen verschiedener Meinung gewesen waren, «wobei es ihnen allerdings an Möglichkeiten fehlte, Quantitäten präzise auszudrücken». Ihr Rezept lautete wie folgt: «Man nehme sechs Teile von der Rinde der Woorara-Wurzel, zwei Teile von der Rinde der Warracobba-coura und je einen Teil von der Rinde der Couranapi-, der Baketi- und der Hatchybaly-Wurzel.»

Diese Ingredienzien wurden, wie Bancroft schreibt, saubergeschabt und eine Viertelstunde lang im Kochtopf gesiedet. Alsdann wurde der Saft mit bloßen Händen herausgepreßt, wobei darauf zu achten war, daß die Haut keinerlei Verletzungen aufwies – eine überaus einleuchtende Vorsichtsmaßregel. Der Saft mußte dann über Feuer verdampfen, bis er annähernd so dick wie Teer war. Darauf wurde die Masse auf Holzstückchen gestrichen, die in einem hohlen und an beiden Enden mit Häuten zu verschließenden Riedrohr gelagert wurden. Das Gift erstarrte, sobald es abkühlte, aber es konnte zum Gebrauch wieder weich gemacht werden, wenn man ihm etwas Wasser zusetzte oder es über Feuer schmelzen ließ.

Es war eine gute Beschreibung, aber die mystischen Riten, die den Rahmen für die Zubereitung des Giftes bildeten, hatten Bancroft davon abgehalten, sich mit eigenen Augen davon zu überzeugen, wie das Gift gebraut wurde. Der erste Europäer, dem dies gelang, war Friedrich Heinrich Alexander Freiherr von Humboldt, das Universalgenie, das Napoleon an Ruhm den Rang streitig machte und alle anderen Männer seines Zeitalters an Vielfalt und Umfang seiner wissenschaftlichen Leistungen in den Schatten stellte. Humboldt, Sohn eines begüterten preußischen Offiziers und einer Französin, studierte, unter anderem, Geologie und wurde bereits mit dreiundzwanzig Jahren Generaldirektor der fränkischen Bergwerke. Doch es gab keine einzige wissenschaftliche Disziplin, die seinen rastlosen, überragenden Verstand allein zu fesseln vermocht hätte. Er machte die Welt zu seinem Studienbereich und vollbrachte Pionierleistungen der Forschung in einem Dutzend Sparten von der Astronomie bis zur Zoologie.

Im Jahre 1799 kam Humboldt nach Südamerika in Begleitung seines lebenslangen Freundes und Mitarbeiters Aimé Bonpland, eines Chirurgen, der ein freies Forscherleben als Botaniker dem beengten Dasein im Operationssaal vorzog. In den folgenden vier Jahren legten sie fünfundzechzigtausend Kilometer zurück, erklommen eisige Berggipfel und bahnten sich ihren Weg durch die regenreichen Urwälder des heutigen Perus, Ecuadors, Kolumbiens und Venezuelas. Bonpland kehrte mit sechzigtausend Pflanzen nach Europa zurück, darunter mehr als dreitausend unbekannte Arten. Humboldt studierte alles, vom Erdmagnetismus bis zur Qualität des Vogeldüngers, des Guanos; vom Aztekenkalender bis zum Zitteraal; von den Meeresströmungen bis zur Wirkung des Kurare auf Froschnerven.

Nach der Ankunft in Quito, wo La Condamine fünfundsechzig Jahre zuvor seine Vermessungsarbeiten durchgeführt hatte, untersuchte Alexander von Humboldt den Einfluß höherer Regionen auf Klima und Vegetationszonen. Während er sich vom Äquator nach Norden vorarbeitete, stellte er fest, daß die Durchschnittstemperatur mit jedem Breitengrad um einen Grad abnahm. Später beim Bergsteigen entdeckte er, daß der gleiche Temperaturabfall bei jeweils hundert Meter Höhenunterschied zu verzeichnen war. Zusammen mit Bonpland ging er daran, den 6310 Meter hohen Chimborasso zu ersteigen. Sie schoben sich über eisbedeckte und kaum mehr als handbreite Grate vor und erreichten eine Höhe von mehr als 5800 Metern, bis ihnen eine unüberwindliche Gletscherspalte Einhalt gebot. Sie waren höher hinaufgeklettert als je ein Mensch zuvor, so hoch, daß ihnen Augen und Zahnfleisch zu bluten begannen – und daß Humboldt die tödliche Gefahr des Sauerstoffmangels entdeckte.

Anschließend stiegen sie wieder nach Quito hinunter und erforschten zu Pferd auf eine Distanz von über tausendfünfhundert Kilometern die Anden in südlicher Richtung. Humboldt untersuchte Ruinen aus der Inkazeit und schrieb als erster über die frühe Archäologie Südamerikas. Er fuhr den Amazonas hinunter und berichtigte La Condamines Karten. Er stöberte in alten Bergwerken herum und befragte, wohin er auch kam, die Menschen über die Vergangenheit, so daß er später als erster den Europäern Hinweise auf die vergangenen Kulturen der Azteken, Inkas und Mayas zu geben vermochte.

Nach Europa zurückgekehrt, schrieb Humboldt neunundzwanzig Bücher über Südamerika, die er mit Hunderten eigener Skizzen und Karten illustrierte. Unter dem Titel *Reise in die Aequinoctial-Gegenden des neuen Continents* berichtete er in einem, wie er in einem Dorf namens Esmeralda am Ufer des Orinokos unweit seines Ursprungs im südlichen Venezuela bei der Zubereitung von Kurare zugesehen hatte. Als Humboldt und seine Begleitung in Esmeralda eintrafen, waren gerade die Bewohner aus dem Urwald zurückgekehrt, wo sie die zur Herstellung des Giftes benötigten Lianen gesammelt hatten. Sie feierten ihre Rückkehr mit einem Fest, bei dem nach landesüblicher Art der selbst zubereitete Wein reichlich floß.

Alexander von Humboldt schrieb:

> «Wir hatten das Glück, einen alten Indianer zu treffen, der minder berauscht, als die andern, und beschäftigt war, das Curare-Gift aus den frisch eingesammelten Früchten zu bereiten. Er war der Scheidekünstler des Orts. Wir fanden bey ihm große Siedekessel aus Thon zum Kochen der Pflanzensäfte; flachere Gefäße, welche die Ausdünstung durch die dafür dargebotene weite Oberfläche begünstigten; Pisang Blätter, welche, dütenförmig zusammengerollt, zum Durchseihen der mehr oder minder mit Fasern-Substanz beladenen Flüssigkeiten gebraucht wurden. Es herrschte die größte Ordnung und die höchste Reinlichkeit in dieser zum chymischen Laboratorium eingerichteten Hütte. Der Indianer, welcher uns Auskunft geben sollte, ist in der Mission unter dem Namen des Giftherrn *(amo del Curare)* gekannt: er besaß das steife Aussehen und den pedantischen Ton, welche man vormals den Apothekern in Europa Schuld gab. ‹Ich weiß (sagte er), daß die weißen Menschen das Geheimniß besitzen, die Seife zu bereiten, und jenes schwarze Pulver, welches den Nachtheil hat, Lärm zu machen, und die Thiere zu verscheuchen, wenn man sie fehlt. Das Curare, welches wir von Vater auf Sohn zu bereiten zu verstehen, ist ungleich vorzüglicher, als Alles, was ihr *da unten* (jenseits der Meere) verfertigt. Er ist der Saft einer Pflanze, die ganz *in der Stille tödtet* (ohne daß man weiß, woher der Schlag gekommen ist)›.»

Humboldt sah zu, wie der alte Indianer die Rinde von den Lianen schabte, die er vorher gesammelt hatte, und sie dann auf einem flachen Stein zu Fasern zerstampfte.

> «Weil der giftige Saft gelb ist, so nimmt die ganze faserige Masse dieselbe Farbe an. Man wirft sie in einen Trichter, welcher 9 Zoll Höhe und 4 Zoll Weite hat. Dieser Trichter ist unter allen Geräthschaften des indianischen Laboratoriums diejenige, welche der Giftherr uns am meisten anpries. Wiederholt fragte er, ob wir *por alla (dort unten,* das will sagen, in Europa) jemals etwas, das mit seinem *embudo* zu vergleichen wäre, gesehen hätten? Es war ein dütenförmig um sich selbst gedrehtes Pisang-blatt, welches in eine andere aus Palm-Blättern verfertigte stärkere Düte eingelegt war.»

Nachdem der alte Indianer den Trichter auf einen irdenen Topf gesetzt hatte, begann er Wasser auf die zermahlenen Rindenfasern zu gießen, ein ermüdendes Verfahren, das er mehrere Stunden lang fortsetzte, wobei eine gelbliche Flüssigkeit sehr langsam in den Topf tropfte.

> «Dieses durchgeseihte Wasser ist der giftige Saft, welcher indeß erst, wenn er gleich dem Zucker-Syrup in großen thönernen Gefäßen durch Verdünstung concentriert ward, seine Stärke erhält.»

Während des langen Siedeprozesses forderte der alte Mann von Zeit zu Zeit seinen Besucher auf, von der Flüssigkeit zu kosten, wobei er erklärte, daß die Bitterkeit ihm den Grad der Konzentration anzeige.

> «Gefahr ist mit dieser Verrichtung keine verbunden, indem das Curare durch unmittelbare Berührung des Blutes einzig nur tödtlich wird.»

Wie Humboldt weiter ausführte, konnte die Flüssigkeit nicht so stark eingedickt werden, daß sie auf dem indianischen Blasrohrpfeil haften blieb, und deshalb wurde ihr etwas von dem klebrigen Saft des Kiracaguero-Baumes zugesetzt, um sie konsistenter zu machen.

«Sobald der klebrige Saft des *Kiracaguero* in den giftigen, stark concentrirten und siedend erhaltenen Saft gegossen ist, schwärzt dieser sich augenblicklich und gerinnt zu einer Masse von der Consistenz des Theers oder eines dichten Syrups. Diese Masse ist das *Curare,* welches im Handel vorkömmt... Es wird das *Curare* in den Früchten der Crescentia verkauft; weil aber seine Zubereitung das Geschäft einiger weniger Familien ist, und weil für jeden Pfeil nur eine überaus kleine Portion Gift erfordert wird, so steht das Curare von der besten Art, dasjenige von Esmeralda und Mandavaca, zu ungemein hohem Preise.»

Alexander von Humboldt erwähnt noch mehrere andere Kurare-Arten – darunter auch das von La Condamine beschaffte Kurare der Ticunas –, «welche sehr unbestimmt unter dem Namen der *amerikanischen Gifte* vereinbart waren», und machte geltend, daß sie nicht alle aus derselben Pflanzenart zubereitet würden. Außerdem stellte er die richtige Prognose, daß eines Tages das Alkaloid – oder die wirksame Kraft – des Giftes dieser Pflanzen in gleicher Weise isoliert werden werde, wie die Droge Morphium vom Opium isoliert worden war.

Als Humboldt eines Morgens auf der Heimreise von Esmeralda seine Strümpfe anziehen wollte, veranlaßte ihn irgend etwas, vorher hineinzufassen. Sie waren naß, und als er in seinem Gepäck nachsah, um die Ursache zu ergründen, stellte er fest, daß eine Flasche, die etwas von dem Gift enthielt, zwischen den Kleidern ausgelaufen war. Hätte er die Strümpfe angezogen, würde der «fliegende Tod» sein bedeutendstes Opfer gefordert haben, da Humboldt seinerzeit «an Wunden der Fußzehen blutete von nicht sorgfältig ausgezogenen Tschike's (pulex penetrans)», und die Welt wäre um die Früchte der beispiellosen wissenschaftlichen Forschungen gebracht worden, die Humboldt noch bis kurz vor seinem Tod im Jahre 1859 – er starb als Neunzigjähriger – fortsetzte.

6. Kapitel

Noch bevor Alexander von Humboldt seine Reise nach Südamerika antrat, waren von europäischen Forschern bereits die ersten Experimente mit Kurare durchgeführt worden. Zwei Jahre, nachdem La Condamine in Leiden die Hühner vergiftet hatte, befaßte sich 1747 der Londoner Arzt Richard Brocklesby mit Kurare. Er machte bei einer Katze einen Schnitt in die Nase und strich in die Wunde etwas von dem Gift, das er von La Condamine bekommen hatte. «Nach einer halben Stunde», so schrieb er an den Präsidenten der Königlichen Gesellschaft, «miaute die Katze stärker als zuvor und schien etwas Schmerz zu empfinden. In diesem Zustand blieb sie ungefähr zwanzig Minuten lang, bis sie schließlich zu zittern begann und schläfrig wurde. Plötzlich verfiel sie in Zuckungen, und nach einer halben Stunde erschlafften ihre Glieder und ihr Bauch schwoll an. Diese Symptome waren zu beobachten, bis sie kurze Zeit später verendete.» Als der Tod eingetreten zu sein schien, schnitt Brocklesby der Katze den Kopf ab und untersuchte das Gehirn. Er konnte keinerlei Schädigung feststellen, keine Abweichung von der Norm, nichts, was den Tod der Katze hätte erklären können. Dann öffnete er ihr die Brust und fand zu seinem Erstaunen, daß das Herz noch schlug, «als ob das Tier bei bester Gesundheit wäre».

Die Tatsache, daß die Katze in Zuckungen verfiel, deutete darauf hin, daß das Kurare nicht rein war. Vermutlich hatte es der Hersteller im Urwald, um ganz sicherzugehen, mit Schlangengift oder Ameisenstacheln angereichert. Derartige Praktiken haben die Forscher bis in die jüngste Zeit hinein immer wieder in Verwirrung gebracht. Brocklesby jedoch war es gleich zu Anfang seiner Untersuchungen gelungen, eine sehr wichtige Tatsache festzustellen: Das Gift wirkte nicht auf das Herz. Aber Brocklesby erwies sich als ein vorsichtiger Mann. Vielleicht war die Katze noch gar nicht richtig tot gewesen? Ganz sicherlich würden andere Wissenschaftler, die sich mit seinen Untersuchungen befaßten, diese Frage aufwerfen. Deshalb wiederholte er den Versuch mit einem Hund, der gleich darauf schläfrig wurde «und sich so tolpatschig benahm, daß er sich mehrfach an heißer Asche verbrannte, die durch den Rost des Ofens gefallen war, neben den er sich zum Wärmen niedergelegt hatte». Brocklesby scheint es nicht aufgegangen zu sein, daß die einsetzende Lähmung – und nicht Tolpatschigkeit – den Hund so lethargisch gemacht hatte. Als Brocklesby den Hund am nächsten Morgen wieder völlig normal vorfand, injizierte er ihm Kurare in eine Vene, worauf das Tier verendete. Diesmal gab es keinen Zweifel: Der Hund war tot. Doch abermals konnte der Herzschlag noch eine Zeitlang nach dem Tod festgestellt werden. Nunmehr tötete Brocklesby zwei Vögel mit dem Gift und konstatierte, daß der Zucker, den er sie unmittelbar nach der Verabreichung von Kurare fressen ließ, «von ganz und gar keinem Nutzen» war. Er gab die beiden Vögel zwei Katzen zu fressen, «die – ich maße mir kein Urteil darüber an, ob es vom Genuß der Vögel war oder nicht – die ganze Nacht lang einen so ungewöhnlichen Lärm vollführten, daß die Familienruhe gestört wurde».

Brocklesbys wesentlichster Untersuchungsbefund – daß das Gift nicht auf das Herz wirkte – war im Grunde genommen negativ. Doch viele nachfolgende Forscher hatten in ihrem Bemühen, den Geheimnissen des Kurare auf die Spur zu kommen, mehr Glück. Die nächsten Versuche wurden ein Jahr später von dem französischen Arzt Hérissant angestellt, der ganz offensichtlich einen heillosen Respekt vor Kurare hatte und sich einbildete, nachgewiesen zu haben, daß die Mär von den für die Hersteller von Kurare todbringenden Dämpfen stimmte – eine Fama, die übrigens auch La Condamine geglaubt hat.

Hérissant begann seine Untersuchungen im Jahre 1748, als er in einem Kämmerchen, in dem ein «junger Mann bei der Arbeit war», Kurare verdampfen ließ. Hérissant stellte einen Topf mit sprudelnder Giftflüssigkeit auf ein Feuer, damit es die richtige Konsistenz bekam, und machte sich anschließend in einem Nebenraum zu schaffen, bis er plötzlich merkte, daß der junge Bursche allem Anschein nach faulenzte, wie das junge Burschen gelegentlich tun.

«Ich schalt ihn wegen seiner Faulheit», schrieb der gute Doktor, «aber der junge Mann brachte zu seiner Entschuldigung mit zitternder Stimme vor, daß ihm beklommen zumute sei und er sich sehr matt fühle. Man kann sich leicht vorstellen, wie bestürzt ich bei dem Anblick des jungen Mannes war, doch glücklicherweise kam ich mit dem Schrecken davon. Ich hieß den Burschen sogleich aus dem Kämmerchen herauskommen und führte ihn in den Hof, wo ich ihm eine Pinte guten Weines zu trinken gab, in welchem ich eine Handvoll Zucker aufgelöst hatte. Der junge Mann kam allmählich wieder zu Kräften und war bald imstande, allein nach Hause zu gehen, glücklich und vergnügt und ohne eine blasse Ahnung von der Gefahr, in der er geschwebt hatte.» Die Gefahr, falls überhaupt die Rede davon hatte sein können, bestand wohl mehr wegen des sich allmählich in dem kleinen Raum ansammelnden Kohlenmonoxyds als wegen der Kuraredämpfe. Doch der unerschrockene Hérissant ließ nicht locker. «Die oben geschilderte Erfahrung war eigentlich so haarsträubend», schrieb er, «daß ich versucht war, mein Vorhaben aufzugeben, wenn nicht doch die Neugier die Oberhand über meine Furcht gewonnen hätte.»

Am nächsten Tag überwachte er selbst das Einkochen des Extraktes. «Tatsächlich spürte ich bereits nach einer Stunde, wie meine Beine unter mir wegknicken wollten und meine Arme so kraftlos wurden, daß ich sie kaum mehr gebrauchen konnte.» Nachdem er sich eiligst aus dem Kämmerchen zurückgezogen hatte – gerade noch im letzten Augenblick, wie er glaubte –, verabreichte sich Hérissant die gleiche Medizin, die seinen jungen Burschen so fröhlich gemacht hatte, und kehrte also gestärkt an seine Arbeit zurück.

Aber das war noch nicht das letzte seiner Mißgeschicke. Als er das Kurare eingedickt hatte, füllte er es in eine Glasphiole und verkorkte sie fest. Kurare kann unter bestimmten Bedingungen in Gärung übergehen, und als Hérissant die Phiole einige Tage später zur Hand nahm, «flog der Korken mit Wucht an die Decke», und etwas von dem Gift spritzte heraus. Es war ein heißer Tag, und Hérissant hatte mit entblößtem Oberkörper gearbeitet. «Ich war angesichts dieses unerwarteten Ereignisses so verblüfft, daß ich mir fest einbildete, das Glas sei (was durchaus möglich gewesen wäre) in tausend Stücke zerbrochen. Sobald ich merkte, daß bei mir Hände, Arme und Brust an mehreren Stellen von dem Gift gefärbt waren, das bei dem Knall über mich gespritzt war, sah ich mich bereits als Leiche. Und zweifellos würde das auch der Fall gewesen sein, wenn die Phiole tatsächlich in Stücke gegangen wäre und die Glassplitter mich verletzt hätten.»

Glücklicherweise hatte die Phiole keinen Knacks bekommen – und Hérissants Geduld erstaunlicherweise auch nicht. Er setzte seine Versuche fort und verabreichte das Gift Dutzenden von Tieren, darunter Kaninchen, Wölfen, Pferden, ja sogar einem Bären und einem Adler. Bei allen wirkte das Gift, wenn auch in gewissen Abstufungen; nur bei Fischen und Reptilien kam er nicht zu ähnlichen Resultaten. Hérissant gelangte zu folgenden wesentlichen Erkenntnissen: Ein von Kurare vergiftetes Tier empfindet keinen Schmerz; es wird von einer plötzlichen und nahezu völligen Lähmung befallen; weder Zucker noch Meeressalz kommen als Gegenmittel in Betracht.

Der nächste Forscher, der sich mit dem «amerikanischen Pfeilgift» befaßte, war der Abbé Felice Fontana, ein namhafter Physiologe und Anatom. Fontana, der im Gegensatz zu Hérissant weniger dazu neigte, die Dinge zu dramatisieren, und dafür sehr viel gründlicher zu Werke ging, führte 1780 in Florenz eine bemerkenswerte Reihe von Versuchen durch. Er hielt eine Taube mit dem Kopf über einen Topf, in dem auf einem Kohlenfeuer Kurare kochte, und zwang das Tier, die aufsteigenden Dämpfe einzuatmen, wobei er zu der Erkenntnis gelangte, daß die Dämpfe – allen Gruselgeschichten zum Trotz – «völlig harmlos» waren. Dann gab er Tauben und Meerschweinchen von dem

Gift zu fressen und stellte dabei fest, daß es, oral eingenommen, tödlich sein konnte, daß es aber schon einer recht ansehnlichen Menge davon bedurfte, um auf diese Weise auch nur ein kleines Tier umzubringen.

Sehr viel beeindruckender war das Ergebnis, als er einem Kaninchen das Gift in die Halsvene injizierte. «Es fiel tot um, als ob es vom Blitz getroffen worden wäre.» Fontana hatte zwei Jahre damit verbracht, die Wirkung von Viperngift zu untersuchen. Er kam zu dem Schluß, daß Kurare, unmittelbar in den Blutstrom eingeführt, schneller tötet als Schlangengift. Nach Dutzenden von Experimenten mit den verschiedensten Tieren gelangte er zu der Überzeugung, daß sich die Wirkung des Kurare «ausschließlich auf das Blut» beschränkte und daß es zwar nicht die Herztätigkeit beeinträchtigte, jedoch die Muskeln unfähig machte, auf Impulse der Nerven zu reagieren. Er hatte mit dieser Schlußfolgerung beinahe ins Schwarze getroffen, aber es sollten noch viele Jahre vergehen, ehe jemand die wahre Wirkung des Giftes treffender analysierte.

Man kann nicht umhin, die Ausdauer der Männer zu bewundern, die immer wieder in das Geheimnis des Kurare einzudringen versuchten und sich durch Fehlschläge nicht entmutigen ließen. Die Frage, was im Grunde genommen diese seltsame progressive Art der Lähmung auslöste, war bis in die jüngste Zeit hinein Gegenstand von Mutmaßungen und neurologischer Forschung. Im 18. und 19. Jahrhundert, als man über den Körpermechanismus noch sehr viel weniger wußte als heute, kam jeder Versuch, die Wirkung von Kurare zu erkennen, dem Bemühen gleich, Bakterien ohne Mikroskop feststellen zu wollen. Überdies konnte bis zum Zweiten Weltkrieg kein Forscher sicher sein, ein und dasselbe Ergebnis von zwei verschiedenen Proben des Giftes zu erzielen, da es in Stärke und Zusammensetzung überaus unterschiedlich war und immer mit der Möglichkeit gerechnet werden mußte, daß die wahre Wirkung des Kurare durch Zusätze von Schlangengift oder andere unbekannte Verunreinigungen verdeckt oder verändert war. Die durchaus vernünftigen Schlußfolgerungen des einen Experimentators konnten also mit den ebenso vernünftigen Erkenntnissen des anderen in Widerspruch stehen. Und nicht einmal das scharfsinnigste Genie wäre fähig gewesen, die Rolle des Kurare auf dem Gebiet der Anästhesie vorauszusehen, da es die Anästhesie selbst erst einmal zu entdecken galt.

Doch erstaunlicherweise gelangte man zu der wesentlichsten Erkenntnis über den «fliegenden Tod» – der Erkenntnis, die Harold Griffith soviel Zuversicht gab, daß er im Operationssaal mit Kurare zu arbeiten begann – bereits mehr als dreißig Jahre vor dem Tag, an dem William Morton demonstrierte, wie Äther den Operationsschmerz zu betäuben vermochte. Die Welt brauchte unbegreiflich viel Zeit, um zu dieser Erkenntnis zu kommen, obwohl sie doch nur darin bestand, daß ein von Kurare gelähmtes Lebewesen durch künstliche Atmung am Leben gehalten werden konnte, weil die Wirkung des Giftes allmählich abklang. Die erfolgreiche Demonstration dieser hochwichtigen Tatsache verdanken wir der unwahrscheinlich anmutenden Zusammenarbeit eines gelehrtenhaft wirkenden jungen Arztes, der später als einer der hervorragendsten Chirurgen seiner Zeit zu hohem Ansehen gelangte; mit einem Vogelsammler und -präparator aus Liebhaberei, der zu den herzerfrischendsten Typen in der reichbestückten Galerie englischer Käuze zählte – und einem Esel.

Benjamin Collins Brodie kam im Jahre 1783 in Wiltshire zur Welt. Statt zur Schule zu gehen, wurde er von seinem Vater unterrichtet, bis er als Achtzehnjähriger mit dem Studium der Medizin begann. Er lernte unter den führenden Londoner Chirurgen und machte in seinem Fach so bemerkenswerte Fortschritte, daß man ihn mit siebenundzwanzig Jahren in die Königliche Gesellschaft aufnahm. Im Jahre 1819 wurde er zum Professor der vergleichenden Anatomie und Physiologie des Königlichen Chirurgenkollegiums ernannt und assistierte in dieser Eigenschaft bei einer Operation zur Entfernung eines Tumors aus dem königlichen Skalp Georgs IV. – einer Operation, nach der die Chirurgen eine ganze Reihe von schlaflosen Nächten verbrachten, bis endlich feststand, daß der König nicht der nahezu unausweichlichen Infektion erliegen würde, die noch immer selbst geringfügigen chirurgischen Eingriffen auf dem Fuße folgte. In späteren Jahren wurde Brodie Präsident der Königlichen Gesellschaft, Vorsitzender des Königlichen Chirurgenkollegiums und Mitglied verschiedener ehrwürdiger internationaler wissenschaftlicher Gesellschaften.

Schon als Jüngling befaßte sich Brodie mit der Wirkung mehrerer Pflanzengifte auf das Körpersystem und arbeitete dabei mit Strychnin, dem berüchtigten Saft des südostasiatischen Upasbaumes und auch mit Kurare. Bei seinen Experimenten mit *woorara* an Meerschweinchen erhielt er die Bestätigung, daß das Herz noch weiterschlug, nachdem die Brust der Versuchstiere gelähmt war und sie zu atmen aufgehört hatten. Diese Feststellung warf in ihm die Frage auf, was wohl geschehen würde, wenn er durch künstliche Atmung die Tiere weiterzuatmen zwang, obwohl sie allem Anschein nach bereits tot waren. Er lähmte eine Katze mit Kurare und schnitt nach ihrem scheinbaren Tod eine Öffnung in die Luftröhre oder Trachea – er gehörte zu den ersten, die eine derartige Operation, Tracheotomie genannt, durchführten, die man gelegentlich in Notfällen anwendet, um einen Patienten vor dem Ersticken zu bewahren. Brodie schob einen Schlauch in die Öffnung und pumpte der Katze mit Hilfe eines Blasebalgs Luft in die Lunge. Nach vierzig Minuten stellte er fest, daß ihre Pupillen auf Veränderungen des Lichteinfalls zu reagieren begannen, während das Tier regungslos dalag. Eine Stunde später machte die Katze die ersten zuckenden Bewegungen und schien bestrebt zu sein, selbst zu atmen. Nach einer weiteren Stunde hatte ihr Bemühen Erfolg, und sie begann zu atmen, so daß Brodie den Blasebalg nicht mehr zu betätigen brauchte. Hinterher machte er folgende Eintragung: «Vierzig Minuten lang lag sie da, als ob sie tief schlafe, doch dann wachte sie plötzlich auf und ging davon.»

In den Jahren 1811 und 1812 veröffentlichte Brodie die Ergebnisse seiner Versuche in den Philosophischen Berichten der Königlichen Gesellschaft. Ein weitaus größeres Publikum sprach er ein paar Jahre später an, als der reichlich überspannte Charles Waterton, Landjunker auf Walton Hall, mit seinem Esel von sich reden machte. Waterton, Forschungsreisender, Naturkundiger, Schriftsteller und ausgesprochener Individualist, fürchtete weder Mensch noch Tier. Einmal fing er eine drei Meter lange Boa constrictor, indem er sie mit der linken Hand beim Schwanz packte und, als sich die Schlange in wütendem Protest über diese unwürdige Behandlung emporrichtete, ihr mit der Rechten einen so gewaltigen Kinnhaken verpaßte, daß sie betäubt zu Boden sank. Obwohl er ein gläubiger Katholik war, kletterte er in Rom als junger Mann außen an der Peterskirche hoch und stülpte seine Handschuhe über die Spitze des Blitzableiters auf dem Kreuz der Kuppel. Bis zum Ende seiner Tage – er erreichte das gesegnete Alter von zweiundachtzig Jahren – machte er sich einen Spaß daraus, die Schuhe von den Füßen zu schleudern und auf einen Baum hinaufzuklettern, um nach einem Vogelnest zu sehen oder auch nur, um sich auf einen Ast zu setzen und dort seine geliebten lateinischen Dichter zu lesen. Mit achtundvierzig Jahren heiratete er die siebzehnjährige verwaiste Tochter eines alten Freundes, und als sie knapp ein Jahr später bei der Geburt ihres ersten Kindes starb, gelobte er, nie wieder in einem Bett zu schlafen; er rollte sich auf dem Fußboden in eine Decke oder einen alten Mantel und benutzte ein Holzscheit als Kopfkissen.

Charles Waterton wurde 1782 in Yorkshire geboren und konnte sich einer Ahnenreihe rühmen, die noch bis in die Zeiten vor der Eroberung Englands durch die Normannen zurückreichte. In Stonyhurst besuchte er eine römisch-katholische Lehranstalt, auf der die Priester alsbald seine Vorliebe für ein ungezwungenes Leben erkannten. Auf der Schule lernte er wenig in den Naturwissenschaften oder überhaupt in irgendeinem wissenschaftlichen Fach, doch machte er es sich zur Gewohnheit, alles, was er schriftlich und mündlich von sich gab, mit langen lateinischen Zitaten zu würzen, wie aus seinen von hochtrabenden Dialogen strotzenden Büchern zu folgern ist.

Im Alter von zweiundzwanzig Jahren fuhr Waterton nach Südamerika als Leiter dreier seiner Familie gehörenden Plantagen in Demerara, dem späteren Britisch-Guayana, das 1966 als Guayana unabhängig wurde. Kaffee und Baumwolle anzubauen und ein rundes Tausend schwarze Sklaven zu beaufsichtigen erwies sich schon bald als viel zu langweilig für die mehr auf Abenteuer ausgerichteten Neigungen des britischen Junkers, und er verlegte sich auf Streifzüge durch die Sümpfe hinter der Plantage, um dort nach farbenprächtigen Vögeln zu jagen. Wiederholte Malariaanfälle, eine Folge seiner Exkursionen in die Sümpfe, überstand er kraft seiner bis zu seinem Tode ungeschmälert robusten Natur, nur half er von Zeit zu Zeit mit reichlich bemessenen Dosen Chinin und anderen Medikamenten nach, zu denen auch die Jalapewurzel zählte, von deren heilenden Eigenschaften er außerordentlich viel hielt. Auf allen seinen Unternehmungen führte er stets eine Lanzette mit sich, und sobald er von einem Fieberanfall überrascht wurde, ließ er sich selbst damit zur Ader, was er als «Rotweinzapfen» bezeichnete. Im Lauf seines Lebens schröpfte er sich wohl über hundertmal, und sein Hausarzt schrieb, daß es Waterton selbst als Achtzigjährigem nichts ausmachte, wenn er sich über einen halben Liter Blut abzapfte.

Sobald der Junker mit seiner Sammlung von Vögeln begonnen hatte, ersann er eine einzigartige Methode, diese zu präparieren, und er verbesserte damit das bisher angewandte Verfahren der zeitgenössischen Taxidermie ganz erheblich. Er tränkte die Bälge mit Sublimat (Quecksilberchlorid), das nicht nur jede Fäulnis verhinderte, sondern sie auch für mehrere Tage geschmeidig erhielt, so daß Waterton Zeit genug hatte, sie zu ihrer natürlichen Gestalt zu formen. Wenn die Bälge trockneten, erhärteten sie zu naturgetreuen Abbildern der lebenden Exemplare, ohne daß sie ausgestopft oder von innen versteift werden mußten. In dieser plastischen Kunst erreichte Waterton einen so hohen Grad der Perfektion, daß er durch Zusammenfügung von Teilen verschiedener Tiere und Vögel die groteskesten Kreaturen gestaltete. Diese fanden ihren Platz in dem Privatmuseum, das er im Stammhaus seiner Ahnen, in Walton Hall, eingerichtet hatte, und er versah eine jede säuberlich mit einem Schildchen, das den Namen von Persönlichkeiten oder Institutionen trug, die irgendwann einmal seinen Zorn erregt hatten. Er verstieg sich sogar soweit, dem Gesicht eines riesigen Affen menschliche Züge zu verleihen, und schockierte damit seine Nachbarn, die glaubten, er habe ein menschliches Exemplar getötet und präpariert.

Im Jahre 1812 beschloß der Junker, sich auf der Suche nach präparierbarem Material weiter hinauszuwagen, und übertrug Verwandten die Aufsicht über seine Plantagen. Mittlerweile war er auf Kurare aufmerksam geworden, das sich die Küstenbewohner von Demerara von Stämmen im Innern des Landes durch Tauschhandel beschafft hatten, und wollte nun selbst hinter das Geheimnis dieses Giftes kommen. Mit einem kleinen Trupp Indianer unternahm er die erste einer ganzen Reihe von bemerkenswerten Reisen durch die weitgehend unerforschten Urwälder Guayanas, die er später in seinem Buch *Auf Wanderschaft in Südamerika* beschrieb. Es kam im Jahre 1825 heraus, wurde im England des 19. Jahrhunderts ungeheuer populär und wird sogar jetzt noch gedruckt, obwohl der blumige Stil und die vielen ernstgemeinten Appelle an den geneigten Leser heute etwas wunderlich anmuten. Waterton war nur wenig wissenschaftlich geschult, sah aber voll hochmütiger Verachtung auf die, wie er sie nannte, «Stubenzoologen» herab, und obwohl das Buch von seinen geliebten lateinischen Zitaten strotzte, weigerte er sich doch beharrlich, die wissenschaftlichen lateinischen Bezeichnungen für Vögel und Tiere zu verwenden, und zog die einheimischen Namen vor. Das minderte natürlich den Wert des Buches und erboste seine mehr auf wissenschaftliche Tradition bedachten Fachkollegen, aber nichtsdestoweniger erwies er sich als ein begeisterter und sorgfältiger Beobachter der Natur und schrieb die ersten zuverlässigen Berichte über das dreizehige Faultier, über die Verwendung von Kurare bei der Jagd und vieles andere mehr.

Auf seiner ersten Forschungsreise legte Waterton, der damals dreißig Jahre alt war, in vier Monaten mehr als fünfzehnhundert Kilometer im Kanu und zu Fuß zurück. Weder im Urwald noch anderswo hatte er für die herkömmliche Kleidung des englischen Gentleman etwas übrig. Als er einmal im heimischen Yorkshire einen Nachbarn besuchen wollte, wurde er zu seinem Entzücken von einem neuen Butler, der ihn noch nicht kannte, zum Dienstboteneingang verwiesen. Wenn er sich den Weg durch die Regenwälder Guayanas bahnte, trug er im allgemeinen lediglich Hemd und Hose. Nur selten machte er sich die Mühe, Strümpfe und Stiefel anzuziehen, da ihm darin bei trokkenem Wetter die Füße brannten, sie ihn bei der Verfolgung wilder Tiere hinderten und in der Regenzeit ständig feucht oder naß waren.

Von Stabroek, dem heutigen Georgetown, aus paddelte der barfüßige Forschungsreisende den Fluß Demerara hinauf, bis er vor einem Wasserfall nicht mehr weiterkonnte. Er ließ sein Kanu mehrere Tage lang über Land zum Essequibo tragen, der sich zwischen der Mündung des Amazonas und der des Orinokos in den Atlantik ergießt, fuhr diesen Fluß und dann einen seiner Nebenflüsse, den er Apourapoura nannte, hinauf, bis er einige Tage später in das Gebiet eines Stammes kam, der für die Wirksamkeit des dort zubereiteten Kurare bekannt war. Es handelte sich um die Macusis, doch der britische Junker sprach in seiner üblichen verschrobenen Art von den Macoushis.

Unterwegs sah er an vielen Stellen eine Schlingpflanze, die höchstwahrscheinlich eine der Lianenarten war, von der Kurare gewonnen wird, obgleich er das seinerzeit noch nicht gewußt haben konnte. «Manchmal», so schrieb er, «haben sie fast den Umfang eines Menschenkörpers. Sie schlingen sich in korkenzieherartigen Windungen um die höchsten Bäume und erheben ihr Haupt weit über deren Wipfel. Gelegentlich vereinigen sich drei oder vier Lianen wie Stränge eines Seils und ranken sich von Baum zu Baum und von Ast zu Ast. Andere hängen von hoch oben hernieder, schlagen Wurzeln, sobald ihre Spitzen den Boden berühren und wirken dabei wie die Wanten und Stagen eines Schiffsmastes. Oftmals geschieht es, daß ein mehr als dreißig Meter hoher Baum vom Wirbelwind entwurzelt wird, diese erstaunlichen Trossen der Natur aber seinem Fall Einhalt gebieten.»

Wie üblich in seinem Buch, legte er eine kleine Pause ein, um dem geneigten Leser Gelegenheit zu geben, sich das Faultier etwas genauer vor Augen zu führen. «Sein ganzes Äußeres, seine Gebärden und seine Schreie tragen dazu bei, daß ein Gefühl des Mitleids mit dem Tier in einem aufwallt. Dies sind die einzigen Verteidigungswaffen, mit denen die Natur es ausgestattet hat. Deshalb richte niemals das Gewehr auf ein Faultier oder durchbohre es mit einem vergifteten Pfeil, denn es hat keinem Geschöpf unter dem Himmel je etwas zuleide getan. Ein paar Blätter, und zwar die minderwertigsten und gröbsten, die es gibt, sind alles, was das Faultier zum Leben braucht.»

Hier und dort auf seinen Wegen machte der Junker halt, um sich in den Indianerdörfern *wourali* zu beschaffen. Die erste Probe handelte er von einem Indianer ein, der behauptete, damit eine Anzahl Wildschweine und zwei Tapire erlegt zu haben. Um nicht die Katze im Sack zu kaufen, probierte Waterton das Kurare an einem «Hund von mittlerer Größe» aus. Sein Bericht über diesen Versuch zeigt, welch ein Abgrund von Gefühlen zwischen ihm und den objektiveren Forschern klaffte, die daheim in Europa Unmengen von Meerschweinchen und Kaninchen mit dem Gift ins Jenseits beförderten. «Der Hund wurde am Oberschenkel verletzt, um jede Möglichkeit auszuschalten, daß ein lebenswichtiges Organ beschädigt würde. In drei oder vier Minuten begann das Tier die Wirkung zu spüren; es beschnüffelte alles, was ringsum am Boden war, und beäugte versonnen die Wunde. Bald darauf taumelte der Hund, legte sich hin und stand nicht wieder auf. Einmal bellte er, doch anscheinend nicht vor Schmerz. Sein Bellen klang leise und schwach, und bei einem zweiten Versuch versagte ihm die Stimme. Eine Viertelstunde, nachdem das Gift verabreicht worden war, lag er völlig regungslos da. Es schneidet einem ins Herz, wenn man erleben muß, wie so eine arme Kreatur leidet, und viel zu oft sieht sich der mitfühlende Reisende veranlaßt, einen tiefen Seufzer auszustoßen, bevor er seinen Weg fortsetzt. Auch wenn dem teilnehmenden Leser erbärmlich zumute sein mag bei dem Gedanken, daß ein harmloses Tier dem Tod geweiht wird, nur um einen Zweifel zu zerstreuen, so dürfte es ihm doch ein Trost sein zu erfahren, daß das Opfer nicht gequält wurde. Das Gift *wourali* zerstört die Lebensfunktionen so behutsam, daß das Opfer keinerlei Schmerz zu empfinden scheint, und höchstwahrscheinlich hat es tatsächlich keine Schmerzen, wenn man von dem kleinen Stich beim Eintritt des Pfeils absieht.»

Später berichtete der Junker vom Tod einer anderen «armen Kreatur», die an *wourali* sterben mußte – diesmal handelte es sich um seinen alten Freund, das dreizehige Faultier oder Ai, wie es dort genannt wurde. Er schrieb: «Das Ai wurde am Bein geritzt und etwas über einen halben Meter vom Tisch entfernt auf den Fußboden gelegt. Das Tier kroch zum Tischbein und klammerte sich daran fest, als ob es emporklettern wollte. Doch das war seine letzte Vorwärtsbewegung.» Allmählich verlor das Faultier den Halt am Tischbein und sank zu Boden, aber ganz sanft, und niemand wäre auf den Gedanken gekommen, daß es starb. «Von dem Augenblick an, in dem das Gift zu wirken begann», so schrieb er, «würde man eher vermutet haben, daß das Tier von Schlaf übermannt wurde, und es hätte sich einem der Ausruf aufgedrängt: ‹*Pressitque jacentem, dulcis et alta quies, placidaeque simillima morti.*› – ‹Und den Daliegenden übermannte süßer und tiefer Schlaf, ein Ebenbild friedlichen Todes.›» Lateinische Verbrämungen sind nicht jeden Tag im Urwald zu hören, und man kann sich gut vorstellen, daß Junker Waterton seinen indianischen Gefährten ein unversiegbarer Born der Erleuchtung gewesen sein muß.

Bevor Waterton dem geneigten Leser seinen «knappen, schmucklosen» Bericht über die Zubereitung von *wourali* unterbreitete, wies er darauf hin, «daß dieses Wissen gute Dienste leisten kann, falls einen irgendwann der Weg in die Wildnis führt, wo es verwendet wird».

Er schrieb:

> «Ein oder zwei Tage, bevor der Macoushi-Indianer das Gift zubereitet, begibt er sich in den Wald, um sich die Ingredienzien zusammenzusuchen. In der Wildnis gibt es ein Rankengewächs, das *wourali* genannt wird. Von dieser Pflanze hat das Gift seinen Namen, denn sie ist sein Hauptbestandteil. Sobald der Indianer genug davon gesammelt hat, gräbt er eine sehr bitter schmeckende Wurzel aus, bindet alles zusammen und macht sich dann auf die Suche nach zwei Arten von Knollengewächsen, die einen grünen, klebrigen Saft enthalten und deren Stiele er in einen Behälter füllt, den er auf dem Rücken trägt. Dann streift er durch den Wald, um zwei Arten von Ameisen zu finden. Eine davon ist sehr groß und schwarz und so giftig, daß ihr Stich Fieber verursacht. Zumeist ist sie irgendwo am Boden anzutreffen. Die andere ist eine kleine rote Ameise, deren Stich wie eine Nessel brennt und die ihren Bau unter dem Blätterwerk von Büschen hat. Nachdem er das alles gefunden hat, kehrt er aus dem Wald zurück.
>
> Weiterhin benötigt er noch ein gewisses Quantum stärksten Pfeffers, aber den hat er bereits rings um seine Hütte angepflanzt. Die zerstoßenen Giftzähne der *labarri*-Schlange (vermutlich eine Lanzenotter der Gattung Bothrops atrox) und der *counacouchi* (die Buschmeister Lechesis mutus) werden ebenfalls hinzugefügt. Im allgemeinen hat er einen Vorrat davon, denn wenn er eine Schlange tötet, zieht er ihr die Zähne und bewahrt sie auf.
>
> Nachdem er alle Ingredienzien beschafft hat, schabt er die *wourali*-Ranken und die Bitterwurzel zu dünnen

Schnitzeln und schüttet sie in eine Art Sieb, das er sich aus Blättern angefertigt hat. Dieses hält er über einen irdenen Topf und gießt Wasser über die Schnitzel. Die Flüssigkeit, die heraustropft, sieht aus wie Kaffee. Nachdem eine genügende Menge davon durchgelaufen ist, werden die Schnitzel weggeworfen. Dann zerquetscht er die Stiele der Knollengewächse und preßt mit den Händen eine gewisse Menge ihres Saftes in den Topf. Zuletzt werden die Schlangenzähne, die Ameisen und der Pfeffer zerrieben und dazugetan. Der Topf wird dann auf ein schwaches Feuer gesetzt, und sobald der Inhalt zu kochen beginnt, wird gegebenenfalls noch etwas von dem Saft des *wourali* hinzugefügt, und der Schaum wird mit einem Blatt abgeschöpft. Der Topf bleibt auf dem Feuer, bis der Inhalt zu einem dicken Sirup von tiefbrauner Farbe verkocht ist. Sobald dieser Zustand erreicht ist, werden einige Pfeilspitzen hineingetunkt, um die Konsistenz des Giftes zu probieren. Wenn es den Erwartungen entspricht, wird der Inhalt des Topfes in eine Kalebasse oder einen kleinen Topf indianischer Fertigung umgegossen und sorgfältig mit einigen Blättern zugedeckt. Darüber wird ein Stück Rehleder gespannt und mit einer Schnur festgebunden. Die Gefäße werden im trockensten Teil der Hütte aufbewahrt und von Zeit zu Zeit über das Feuer gehängt, um den Einflüssen der Feuchtigkeit entgegenzuwirken.

Der Akt der Zubereitung des Giftes wird nicht als ein alltäglicher Vorgang bewertet. Wenn die Wilden ihre Bogen bearbeiten, Stacheln an der Pfeilspitze befestigen oder ihre übrigen Werkzeuge zum Töten herstellen, so liegen sie dabei in der Hängematte oder sitzen inmitten ihrer Familie. Doch wenn ein Indianer das Gift *wourali* zubereitet, dann ziemt es sich, daß eine ganze Reihe von Vorkehrungen getroffen werden.

Frauen und junge Mädchen dürfen nicht zugegen sein, damit ihnen nicht der *Yabahou*, der böse Geist, ein Leid antut. Das Dach, unter dem das Gift gekocht wird, gilt als verunreinigt, und die Hütte wird auf immer verlassen. Wer das Gift zubereitet, darf am Morgen nichts essen und muß so lange fasten, bis er mit seiner Arbeit fertig ist.»

Was Waterton im Hinblick auf die Frauen und Mädchen festgestellt hatte, wurde von vielen späteren Reisenden bestätigt. Bei einigen Stämmen waren die Vorschriften so streng, daß die Giftmischer sich mehrere Tage vor ihrem Aufbruch in den Urwald jeglicher sexueller Beziehungen zu Frauen enthalten mußten – nicht etwa zum Schutz der Frauen, sondern weil man die Herstellung des Giftes als «Männersache» ansah und der Kontakt mit Frauen seiner Wirksamkeit abträglich sein würde. In ähnlicher Weise verbieten die Jivaro von Ecuador mehrere Tage vor der Zeremonie, bei der sie die abgeschnittenen Köpfe ihrer gefangenen Feinde zu Faustgröße einschrumpfen, jeglichen Geschlechtsverkehr, ja sogar den Anblick von Frauen.

Die Waffen der Macusis wurden von Junker Waterton wie folgt beschrieben:

«Macht ein Angehöriger der Macoushis Jagd auf Federwild und andere Vögel, geht er nur selten mit Pfeil und Bogen hinaus. Er benutzt lieber das Blasrohr. Das Rohmaterial für dieses außergewöhnliche Todesrohr ist vielleicht eines der größten Phänomene von Guayana. Es wächst nicht im Gebiet der Macoushis. Die Indianer erzählen, daß es weiter im Südwesten gefunden wird, in der Wildnis, die sich zwischen ihrem Gebiet und dem Río Negro erstreckt. Das Rohr muß eine erstaunliche Länge aufweisen, denn der von den Indianern benutzte Teil ist drei bis dreieinhalb Meter lang. An keiner Stelle verjüngt es sich, und ein Ende ist genauso dick wie das andere. Es ist leuchtend gelb und innen sowie außen vollkommen glatt. Es wächst hohl und weist auf seiner ganzen Länge nicht das geringste Anzeichen eines Knotens auf. Die Eingeborenen nennen es *ourah.* Da das Rohr selbst viel zu schwach ist, als daß es in seiner ursprünglichen Form als Blasrohr verwendet werden könnte, wird es in den ausgehöhlten Stamm einer dünnen Palme geschoben, die in Guayana vorkommt. Das Palmrohr ist braun, läßt sich gut polieren und hat in Abständen von zwölf bis fünfzehn Zentimetern Knoten. Die Indianer nennen es *samourah.* Das Stengelmark läßt sich leicht entfernen, wenn es ein paar Tage lang in Wasser eingeweicht wird. Auf diese Weise bilden *ourah* und *samourah* ineinandergeschoben das Blasrohr von Guayana . . .

Der Pfeil ist zweiundzwanzig bis fünfundzwanzig Zentimeter lang. Er wird aus der Blattrippe einer besonderen Palmenart mit Namen *coucourite* angefertigt. Er ist hart und spröde und an der Spitze so scharf wie eine Nadel. Ein gut zwei Zentimeter langes Stück der Spitze ist vergiftet. Das andere Ende ist gebrannt, um ihn noch härter zu machen, und auf den letzten vier Zentimetern trägt er zur Abdichtung einen Wulst aus wildwachsender Baumwolle. Diese Baumwolle richtig zu wickeln erfordert beträchtliches Geschick, denn sie muß die Höhlung des Rohrs genau ausfüllen, und damit sie sich nicht von dem Pfeil löst, wird sie mit Seidengras umwunden . . .

Den Köcher voll vergifteter Pfeile über die Schulter gehängt und das Blasrohr in der Hand haltend, ähnlich wie ein Soldat seine Muskete trägt, zieht der Macoushi-Indianer in den Wald, um Jagd auf *powises, maroudis, waracabas* und anderes Federwild zu machen.

Die Vögel sitzen gewöhnlich hoch oben in den dichten Wipfeln der großen Bäume, aber sie sind deshalb für den Indianer nicht außer Reichweite, denn mit seinem Blasrohr verschießt er die Pfeile bis auf hundert Meter Entfernung. Lautlos wie die Nacht schleicht er sich von unten an und tritt so vorsichtig auf, daß kein Blatt unter seinen Füßen raschelt. Seine Ohren vernehmen das kleinste Geräusch, und seine Augen sind scharf wie die eines Luchses und entdecken selbst noch im tiefsten Schatten das Jagdwild. Häufig ahmt er den Ruf der Vögel nach und lockt sie von Baum zu Baum, bis sie in Reichweite seines Blasrohrs sind. Dann entnimmt er dem Köcher einen Giftpfeil, schiebt ihn in das Blasrohr und holt tief Atem für den tödlichen Luftstoß.

Etwa einen halben Meter vom Ende des Blasrohrs sind zwei Zähne des *acouri* befestigt, die ihm als Visier dienen. Der Pfeil fliegt geräuschlos und schnell und verfehlt nur selten sein Ziel. Manchmal krallt sich der verwundete Vogel auf dem Baum fest, doch drei Minuten später fällt er dem Indianer vor die Füße. Versucht er davonzufliegen, so ist sein Flug nur von kurzer Dauer, und der Indianer braucht ihm bloß zu folgen und findet ihn mit Sicherheit tot am Boden liegend.»

Wenn es sich um größeres Wild handelt wie zum Beispiel das schweineähnliche Pekari oder Rotwild, dann verwendet – wie Waterton berichtet – der Macusi einen etwa zwei Meter langen Bogen mit einer Sehne aus Seidengras und bis zu eineinhalb Meter lange Pfeile, die aus einem gelben Rohr gemacht sind. «Ein Stück hartes Holz von etwas über zwanzig Zentimeter Länge wird in das Ende des Rohrs eingeschoben und mit gut gewachster Baumwolle befestigt. Dann wird das Ende dieses Stücks Hartholz etwa zwei Zentimeter tief quadratisch ausgehöhlt und fest mit Baumwolle umwickelt, damit es nicht spaltet. In diese viereckige Vertiefung wird eine mit Gift bestrichene Spitze aus *coucourite*-Holz eingesetzt, die jederzeit herausnehmbar ist. Ein etwa fingerdickes Stück Bambus wird über die vergiftete Spitze geschoben, damit sich niemand daran verletzt.»

Um den Pfeil so stark zu vergiften, daß damit auch größere Tiere zur Strecke gebracht werden können, wird die Spitze drei- bis viermal mit dem Gift überzogen und zwischendurch immer wieder an der Sonne oder über einem Feuer getrocknet. «Es ist ein ziemlich mühsamer Vorgang, bis einer dieser Pfeile vollends hergerichtet ist, und da sich der Indianer nicht gerade durch übertriebenen Arbeitseifer auszeichnet – es sei denn, der Hunger treibt ihn –, hat er sich etwas Beachtliches einfallen lassen, mit den Pfeilen hauszuhalten. Einen halben Zentimeter über der Stelle, wo die Spitze aus *coucourite*-Holz in die quadratische Höhlung eingepaßt ist, schneidet er die Spitze zur Hälfte durch. Wenn diese nun in ein Tier eingedrungen ist, bewirkt das Gewicht des Pfeils, daß er an dieser Stelle abbricht und unversehrt zu Boden fällt, so daß der Indianer nur eine weitere vergiftete Spitze aus seinem kleinen Bambusbehälter zu nehmen und auf den Pfeilschaft zu stecken braucht, um aufs neue schießen zu können.»

Waterton war scharfsinnig genug zu erkennen, daß die Indianer kein Gegenmittel gegen das Gift besaßen. (Wenn man sich Raleighs Äußerung ins Gedächtnis zurückruft, so fragt man sich unwillkürlich, wie viele Indianer wohl von den Spaniern zu Tode gefoltert wurden, um ein «Geheimnis» preiszugeben, das es gar nicht gab.) Ein Passus in Watertons Erörterung der angeblichen Gegenmittel verrät seinen Sinn für Humor, den er sich bis ins hohe Alter bewahrte. «Besäßen die Indianer ein sicher wirkendes Gegengift», schrieb er, «dann würden sie es höchstwahrscheinlich stets bei sich führen und im Falle einer Verletzung sogleich dazu greifen, und ihr Vertrauen auf seine Wirkung würde das Entsetzen weitgehend mindern, das sie bekunden, wenn man mit einem vergifteten Pfeil auf sie anlegt.»

Als weiteren Beweis für seine These, daß es kein Gegengift gab, offerierte er eine «ergreifende Geschichte», die ihm von einem Indianer erzählt worden war, der vier Jahre zuvor seinen Gefährten auf der Jagd verloren hatte. «Dieser nahm einen vergifteten Pfeil zur Hand und schoß ihn auf einen roten Affen ab, der über ihm in einem Baum hockte. Der Schuß ging nahezu senkrecht nach oben. Der Pfeil verfehlte den Affen, fiel zurück und fuhr dem Schützen in den Arm oberhalb des Ellenbogens. Da erkannte er, daß es für ihn keine Hoffnung mehr gab. ‹Nie wieder›, so sagte er zu seinem Freund mit stockender Stimme und einem Blick auf seine Waffe, ‹werde ich diesen Bogen noch einmal spannen.› Und als er das gesagt hatte, nahm er den kleinen Bambusbehälter mit den vergifteten Pfeilspitzen von der Schulter, legte ihn zusammen mit den Pfeilen und dem Bogen auf die Erde, legte sich selbst daneben, sagte seinem Freund Lebewohl, und das war sein letztes Wort.»

Nachdem Waterton auf dieser seiner ersten Reise mehrere Fieberanfälle erlitten hatte, kehrte er mit schwerem Tertianfieber (Malaria) nach England zurück, und seine Krankheit erinnerte ihn immer wieder daran, daß er für seine zerrüttete Gesundheit – von Schüttelfrösten heimgesucht, dürr und fahl, war er nurmehr ein Schatten seiner selbst – unbedingt etwas tun mußte. Es dauerte drei Jahre, bis er von den periodisch auftretenden Malariaanfällen vollends genesen war, und in dieser Zeit stellte er im Jahre 1814 den berühmten Versuch mit einer Eselin an, der den Beweis für Brodies wichtige Erkenntnis lieferte, daß künstliche Atmung ein von Kurare vergiftetes Tier am Leben zu erhalten vermag. Waterton schrieb dazu:

> «Eine Eselin bekam das Gift *wourali* in die Schulter gestochen und war allem Anschein nach innerhalb von zehn Minuten tot. Dann wurde ein Schnitt in die Luftröhre gemacht und durch diese Öffnung zwei Stunden lang mittels eines Blasebalgs in regelmäßigem Rhythmus Luft in die Lungen gepumpt. Die scheintote Eselin kehrte wieder zum Leben zurück. Sie hob den Kopf und blickte um sich, doch sobald die Luftzufuhr ausgesetzt wurde, starb sie erneut eines augenscheinlichen Todes. Die künstliche Atmung wurde sofort wieder aufgenommen und ohne Unterbrechung für zwei weitere Stunden durchgeführt. Das bewahrte die Eselin endgültig vor dem Sterben. Sie erhob sich und ging umher, und nichts deutete darauf hin, daß sie von Unrast ergriffen war oder Schmerz empfand. Die Wunde, durch die das Gift verabreicht worden war, heilte ohne Schwierigkeit. Jedoch war ihre Konstitution so nach-

haltig angegriffen, daß es lange Zeit fraglich erschien, ob sie sich je wieder ganz erholen würde. Über ein Jahr lang wirkte sie klapperig und kränklich, doch im Frühjahr darauf war sie auf dem Wege der Besserung, und im Hochsommer wurde sie rund und munter.

Der gütige Leser wird beglückt sein zu erfahren, daß ein Graf Percy mit der Eselin wegen ihres Mißgeschicks soviel Mitleid empfand, daß er sie von London nach Walton Hall bei Wakefield schaffen ließ. Dort gab man ihr den Namen Wouralia, und dort sollte Wouralia Zuflucht finden vor den Unbilden des Winters und im Sommer auf den saftigsten Weiden grasen. Nie sollte ihr je wieder eine Last auferlegt werden, und sie sollte ihre Tage in Frieden beschließen.»

Warum Wouralia nach dem Versuch «klapperig und kränklich» gewesen war, bleibt in geheimnisvolles Dunkel gehüllt, aber der «gütige Leser» kann noch einmal beglückt aufatmen, wenn er erfährt, daß sie keine anhaltenden Schädigungen davontrug: Nach dem Versuch vergingen noch volle fünfundzwanzig Jahre, ehe sie schließlich das Zeitliche segnete.

Vermutlich lag es an Watertons Mißtrauen gegen studierte Wissenschaftler, daß er in seinem Bericht mit keinem Wort Brodie erwähnte, der bei Wouralia den Luftröhrenschnitt durchführte und dem Professor William Sewell, der Präsident des Londoner Veterinärkollegiums, assistierte. Wenn dadurch auch der Beitrag des Junkers zur Zähmung des «fliegenden Todes» ein wenig geschmälert wird, so war er doch der Initiator des Versuches und brachte mit seinem vergifteten Pfeil Wouralia die historische Wunde bei.

Wie skurril manche von Watertons Eskapaden und Ansichten auch gewesen sein mochten, so hat er doch einen durchaus berechtigten Anspruch auf Ruhm. Seine Liebe zu den Vögeln führte dazu, daß er für sie auf den Bäumen und Häusern rings um sein Geburtshaus in Yorkshire die phantastischsten Nistplätze ersann. Da er Wilderer ebensowenig schätzte wie «Stubenzoologen», ließ er, um sie alle fernzuhalten, rings um seinen Besitz eine fünf Kilometer lange Mauer bauen, die an ihrer niedrigsten Stelle zweieinhalb Meter und in einigen Abschnitten bis zu fünf Meter hoch war. Damit war er der erste Mensch auf der Welt, der ein Schongebiet für Vögel einrichtete.

Sein Interesse galt auch weiterhin dem Kurare, und wir werden später noch einmal auf ihn zurückkommen.

7. Kapitel

Brodie und Waterton waren zu der bisher wesentlichsten Erkenntnis über Kurare gelangt und hatten damit einen grundlegenden Quader in die Große Mauer der medizinischen Wissenschaft eingefügt. Doch seine Bedeutung für das gesamte Bauwerk wurde, wie es in der Geschichte so häufig der Fall ist, nicht sofort klar erkannt. Zuviel blieb den Augen der Forscher noch verborgen, und der «fliegende Tod» ließ sich Zeit, sein Geheimnis preiszugeben. Keiner wußte damals genau, welcher Art das Gift war und von welchen Pflanzen es stammte. Ebenso wußte man nicht genau, wie es auf den Körper wirkte.

Die ersten Antworten auf diese Fragen wurden im Verlauf des nächsten halben Jahrhunderts von zwei Männern gefunden, die beide Wissenschaftler waren, wenn auch in ganz verschiedener Hinsicht. Sir Robert Schomburgk, Naturforscher und Geodät, erkundete das unbekannte Innere Britisch-Guayanas und zeichnete die Grenze gegen Venezuela auf einer Karte ein. Claude Bernard, ein Physiologe, arbeitete in einem Pariser Laboratorium, und seine Untersuchungen bezogen sich auf das noch unbekanntere Innere des menschlichen Körpers.

Schomburgk, der im Jahre 1804 in Preußen geboren wurde, brachte den überwiegenden Teil seines Lebens in England oder in den britischen Besitzungen in Übersee zu. In den frühen dreißiger Jahren des vorigen Jahrhunderts durchstreifte er zusammen mit einem Armeeoffizier die Wildnis am Oberlauf des Essequibo und folgte damit Watertons Spuren. Er überredete einen Indianer namens Oronappi, ihn dorthin zu führen, wo die Pflanze *urari* wuchs. Es war ein beschwerlicher Weg durch den Urwald, und häufig mußte der Forscher auf Händen und Knien über gestürzte Bäume und riesige Granitblöcke kriechen. «Der Pfad war miserabel», schrieb er, «und oft verloren wir jegliche Orientierung. Nur einem Indianer war es möglich, uns zu führen, und er fand seinen Weg hauptsächlich an Hand von abgebrochenen Zweigen oder Markierungen an Bäumen. Manchmal blieb er eine Weile stehen, um zu überlegen, wo es weiterging.» Die Gruppe hatte mehrere Wasserläufe zu überqueren, die sich in tiefen Rinnen schlängelten und in jeder Regenzeit zu wilden Flüssen anschwollen. «Es sah ganz so aus, als ob die Natur hier nur in gigantischen Ausmaßen schwelgte», schrieb Schomburgk. Doch zu guter Letzt blieb ihr Führer stehen und wartete, bis die Weißen herangekommen waren. Dann zeigte er auf «eine holzartige Schlingpflanze, die sich schlangengleich von Baum zu Baum wand, und rief *urari*».

Außer Waterton hatten auch andere Forschungsreisende diese Urwaldgewächse beschrieben, doch Schomburgk war der erste Weiße, der eine dieser Pflanzen in dem Bewußtsein zu sehen bekam, daß daraus das indianische Pfeilgift gewonnen wurde. Zu seiner Enttäuschung blühte sie nicht, was ihm die Bestimmung erleichtert hätte. Er untersuchte sie lange und genau und stellte dann in seiner Beschreibung fest, daß sie einen gewundenen Stengel hatte, der oft bis zu acht Zentimeter dick war, eine rauhe dunkelgraue Rinde, dünne Kletterranken und dunkelgrüne Blätter. Ihre Frucht war eine Beere vom Umfang eines großen Apfels (was an Oviedos Bemerkung drei Jahrhunderte früher erinnert, als er von der für Adam und Eva so unheilvollen Frucht sprach). Sie hatte eine glatte harte Schale von bläulich-grüner Farbe und enthielt ein weiches, gallertartiges Fruchtfleisch, worin sich zehn bis fünfzehn Kerne befanden.

Schomburgk folgerte, daß die Pflanze – wie Humboldt bereits vermutet hatte – zur Strychnos-Familie gehörte, von der es mehr als dreihundert Arten gibt. Er nannte sie *Strychnos toxifera,* und sie ist von den Pflanzen, aus denen Kurare gewonnen wird, mit am meisten bekannt geworden. Schomburgk hatte recht, aber seine Bestimmung stiftete später einige Verwirrung, weil sich die langsam wirkende Form der Lähmung durch Kurare erheblich von der heftigen Muskelkontraktur unterscheidet, die Strychnin bewirkt, das Gift im Samen des in Indien wachsenden Brechnußbaumes (Strychnos nux vomica), der ebenfalls zur Strychnos-Familie gehört.

Um sich Gewißheit zu verschaffen, daß Kurare tatsächlich aus diesem Gewächs gewonnen wurde, wollte Schomburgk gern bei der Zubereitung des Giftes zugegen sein. Doch im letzten Augenblick erschien der Häuptling eines Nachbarstammes und verbot, daß das Gift in Gegenwart eines Weißen hergestellt werde. Da begnügte sich Schomburgk mit den Rindenproben, die er gesammelt hatte, legte sie später vierundzwanzig Stunden lang in Wasser und kochte sie anschließend zu einem sirupartigen, doch nicht zu dicken Extrakt ein, über den er schrieb: «Obwohl diese Masse noch nicht genügend konzentriert war, starb ein Huhn daran innerhalb von siebenundzwanzig Minuten.»

Hätte er den Extrakt noch mehr eingedickt, wäre das Tier sicherlich schneller daran gestorben – aber darauf kam es in diesem Fall nicht an. Schomburgk hatte nachgewiesen, daß in der Rinde dieses bestimmten Gewächses irgendeine Substanz enthalten war, die ohne Zusätze von Schlangen- oder Ameisengift ein tödliches Kurare ergab. Spätere Forscher haben in Südamerika etwa sechzig verschiedene Strychnos-Arten bestimmt, und viele davon sind für die Zubereitung von Kurare verwendet worden. In den übrigen Teilen der Welt ist nur eine einzige Strychnos-Pflanze bekannt, eine afrikanische Variante, die in der Wirkung dem Kurare vergleichbar ist. Warum ausgerechnet die Strychnos-Arten der Neuen Welt eine chemische Substanz enthalten, die die ungewöhnliche Fähigkeit besitzt, die Muskeln so völlig zu entspannen, daß dadurch der Tod verursacht wird, ist eines der ewig faszinierenden Rätsel der Natur. Noch bemerkenswerter ist vielleicht die Tatsache, daß eine südamerikanische Lianen-Familie, die überhaupt nicht mit den oben genannten Pflanzen verwandt ist, ebenfalls diese Eigenschaften besitzt. Schomburgks *Strychnos toxifera* war zwar die erste Kurare-Pflanze, die als solche bestimmt wurde, aber aus ihr wird nicht das in der modernen Medizin verwendete Kurare gewonnen.

Das Kurare, dessen sich Harold Griffith im Jahre 1942 bediente und das heute noch bei Operationen benutzt wird, stammt von einer Kletterpflanze der Mondsamenfamilie mit der Bezeichnung *Chondodendron tomentosum.* Der holzige Stengel dieser Pflanze steigt dreißig Meter hoch bis zum Blätterdach des Urwalds empor oder ringelt sich am Boden in großen weitläufigen Windungen. An der Wurzel ist der Stengel etwa fünfzehn Zentimeter stark, aber die neuen Schößlinge, die sich um die Bäume ranken, sind nur so dick wie ein Bleistift. Die Blätter des *Chondodendron tomentosum,* die nur auf neuen Stengeln wachsen, sind fleischig und ledern, auf der Oberseite dunkelgrün und unten fast weiß. Manche ähneln in ihrer Form einem Herzen und andere mehr einer Niere. Im Gegensatz zu den Blättern wachsen die winzigen Blüten und die weintraubenartigen Früchte wahllos auf alten oder neuen Stengeln. Die alten hölzernen Stengel, die der Forscher oft nur für die Bestimmung zur Verfügung hat, da die Blätter und Blüten hoch oben in den Wipfeln der Bäume meistens unerreichbar sind, weisen eine Vielzahl von warzenähnlichen Spuren alter Fruchtansätze auf. Die Frucht sieht wie eine große längliche dunkelblaue Weintraube aus, doch im Innern hat sie im Gegensatz zu dieser nur einen einzigen Samen, der wie bei einer Pflaume oder einem Pfirsich in einem Stein eingeschlossen ist. Obwohl die Pflanze reichlich von dem Gift enthält, aus dem Kurare gewonnen wird, ist das hellrote den Stein umgebende Fruchtfleisch eßbar.

Die verschiedenen für die Zubereitung von Kurare verwendeten Strychnos-Arten wachsen in einem großen Teil des nördlichen Südamerikas, der das Stromgebiet des Amazonas und des Orinokos umfaßt und von Guayana im Osten bis Peru im Westen und vom Isthmus von Panama bis fast an die Nordgrenze Argentiniens reicht. Im Vergleich dazu beschränkt sich die Region, in der die zur Kurareherstellung benutzten Chondodendron-Arten zu finden sind, auf Teile von Kolumbien, Ecuador, Peru und das westliche Brasilien. Das teuflisch verzwickte Problem, vor dem die Forscher standen, die lange Jahre hindurch die Zusammensetzung von Kurare zu analysieren versuchten, ist vielleicht am besten an der Tatsache zu ermessen, daß der eine Stamm für das Gift mehrere Strychnos-Arten verwendete, während ein anderer verschiedene Chondodendron-Varianten nahm. Und um die Sache noch komplizierter zu machen, haben Stämme, bei denen die zwei Pflanzenfamilien Seite an Seite vorkommen, gelegentlich alle beide in den Topf geworfen.

Daß die Art *Chondodendron tomentosum* schließlich in die praktische Medizin Eingang fand, war teils Zufall und eine Folge der Beharrlichkeit eines amerikanischen Forschers des zwanzigsten Jahrhunderts, den wir noch in einem späteren Kapitel kennenlernen werden, lag teils aber auch darin begründet, daß sich das Gift über den gesamten holzigen Stengel verteilt, statt nur auf die Rinde beschränkt zu sein, so daß eine Chondodendron-Pflanze mehr als hundert Pfund Rohmaterial für den Gewinnungsprozeß zu liefern vermag, wohingegen eine Strychnos-Pflanze der gleichen Größe vielleicht nur ein paar Pfund ergibt. Überdies hat es sich erwiesen, daß es sehr viel weniger schwierig ist, die Alkaloide des *Chondodendron tomentosum* zu isolieren als die der *Strychnos toxifera.*

Die Bezeichnung «Alkaloid» ist verwirrend für den Laien. Am anschaulichsten könnte man vielleicht die Alkaloide als eine Gruppe chemischer Substanzen erklären, die vorwiegend von Pflanzen, aber auch von so mannigfaltigem Ausgangsmaterial wie Bienenstacheln, Schlangengift und Kohlenteer isoliert werden. Gewöhnlich findet man sie in Form von Salzen in Verbindung mit irgendeiner anderen Substanz. Die Wissenschaftler wissen nicht, wie oder warum Pflanzen Alkaloide erzeugen. Die meisten Pflanzen haben überhaupt keine Alkaloide, wohingegen einige von ihnen zwanzig und mehr aufweisen. Es gibt mindestens 350 000 verschiedene Pflanzenarten auf der Welt, und von zehn bis fünfzehn Prozent weiß man, daß sie Alkaloide enthalten. Einige Alkaloide sind inaktiv und somit nur für die chemische Forschung von Interesse. Andere stellen die aktiven Bestandteile von Pflanzen dar und werden schon seit Jahrhunderten in der Medizin verwendet. Unter ihnen sind eine Reihe der nützlichsten Drogen, die es heute gibt.

Das erste Alkaloid, das überhaupt entdeckt wurde, der zuverlässige Schmerzstiller Morphin, wurde 1803 von dem zwanzigjährigen deutschen Apothekerlehrling Friedrich Wilhelm Sertürner vom Opium isoliert. In den nachfolgenden Jahren wurden aus dem Opium viele weitere Alkaloide gewonnen, darunter nicht nur das berüchtigte Heroin, sondern auch das sehr viel harmlosere Kodein, das wohl jeder schon irgendwann einmal im Hustensirup oder in Arzneien gegen Schnupfen zu sich genommen hat. Andere wohlbekannte Alkaloide sind das Chinin, das im Jahre 1820 aus der Rinde des südamerikanischen Chinabaumes isoliert und als einziges Malariamittel verwendet wurde, bis man im Zweiten Weltkrieg synthetische Mittel gegen Malaria entwickelte; weiterhin das Koffein, das 1829 vom Kaffee isoliert und von den Ärzten bis in die jüngste Zeit hinein benutzt wurde, um bei schweren Vergiftungen die Herztätigkeit und den Blutkreislauf anzuregen; das Atropin, das von den Blättern und der Wurzel der Tollkirsche oder Belladonna ausgezogen und von Augenärzten zum Erweitern der Pupillen und von Allgemeinpraktikern zur Behandlung von Keuchhusten und Asthma benutzt wird; sowie eines der bekanntesten Alkaloide: das Nikotin, der aktive Bestandteil des Tabaks.

Viele weitere nützliche Arzneimittel haben wir dem mannigfaltigen Reich der Pflanzen zu verdanken. Die pharmazeutische Industrie der ganzen Welt gibt jedes Jahr Millionen aus, um neue Medikamente auf den Markt zu bringen. Expeditionen werden hinausgeschickt, um botanische Proben zu sammeln, und ganze Scharen von Chemikern und Pharmakologen sind in den Laboratorien damit beschäftigt, diese in diffizilen und zeitraubenden Verfahren zu analysieren. Die Überlegenheit der Alkaloide über rohe Pflanzenauszüge besteht darin, daß es sich bei ihnen um organische Substanzen handelt, die nicht durch andere chemische Verbindungen verunreinigt sind, so daß ihre Wirkung konstant und voraussagbar ist und sie deshalb mit großer Präzision verschrieben werden können, auch wenn sie sich als tödliches Gift erweisen, falls man über die zulässige Dosis hinausgeht.

Die Geschichte der Kurare-Lianen ist hinsichtlich ihrer botanischen und chemischen Aspekte unendlich kompliziert und noch immer lückenhaft. Eine Chondodendron-Art wurde im Jahre 1846 zum erstenmal als kurarehaltig identifiziert, aber das für die lähmende Wirkung des Giftes verantwortliche Alkaloid wurde erst 1942 von einer als solcher nachgewiesenen Probe des *Chondodendron tomentosum* isoliert – zu einem Zeitpunkt also, als das Mittel bereits im Operationssaal angewendet worden war. In den Jahren 1951 bis 1963 entdeckte der Chemiker Paul Karrer, ein Schweizer russischer Abstammung und Nobelpreisträger, nicht weniger als vierundzwanzig verschiedene Alkaloide in Rindenproben von Strychnos-Pflanzen. Seine Arbeit wurde in Europa und in Amerika fortgesetzt, und Jahr für Jahr erscheinen in den Fachblättern neue Abhandlungen darüber. Doch als Robert Schomburgk zum erstenmal die sich von Baum zu Baum windende Pflanze *urari* erblickte und ihr den Namen *Strychnos toxifera* gab, lag all das noch in weiter Ferne. Wissenschaftler auf anderen Gebieten mußten vorher noch eine Forschungsaufgabe bewältigen, die sehr viel komplizierter und anspruchsvoller war als die der Botaniker und Chemiker. Der bis in die jüngste Zeit wichtigste Beitrag zur Lösung dieses Problems wurde von Claude Bernard geleistet, dem Sohn eines Winzers und Dorfschulmeisters in Saint-Julien im französischen Weinbaugebiet Beaujolais.

Bernard wurde 1813 geboren. Er war ein stiller, ernster Junge, der schon als Achtjähriger beim Dorfpriester Latein lernte. Später besuchte er eine Jesuitenschule und kam mit achtzehn Jahren zu einem Lyoner Apotheker in die Lehre, bei dem es zu seinen Pflichten gehörte, den Bürgersteig zu fegen, Flaschen zu spülen und Schuhwichse zuzubereiten – die erste «chemische» Verbindung, die der junge Mann herstellen mußte, der in späteren Jahren als der Vater der experimentellen Physiologie gefeiert wurde. Seinen einzigen freien Abend im Monat brachte er mit Vorliebe im städtischen Theater zu. Die bunte Welt, die sich jenseits des Ladentisches vor seinen Augen ausbreitete, faszinierte Bernard, und er begann, sich selbst im Stückeschreiben zu versuchen. Sobald des Abends die Apotheke schloß, zog er sich auf seine Kammer zurück und brütete über seinen Manuskripten. Nach achtzehn Monaten fand Monsieur Millet, der Apotheker, daß sein junger Lehrling viel zuviel Zeit damit zubrachte, dramatische Verwicklungen zu ersinnen, statt sich um die Rezeptur zu kümmern, und setzte ihn an die Luft. Bernard ging nach Paris, im Gepäck sein jüngstes Werk, eine Tragödie in fünf Akten, deren Held, ein schöner junger Prinz, von seinem gottlosen Onkel, dem König, drangsaliert wurde. Zum Glück für den Fortschritt der Heilkunst fiel er als Dramatiker durch und begann daraufhin mit einundzwanzig Jahren in Paris Medizin zu studieren. Zu jener Zeit war die Physiologie, das Teilgebiet der Biologie, das sich mit den Grundlagen der Lebensvorgänge beschäftigt, noch weit davon entfernt, eine selbständige Wissenschaft zu sein. Sie galt als ein Teil der Anatomie, der Wissenschaft, die sich vornehmlich mit dem Studium des fundamentalen Körperbaus befaßt und weniger mit seinen Lebensvorgängen. Bernard folgte den anatomischen Vorlesungen mit großem Eifer und brachte es am Seziertisch bald zur Meisterschaft. Doch wie es von einem seiner Hoffnungen beraubten Stückeschreiber kaum anders erwartet werden konnte, war er von den Geheimnissen des Lebens bald mehr fasziniert als vom Mysterium des Todes. Obwohl er zum Doktor der Medizin promovierte, praktizierte er keinen einzigen Tag, sondern brachte sein ganzes von so vielen Erfolgen gekröntes Berufsleben im Laboratorium zu. Er führte selbstkonzipierte Tierversuche durch und legte damit das Fundament unseres Wissens über den Körpermechanismus.

Wenn man sich heute an Bernard erinnert, so denkt man in erster Linie an seine bahnbrechenden Erkenntnisse über die Verdauungsvorgänge und über das Nervensystem. Als er seine wissenschaftliche Laufbahn begann, war man noch weithin der Meinung, daß das Bedürfnis nach Nahrung dadurch befriedigt würde, daß der Körper die aufgenommenen Stoffe einfach zersetzte oder verbrannte. Keiner war je auf den Gedanken gekommen zu untersuchen, was mit den einzelnen Arten von Nahrungsmitteln geschah, nachdem sie verspeist worden waren, wenn man von einer simplen Bestandsaufnahme dessen absah, was hinein- und später wieder herauskam. Für Bernard war das genauso «wie wenn man ergründen wollte, was in einem Gebäude geschieht, und zu diesem Zweck lediglich achtgibt, was zur Tür hineingeht und zum Schornstein herauskommt». Durch äußerst sorgfältig durchgeführte Versuche an lebenden Tieren – er mußte oft heftige Kritik ertragen, denn die Vivisektionsgegner seiner Zeit waren sehr viel rühriger als heutzutage – versuchte er zu erforschen, was im Innern des «menschlichen Gebäudes» vorgeht.

Seine erste wichtige Entdeckung galt der Rolle der für den Verdauungsprozeß so wichtigen Bauchspeicheldrüse, jenem langen hinter dem Magen quer liegenden Organ, das einen alkalischen Saft produziert, der das, was wir mit unserer Nahrung an Eiweiß, Fetten und Kohlehydraten zu uns nehmen, zersetzt und in eine unserem Körper bekömmliche Form umwandeln hilft. Außerdem entdeckte er die – wie die Ärzte es bezeichnen – Glykogen bildende Funktion der Leber, mit anderen Worten: ihre Fähigkeit, Stärke in Traubenzucker umzuwandeln und diesen zu speichern, bis er als Energiespender gebraucht wird. Bernards Erforschung der Verdauungsvorgänge zeigte, daß der Körper Stoffe nicht einfach nur konsumiert, sondern daß er ebensogut

Stoffe produzieren kann, und diese Feststellung ebnete den Weg für die spätere Entdeckung der Hormone.

Die große Leistung Bernards bei seinen Untersuchungen über die Nervenfunktionen des Körpers beruhte auf der Entdeckung des vasomotorischen Systems, des Nervengeflechts, das die Eng- und Weitstellung von Venen und Arterien steuert und damit die Blutzufuhr zu allen Organen des Körpers regelt. Allein das hätte schon genügt, Bernard einen festen Platz in der Geschichte der neurologischen Forschung zu sichern. Seine Experimente mit Kurare gaben bis zum heutigen Tag Anstoß zu einer langen Reihe von Untersuchungen über das Problem, wie die winzigen im Gehirn erzeugten elektrischen Impulse auf chemische Substanzen zur Steuerung unserer Körpertätigkeit wirken.

Bernard begann sich zu Anfang der vierziger Jahre des vorigen Jahrhunderts für Kurare zu interessieren und beschaffte sich Proben von zurückkehrenden Forschungsreisenden. Da die Indianer das Fleisch der mit vergifteten Pfeilen getöteten Tiere ohne jegliche nachteiligen Folgen aßen und gelegentlich sogar Kurare als Medizin gegen Magenschmerzen einnahmen – wobei die Wirkung vermutlich mehr suggestiv als real war –, kam man zu der Überzeugung, daß es unschädlich war, wenn es in den Magen gelangte. Bernard mischte Kurare unter das Futter für Hunde und Kaninchen und demonstrierte mit seinem Versuch, daß diese Überzeugung nicht ganz stimmte. Nur wurde das Gift durch den Verdauungstrakt sehr viel langsamer absorbiert als durch das Blut, und deshalb konnte auch mehr davon ohne schädliche Folgen gegessen als in den Blutkreislauf injiziert werden – genau wie es Abbé Fontana mehr als ein halbes Jahrhundert zuvor gesagt hatte.

Mit Versuchen an Fröschen wies Bernard nach, daß das Gift nicht auf das Herz wirkte, und ihm gelang es als erstem, die genaue Reihenfolge festzulegen, in der das Kurare die Muskeln lähmte. Er stach «einen Hund von sanfter Gemütsart» mit einem vergifteten Pfeil und beobachtete, wie er starb. Bis zum letzten Augenblick wedelte das Tier mit dem Schwanz. Dann unternahm er denselben Versuch bei «einem Hund von bösem Wesen» und stellte fest, daß dieser selbst bei fortschreitender Lähmung noch immer jeden anknurrte, der ihm nahe kam, und in einen Stock, mit dem man ihn reizte, «kraftvoll und ingrimmig» hineinbiß. Aus diesen Versuchen folgerte Bernard, daß das Kurare nicht den Verstand trübte, da jedes Tier bis zuletzt seine charakteristischen Eigenschaften bewahrte. Dieser Tod bei lebendigem Leibe, der so ruhig und schmerzlos erschien, war somit «das grausamste Leiden, das sich menschliche Phantasie ausmalen kann».

Der große Experimentator befaßte sich dann mit der Wirkung des Kurare auf das Gehirn, falls dieses überhaupt in Mitleidenschaft gezogen wurde, und auf das Nervensystem. Die Nerven, die uns in die Lage versetzen, Schmerz zu empfinden oder Hitze, Kälte, einen Händedruck oder gar die leichte Berührung einer Feder an der Haut, werden sensible Nerven genannt. Sie beginnen unmittelbar unter der Hautoberfläche als zahllose unendlich kleine Verästelungen, die – um beim Vergleich mit einem Baum zu bleiben – zu größeren Zweigen zusammenlaufen und sich schließlich im Hauptstamm des Nervs vereinigen. Jede dieser Nervenfasern, so fein sie auch sein mag, ist wie ein Telephondraht fähig, Impulse zu leiten. Die Haut ist mit diesen winzigen sensiblen Nervenzellen so verschwenderisch ausgestattet, daß das Gehirn im Bruchteil einer Sekunde genau weiß, wo der Reiz ausgelöst wurde und über welchen Bereich er sich erstreckt, ganz gleich, ob die Impulse – die Ärzte sprechen von Stimuli – in Form eines feinen Nadelstichs oder eines derben Schlags mit dem Knüppel erfolgen.

Impulse, die von den sensiblen Nerven weitergeleitet werden, bewegen sich von der Peripherie nach innen in Richtung auf das Gehirn. Falls irgendwelche Maßnahmen erforderlich werden, kommen andere Nerven zum Zuge. Wenn beispielsweise ein überschwenglicher Mensch einem die Hand etwas zu kräftig drückt, zuckt man unwillkürlich zusammen und versucht sie wegzuziehen. Oder wenn man barfuß durch Gras geht und plötzlich in einen Dorn tritt, hebt man augenblicklich den Fuß, und falls sich der Dorn in das Fleisch eingegraben hat, versucht man ihn mit den Fingern zu fassen, um ihn herauszuziehen. Alle diese Bewegungen werden von Muskeln bewerkstelligt, und die Nerven, die diese Muskeln steuern, bilden das motorische Nervensystem, das vom System der sensiblen Nerven vollkommen unabhängig ist. Die Impulse, die von den motorischen Nerven weitergeleitet werden, entspringen dem Gehirn – oder, im Fall einer Reflexbewegung, in den im Rückenmark eingebetteten Nervenzentren – und laufen nach außen zu den verschiedenen Körperteilen. Doch ihr Ziel ist nicht die Haut. Die motorischen Nerven enden in den Muskeln, und die Impulse, die sie vermitteln, veranlassen die Muskeln, sich zusammenzuziehen.

Reflexbewegungen werden unabhängig vom Gehirn durch sogenannte Reflexbogen ausgeführt, und im menschlichen Körper gibt es viele Tausende davon. Bei derartigen Vorgängen sind sensible Nerven, Nervenzentren im Rückenmark und motorische Nerven beteiligt. In dem schmerzhaften Augenblick, in dem der nackte Fuß auf einen Dorn tritt, wird der plötzliche Reiz über winzige sensible Nerven weitergeleitet, die sich wie ein von vielen Nebenflüssen gespeister Strom im Plantarnerv, dem Fußsohlennerv, vereinigen und dann mit zahlreichen anderen Nervenbahnen das Bein hinauflaufen, bis er über den Ischiasnerv, dem etwa fingerdicken Hauptnervenstamm im Bein, das Rückenmark erreicht. Auch wenn sich die Nervenimpulse nahezu momentan fortbewegen, so verlangt doch diese plötzliche Notlage die schnellstmögliche motorische Maßnahme. Ohne auf Instruktionen vom Gehirn zu warten, telegraphiert das Rückenmarkszentrum eine Nachricht über die motorischen Nerven, die dann bewirken, daß sich die Muskeln im Bein zusammenziehen und den Fuß hochreißen, ehe man sich überhaupt bewußt geworden ist, daß man das tun will. Hier spricht man von einem Reflexvorgang. Der Fuß ist erst einmal weg vom Boden, und wenn auch der Dorn noch in der Fußsohle steckt und man sich nur humpelnd bewegen kann, so hat möglicherweise der Schmerz schon so sehr nachgelassen, daß die sensiblen Nerven aufhören, die Tatsache des noch immer im Fleisch eingebetteten Fremdkörpers zu signalisieren. Dennoch bleibt das Verlangen, den Dorn wieder loszuwerden, also ihn herauszuziehen. Diese nachfolgende Handlung der Muskeln wird vom Gehirn aus eingeleitet und über die von den sensiblen Nerven unabhängigen motorischen Nerven ausgeführt.

Das getrennte Funktionieren der sensiblen und motorischen Nerven ließ Bernard zu einer ungeheuer wesentlichen Erkenntnis gelangen: Er entdeckte den Wirkungsbereich von Kurare auf den Körper. Bernard begann damit, einem Frosch einen Faden fest um das linke Hinterbein zu binden und somit die Arterie und die Vene im Schenkel zusammenzudrücken, so daß zwischen jenem Bein und dem übrigen Körper der Blutkreislauf unterbrochen war. Dann injizierte er dem Frosch im Rücken Kurare unter die Haut. Innerhalb von zwanzig Minuten war der Frosch gelähmt – bis auf sein linkes Hinterbein, das das Blut und mit ihm das darin befindliche Gift nicht zu erreichen vermocht hatte. Nacheinander zwickte Bernard den Frosch in die Rückenhaut, in beide Vorderbeine und ins rechte Hinterbein. Keiner dieser Körperteile bewegte sich, doch jedesmal, wenn er eine der gelähmten Stellen reizte, zuckte das unvergiftete Bein in einer Reflexbewegung zusammen. Folglich empfand der Frosch den Reiz überall am Körper, aber er konnte nur mit dem nicht gelähmten Bein darauf reagieren. Deshalb stand fest, daß die sensiblen Nerven von Kurare unbeeinträchtigt blieben und ihre Meldungen noch immer bis zu den Nervenzentren weitergeleitet wurden. Doch irgendwie hinderte das Gift die motorischen Nerven daran, die Muskeln in den gelähmten Bezirken zu bewegen.

Wo war diese Blockierung zu suchen? Im Gehirn? Im System der motorischen Nerven? Oder in den Muskeln? Bernard ging nunmehr einen Schritt weiter. Er machte bei einem Frosch einen Einschnitt in das Bein und zerteilte es mit seiner am Seziertisch erworbenen Geschicklichkeit so behutsam, daß er zwar die Blutgefäße unterbinden konnte, aber die Verbindung der Nerven mit dem übrigen Körper intakt ließ. Falls das Kurare auf das Gehirn wirkte oder auf die motorischen Nerven, müßte das so unterbundene Bein – obgleich er die Gewißheit hatte, daß das Gift das Bein nicht mehr über das Blut erreichen konnte – genauso gelähmt werden wie der übrige Körper.

Das Ergebnis war wie bei dem ersten Versuch: Das Bein wurde nicht gelähmt, und es zuckte, sobald die gelähmten Teile des Frosches gereizt wurden. Folglich gelangten noch immer Nervenimpulse durch den gelähmten Teil des Körpers in das nicht gelähmte Bein. Da Bernard die Nerven des nicht von der Vergiftung befallenen Beines bloßgelegt hatte, war es ihm möglich, sie mit einem kleinen elektrischen Stromstoß zu reizen. Der künstliche Impuls wurde im Nerv weitergeleitet, und die Muskeln zogen sich in üblicher Weise zusammen. Daraus folgerte er, daß das Kurare nicht auf das Gehirn wirkte und auch nicht auf die motorischen Nerven, aber doch irgendwo an der Peripherie oder der äußeren Grenze des Systems.

Und dann machte er eine weitere Entdeckung. Er schnitt die unteren Teile beider Hinterbeine auf und reizte die Wadenmuskeln durch einen elektrischen Stromstoß. Es war praktisch kein Unterschied zwischen der Kontraktion des Muskels in dem gelähmten rechten Bein und der in dem nicht gelähmten linken Bein festzustellen. Das deutete darauf hin, daß die Muskeln selbst nicht gelähmt waren, und deshalb unternahm er eine weitere Reihe von Versuchen.

Muskelgewebe, das nach dem Tod eines Körpers herausgeschnitten wird, bewahrt noch eine Zeitlang seine «Irritabilität» und damit die Fähigkeit, sich zusammenzuziehen. Bernard entfernte bei einem Frosch die Wadenmuskeln mit einem Teil der dazugehörigen Nerven. Er legte den Nerv des einen Muskels in einen Teller mit Kurarelösung, ließ aber den Muskel selbst draußen. Sobald er den Nerv reizte, bewegte sich der Muskel, ungeachtet der Tatsache, daß der Nerv in dem lähmenden Kurare lag. Folglich wirkte das Kurare nicht auf den Nerv. Nunmehr tauchte Bernard den anderen Muskel in die Kurarelösung und ließ den Nerv draußen. Als er diesmal den Nerv reizte, reagierte der Muskel nicht mit der geringsten Bewegung. Also war es doch der Muskel, der gelähmt wurde? Bernard reizte dann den in Kurare getauchten Muskel unmittelbar mit einem elektrischen Impuls. Der Stromstoß brachte Leben in den Muskel, als ob nie Kurare darauf eingewirkt hätte.

Endlich hatte Bernard die Antwort gefunden. In seinem stillen Laboratorium Tausende von Kilometern entfernt von den Urwäldern, wo sich die giftigen Kletterpflanzen um die Bäume rankten und nackte Jäger an ihren brodelnden Töpfen kauerten, hatte Claude Bernard – verhinderter Dramatiker, aber brillanter Physiologe – das lange verborgene Geheimnis des «fliegenden Todes» entdeckt. Es gab nur eine Erklärung: Da das Kurare weder die Nerven noch die Muskeln lähmte, mußte es in irgendeiner Form die Verbindung zwischen beiden unterbrechen.

Bernard und keiner seiner Zeitgenossen wußte, wie diese Verbindung zwischen Nerven und Muskeln beschaffen war. Im Lauf des nächsten Jahrhunderts versuchten unzählige Forscher, befeuert von Bernards Entdeckung, das Phänomen zu ergründen, aber ohne Erfolg. Erst in jüngster Zeit, als es die Einführung des Elektronenmikroskops der biologischen Forschung ermöglichte, Messungen in der Größenordnung eines zehnmillionstel Millimeters vorzunehmen, sind wir zu unseren heutigen, immer noch lückenhaften Erkenntnissen dieser äußerst diffizilen Materie gelangt. Muskeln bestehen aus vielen Tausenden von zähen kleinen Fasern, und bei einer Kontraktion des Muskels ist es notwendig, daß eine jede dieser Fasern kürzer und dicker wird. Das Signal, das sie veranlaßt, ihre Form zu verändern, kommt zu ihnen von den Enden der motorischen Nerven. Der Punkt, an dem ein Nervenende auf einen Muskel trifft, wird als «Nerv-Muskel-Verbindungsstelle» bezeichnet, und es ist der hier ablaufende komplizierte elektrochemische Prozeß, der durch das Kurare unterbrochen wird.

Wenn man die Absicht hat, den Fuß vom Boden zu heben, sendet das Gehirn eine Folge von winzigen elektrischen Impulsen aus – viele hundert in der Sekunde – und signalisiert dieses Vorhaben über die motorischen Nerven zu den Muskeln, die sich zusammenziehen müssen, um die Bewegung auszuführen. Mit Hilfe eines geeigneten Verstärkers sind diese Signale zu hören; sie klingen wie das Knattern eines Geigerzählers, den man an eine radioaktive Strahlenquelle hält. Aber es ist nicht Elektrizität, die die Muskelfasern veranlaßt, ihre Form zu verändern, sondern ein chemischer Vorgang.

An der «Nerv-Muskel-Verbindungsstelle» befindet sich eine chemische Substanz namens Azetylcholin, das bei Ruhestellung des Muskels inaktiv ist, da seine Moleküle gespalten sind. Wenn der motorische Nerv seine elektrischen Impulse in das Azetylcholin entlädt, vereinigen sich die gespaltenen Moleküle augenblicklich zu ihrer aktiven Form. In dieser neuen Gestalt passen sie genau in zwei winzige Vertiefungen in besonderen Zellen der Muskelfasern, die «Endplatten» genannt werden, und dort lösen sie den chemischen Prozeß aus, der die Fasern zur Kontraktion veranlaßt.

Die Moleküle des Kurare sind in ihrer Form den miteinander verbundenen Molekülen des Azetylcholins sehr ähnlich, und wenn sie an der «Nerv-Muskel-Verbindungsstelle» ankommen, benehmen sie sich wie Squatter, die sich ohne jeglichen Rechtstitel Siedlungsland aneignen: Sie setzen sich in den «Rezeptoren», den Aufnahmestellen in den Vertiefungen der Muskelendplatten fest. Auch wenn sie bequem in diese Rezeptoren eindringen können, sind sie doch wegen ihrer anderen Molekülstruktur unfähig, den chemischen Prozeß auszulösen, der die Muskeln zur Kontraktion veranlaßt. Doch solange sie sich dort eingenistet haben, müssen die rechtmäßigen Besitzer, die Azetylcholinmoleküle, draußen bleiben. Infolgedessen bleiben die Muskeln entspannt, ganz gleich, wie viele alarmierende Signale bei der «Nerv-Muskel-Verbindungsstelle» eintreffen und den Befehl zur Kontraktion übermitteln.

Die Situation an den Endplatten ist nicht statisch. Die Moleküle – die des Azetylcholins ebenso wie die des Kurare – setzen sich nicht für immer in den Rezeptoren der Muskelfasern fest, sondern geistern umher und bombardieren sich gegenseitig. Die Lähmung tritt ein, wenn die Azetylcholinmoleküle hoffnungslos in der Minderheit sind und nicht mehr bis zu den Rezeptoren durchkommen.

Doch wie erfolgreich die Kuraremoleküle ihren ersten Angriff auch vorgetragen haben mögen, dem Gegenangriff der natürlichen chemischen Abwehrkräfte des Körpers sind sie hilflos ausgeliefert. Falls man den Verteidigern genügend Zeit läßt, werden sie immer in der Lage sein, die Eindringlinge einzukreisen und zu vernichten. Doch wenn sich die Kuraremoleküle in genügend großer Zahl Zugang zum Körper verschafft haben, dann ist diese Zeit – genau wie Brodie und Waterton es demonstrierten – nur durch künstliche Atmung zu gewinnen.

Claude Bernard wußte nichts von diesem Kampf der Moleküle, und dennoch hatte er mit seiner Entdeckung, daß Kurare die Verbindung zwischen Nerven und Muskeln unterbricht, eine Basis geschaffen für spätere Untersuchungen der Droge und für das bessere Verständnis der Funktionen des Nervensystems. Überdies ist es zum großen Teil den Ergebnissen der Arbeit Bernards zu verdanken, daß Kurare zum Gegenstand physiologischer Forschung in Laboratorien und an den medizinischen Fakultäten wurde, worin bis zum Jahre 1942 die hauptsächliche Nutzung dieses Giftes bestand. Durch die besondere Form der entspannten Lähmung, die Kurare bewirkt, wurden die Versuchstiere zu bewegungslosen lebenden Laboratorien, an denen die Körperfunktionen studiert werden konnten. Wie Bernard schrieb, ermöglichte das Kurare es dem Physiologen, «die kompliziertesten Phänomene des lebenden Organismus zu trennen und zu analysieren und auf Umwegen durch aufmerksames Studieren des Mechanismus des Todes über den physiologischen Mechanismus des Lebens Erkenntnisse zu sammeln».

Da Bernard selbst darauf hingewiesen hatte, daß Kurare weder das Gefühl noch den Verstand beeinträchtigt, war die Anwendung des Giftes in gewissem Sinne eine Qual für die Tiere, wenngleich vermutlich lange nicht so qualvoll wie einige seiner anderen Versuche, darunter ein Experiment, bei dem ein Kaninchen bei lebendigem Leibe verbrannt wurde, um festzustellen, welche Temperatur tödlich sein würde. Madame Bernard protestierte energisch gegen seine Vivisektionen und spendete häufig für eine französische Gesellschaft, die den Schutz der Tiere auf ihre Fahnen geschrieben hatte.

Auch in England erregte die zunehmende Zahl von Versuchen mit lebenden Tieren Empörung in der Öffentlichkeit. Im Jahre 1875 berief die Regierung eine Königliche Kommission, deren Ermittlungen sich in einem gesetzlichen Verbot von Vivisektionen auswirkten. Und ein paar Jahre später geißelte Lord Tennyson, der lorbeerbekränzte Dichter, mit poetischen Mitteln jeden Arzt, «mit dessen Einwilligung einem Hund, der sich dem Menschen schwanzwedelnd an die Knie schmiegt, dieses teuflische *oorali* verabreicht wird».

Bernards Rechtfertigung seiner Versuche war für die Offenheit dieses Wissenschaftlers charakteristisch: «Wenn der Mensch sich das Recht herausnimmt, Tiere für sich arbeiten zu lassen und als Nahrung zu verwenden, hat er ebensogut das Recht, sich ihrer zu bedienen, um in einer für die Menschheit nützlichen Wissenschaft zu neuen Erkenntnissen zu gelangen.»

8. Kapitel

Eines Abends im Winter 1839 ging Polizeiinspektor Phelps in den Straßen von Nottingham auf Streife, als er einen Hund ganz offensichtlich vor Angst bellen und heulen hörte. Seine sogleich angestellten Ermittlungen ergaben, wie es in altehrwürdiger Amtsdiktion hieß, daß ein Vorstehhund in eine Ausschachtung gefallen war, die man für den Unterbau einer öffentlichen Lastenwaage ausgehoben hatte. Inspektor Phelps, der anscheinend von der für alle Engländer charakteristischen Tierliebe beseelt war, holte eine Leiter, kletterte in die Grube hinunter und nahm den ängstlich winselnden Hund auf die Arme. Leider war seine Hilfsbereitschaft größer als seine Vorsicht, denn sobald er wieder auf der Straße stand, biß ihm der Hund in Nase und Oberlippe und verschwand kläffend in der Nacht.

Sechs Wochen später wurde Inspektor Phelps krank. Einem Freund erzählte er, daß er fürchte, verrückt zu werden. Als er seinen Hausarzt aufsuchte und in das Sprechzimmer trat, sah er zufällig, wie in der einen Ecke Wasser aus dem Hahn in das Waschbecken lief – und einen Augenblick später kollabierte er und wurde von wilden Krämpfen geschüttelt.

Auf die dringenden Appelle des Doktors eilten ihm die medizinischen Koryphäen der Stadt zu Hilfe. Sobald sie Inspektor Phelps erblickten, war ihnen klar, daß er sich in den Todesqualen der gefürchteten Tollwut wand. Sie waren sich einig, daß ihm niemand mehr helfen konnte. Oder etwa doch? Unter den dort versammelten würdigen Herren war auch Dr. Francis Sibson, der Chirurg des Allgemeinen Krankenhauses von Nottingham. Sibson hatte einen Freund, der glaubte, ein Mittel gegen Tollwut zu wissen. Ein Bote wurde losgeschickt, um diesen Mann der letzten Hoffnung herbeizuholen – und das war kein anderer als der dem «geneigten Leser» bereits wohlbekannte Charles Waterton, Junker auf dem nahe gelegenen Walton Hall.

Waterton hatte schon seit Jahren auf eine solche Gelegenheit gewartet. Er steckte nur noch schnell ein mit Wachs überzogenes Kügelchen *wourali* zu sich, ehe er nach Nottingham eilte. Doch er kam zu spät. Phelps war bereits unter fürchterlichen Qualen gestorben, und dem Junker blieb die Auszeichnung versagt, als erster den Versuch unternommen zu haben, mit Kurare eine Krankheit beim Menschen zu behandeln.

Wenn auch seinerzeit der Gedanke, ein solch schauriges Gift einfach als Heilmittel zu deklarieren, im ersten Augenblick tollkühn erscheinen mußte, so stand doch fest, daß der Alten Welt von Südamerika mehr als nur Gold, Tabak oder Kartoffeln geschenkt worden war. Im Lauf der Jahre hatte man sich daran gewöhnt, in diesem Subkontinent eine Schatzkammer voller heilkräftiger Kostbarkeiten zu sehen. Chinin war nur eine unter Dutzenden südamerikanischer Substanzen von tatsächlichem oder eingebildetem Wert für die Ärzte zu Watertons Zeiten.

Da war das *ipecacuanha,* die Brechwurzel, die ein englischer Seeräuber und Schiffsarzt des 18. Jahrhunderts namens Thomas Dover mit Opium vermischte und als «Dovers Pulver» verkaufte. Die Brechwurzel bildet das Alkaloid Emetin, das noch heute, neben anderen Mitteln, bei der Behandlung der Amöbenruhr verwendet wird. Dann gab es *guaiac,* das Guajaholz, das früher als Heilmittel bei Syphilis angesehen wurde und noch immer zur Behandlung von Rheumatismus eine Rolle spielt; weiterhin die Sarsaparillawurzel, ein im vergangenen Jahrhundert auf beiden Seiten des Atlantiks beliebtes «Stärkungsmittel», das, wie später festgestellt wurde, einen dem männlichen Geschlechtshormon Testosteron ähnlichen Stoff enthält; ferner Cascara sagrada, die Jalapewurzel und noch viele andere. Und nach Watertons Tod erwiesen sich die Blätter des südamerikanischen Kokastrauches für die Heilkunde als ein weiterer unschätzbarer Segen, denn sie lieferten das für die örtliche Betäubung wichtige Kokain.

Da auch das Kurare wie alle anderen dieser nützlichen Heilmittel von einer südamerikanischen Pflanze stammte, besaß es vielleicht ebenfalls verborgene Heilkräfte? Doch womöglich war es ein todbringendes Gift? Aber verwendeten die Ärzte nicht viele Substanzen, die sich in zu starken Dosierungen als tödliche Gifte erwiesen? Außerdem besaß Waterton in der Eselin Wouralia, die sich noch immer «rund und munter» auf den Weiden von Walton Hall ihres Daseins freute, einen lebenden Beweis für die wesentliche Erkenntnis, daß die Wirkung von Kurare durch künstliche Atmung neutralisiert werden konnte. Deshalb machten sich der Junker und sein Freund Dr. Sibson mehrmals eilends auf den Weg, um endlich Gelegenheit zu einem Versuch zu bekommen, Fälle von Tollwut mit Kurare zu behandeln. Sie hofften, daß die dadurch bewirkte entspannte

Form der Lähmung die furchtbaren Krämpfe, die mit dieser Krankheit verbunden sind, mildern würde. Doch die Möglichkeit, ihre Theorie zu erproben, war ihnen nie vergönnt, denn die Patienten waren alle bereits gestorben, ehe die beiden bei ihnen eintrafen.

Im Gegensatz zu seinem Freund, dem Junker, war Sibson alles andere als ein überspannter Sonderling, sondern ein vielseitig interessierter, produktiver Mann, und vermutlich beruhte die Freundschaft mit Waterton auf der gemeinsamen Passion für das Studium der Natur, denn eine seiner ersten Veröffentlichungen trägt den Titel «Auf dem Atemloch des Tümmlers». Nach dreizehn Jahren in Nottingham siedelte Sibson nach London über, wo er sich mit einem Beitrag zum besseren Verständnis der Funktionen der inneren Organe einen Namen machte. Doch die Idee, daß Opfern der Tollwut womöglich mit Kurare zu helfen wäre, stammte weder von Sibson noch von Waterton. Darauf war William Sewell gekommen, der Professor für Veterinärmedizin, der Benjamin Brodie bei dem Versuch an Wouralia assistiert hatte. Als Sewell sah, wie das Kurare alle Muskeln der Eselin lähmte, drängte sich ihm der Gedanke auf, daß es wertvolle Dienste bei der Behandlung zweier Krankheiten leisten könnte, die heftige Muskelkontraktionen auslösen: Tollwut und Wundstarrkrampf. Er irrte, was die Tollwut anbetraf, aber mit der zweiten Vermutung hatte er recht, auch wenn das Kurare bei der Behandlung von Wundstarrkrampf erst voll genutzt wurde, nachdem die Ärzte es bei der Anästhesie zu zähmen gelernt hatten.

Die Tollwut ist eine so furchtbare Krankheit, daß Watertons Eifer, die Heilung mit seinem *wourali* zu versuchen, durchaus verständlich ist. Sobald nämlich beim Menschen die Tollwut ausbricht, kommt auch heute noch jede Hilfe zu spät. Diese Krankheit, die durch den Biß eines tollwutkranken Tieres übertragen wird, ist, medizinisch gesehen, eine heftige Entzündung des Gehirns und des übrigen Zentralnervensystems. Doch damit ist das Grauen dieser Krankheit nur unzulänglich beschrieben, denn bevor das Opfer der Tollwut endlich durch den Tod erlöst wird, leidet es Qualen, die viele Stunden, ja sogar Tage dauern.

Das Virus, das sich im Speichel des Tieres befindet, braucht einige Zeit, um sich im Körper des Menschen anzusiedeln. Gewöhnlich treten die ersten Krankheitserscheinungen zwei bis sechs Wochen nach dem Biß auf, wenngleich die Weltgesundheitsorganisation auch einen Fall verzeichnet, bei dem sich die Symptome erst nach 346 Tagen, also nach fast einem Jahr, bemerkbar machten. Im Frühstadium der Krankheit leidet der Patient an Niedergeschlagenheit, Kopfschmerzen und Appetitlosigkeit. Er kann nicht schlafen und hat ständig das Gefühl einer drohenden Gefahr. Das Schlucken fällt ihm schwer, und er reagiert auf Licht und Lärm überempfindlich.

Mit fortschreitender Krankheit grenzt seine Reizbarkeit an Raserei. Der kleinste äußerliche Anlaß – ein leises Geräusch, ein unerwarteter Luftzug – kann Anfälle von tobender Wut und heftige Krämpfe auslösen. Schlimmer noch kann sich der bloße Versuch auswirken, ein Glas Wasser zu trinken, denn er erzeugt unkontrollierbare Angstzustände und schmerzhafte Krämpfe in der Kehle. Diese krankhafte Scheu vor Wasser, eine typische Begleiterscheinung der Tollwut beim Menschen, gab der Krankheit ihren wissenschaftlichen Namen: Hydrophobie. Die Qual ist erst dann zu Ende, wenn das erschöpfte Opfer das Bewußtsein verliert und stirbt.

Die Tollwut war bereits bei den Griechen und Römern bekannt, und Gaius Plinius Secundus, der Urvater der Hausmittel, empfahl die Leber eines tollwütigen Hundes als Medizin. Abgesehen von Plinius' Empfehlung, gab es gegen diese Krankheit keinerlei Schutz bis zum Jahre 1885, als Pasteur – dessen bakteriologische Entdeckungen Lister zur Einführung der antiseptischen Wundbehandlung inspirierten – von getrocknetem Rückenmark infizierter Kaninchen einen Impfstoff herstellte, der die Entwicklung der Krankheit zu verhindern vermochte, wenn man ihn früh genug nach dem Biß injizierte.

Es war einer der dramatischsten Siege, die je über eine Krankheit errungen wurden. Menschen, die von tollwütigen Tieren gebissen worden waren, strömten aus allen Teilen Europas nach Paris, um sich behandeln zu lassen. Die Zeitung *New York Herald* rief ihre Leser zu einer Spendenaktion auf, um vier von tollwutkranken Hunden angefallene amerikanische Kinder zu Pasteur zu schicken. Alle vier konnten gerettet werden. Als nächste kamen neunzehn Russen, die ein tollwütiger Wolf übel zugerichtet hatte, der zwei Tage und zwei Nächte lang Amok gelaufen war. Bis zu dieser Zeit hatte man sich damit abgefunden, daß zweiundachtzig von je hundert Menschen sterben mußten, die von tollwutkranken Wölfen gebissen worden waren. Pasteur konnte sechzehn der neunzehn Russen retten, obwohl sie erst zwei Wochen nach dem Biß in Paris eintrafen.

Wenn ein Mensch von einem tollwutverdächtigen Tier gebissen wird, ist eine möglichst umgehende Schutzimpfung gegen Tollwut unerläßlich. Die Tollwut stellt in vielen Teilen der Welt noch immer eine ernste Gefahr dar, auch wenn es einigen Ländern, wie Großbritannien, gelungen ist, sie durch strenge Quarantänemaßnahmen auszurotten. Im Jahre 1966 meldete die Weltgesundheitsorganisation den Ausbruch der Krankheit unter großen Teilen des Wildbestands in Europa, Asien, Afrika und beiden Teilen Amerikas. Die Tollwut scheint periodisch wiederkehrend aufzutreten, denn schon ein Jahrhundert vorher war es zu einer ähnlich weltweiten Epidemie gekommen. Zu den für Tollwut anfälligen Tieren gehören Wölfe, Kojoten, Füchse, Schakale, Stinktiere, Mungos, Wiesel und Fledermäuse. Auf den Menschen wird sie vornehmlich durch Hunde und Katzen übertragen, die nicht dagegen immunisiert worden sind.

Da die Tollwut eine solche Geißel war und es vor Pasteurs Impfstoff kein Mittel dagegen gab, erscheint es um so verwunderlicher, daß nicht schon andere außer Waterton und Sibson aus schierer Verzweiflung Sewells Anregung gefolgt waren und es mit Kurare probiert hatten. Auch Watertons vergeblicher Versuch, Inspektor Phelps in Nottingham mit Kurare zu retten, hat offensichtlich kaum Interesse oder gar Nacheiferer gefunden. Zwanzig Jahre später erklärte Sibson 1859 vor einer Versammlung der Königlichen Ärzte- und Chirurgengesellschaft, daß er Sewells Idee noch immer als vielversprechend erachte, auch wenn die Verabreichung von Kurare ganz zweifellos die Anwendung künstlicher Atmung erforderlich mache. Er habe viele Jahre lang das notwendige Gerät für den Fall bereitgehalten, daß sich ihm die Gelegenheit zu einem Behandlungsversuch biete.

Und wieder schien sich niemand dafür zu interessieren. Erst siebzehn Jahre später brachte das britische Ärzteblatt *Die Lanzette* eine kurze Notiz, in der ohne weitere Einzelheiten berichtet wurde, daß der Berliner Arzt Offenberg einen Fall von Tollwut erfolgreich mit einer subkutanen Einspritzung von Kurare behandelt habe. Im gleichen Jahr – 1876 – vermeldete Dr. B. A. Watson, Chirurg am Armenkrankenhaus von Jersey City, in der Amerikanischen Medizinischen Zeitschrift, daß er einen ähnlichen Erfolg hatte für sich verbuchen können.

Watsons Patient war ein kräftiger, kerngesunder Mann von fünfundvierzig Jahren «mit maßvoller und arbeitsamer Lebensweise», der von einem Neufundländer gebissen worden war. Sein Dienstmädchen, das der Hund ebenfalls gebissen hatte, starb an Tollwut. Als Watson den Mann im Krankenhaus zu sehen bekam, litt dieser an heftigem Schüttelfrost und Brechreiz. In den folgenden Tagen behandelte Watson die krampfartigen Anfälle des Mannes mit minimalen Dosen von Strychnin – eine seinerzeit anerkannte Methode –, aber als er damit nicht fortfahren konnte, weil sich der Patient ständig erbrach, versuchte er es mit einer Kurare-Injektion. Zwanzig Minuten später fiel der Mann, der bis dahin wild phantasiert hatte, in tiefen Schlaf. Als er erwachte, wiederholte Watson die Injektion – «und von dem Tage an stellte sich keines der Symptome wieder ein».

Die Tatsache, daß der Mann genas, spricht für die Wahrscheinlichkeit, daß er gar keine Tollwut gehabt hatte. Watson war sich dieser Möglichkeit bewußt, denn er schrieb von einem «mutmaßlichen» Fall von Rabies canina, aber anscheinend hat er die Krankheit doch für echt gehalten und war davon überzeugt, daß Kurare die Heilung bewirkt hatte. Zu jener Zeit lebten Menschen, die von Hunden gebissen worden waren, so sehr in der Furcht vor Tollwut, daß sich manchmal bei ihnen Lyssophobie, eine krankhafte Angst vor Tollwut, entwickelte. In ihrer hysterischen Überzeugung, an dieser Krankheit sterben zu müssen, zeigten sich bei ihnen Symptome, die denen der Tollwut sehr ähnlich waren, einschließlich der Scheu vor Wasser.

In England indessen gab es keinerlei Hinweis dafür, daß Kurare zur Heilung von Tollwut verwendet worden wäre. In der Nähe von Bagshot, im Süden des Landes, riß sich ein anscheinend tollwütiger Hund – eine Kreuzung zwischen einem Bernhardiner und einem schottischen Schäferhund – von der Kette los, wobei seine Hütte in Stücke ging, biß drei Kinder, stürmte in ein Bauernhaus, biß die Bäuerin in die Brust und fiel schließlich einen Holzfäller an, der – obwohl auch er gebissen wurde – den Hund mit einer Mistgabel tötete.

Auf diesen Vorfall eingehend, bezeichnete es *Die Lanzette* als «höchst wünschenswert», daß ein gründlicher Versuch mit Kurare durchgeführt werde, falls sich bei den gebissenen Personen Symptome von Tollwut zeigen sollten. Es sei doch gewiß «recht ungewöhnlich», so fügte der anonyme Leitartikler hinzu, daß man dieses vermeintliche Heilmittel seit Bekanntwerden seiner angeblichen Wirkung noch nie in diesem Lande bei einem derartigen Fall ausprobiert habe.

Zum Glück sind die von dem Hund gebissenen Leute noch einmal davongekommen – jedenfalls hat *Die Lanzette* nichts mehr über ihr Schicksal gebracht. Doch der betreffende Leitartikler veranlaßte einen Arzt, der in Demerara, Watertons früherem Tummelplatz, praktizierte, zu einem Brief, in dem er berichtete, daß er einige Monate zuvor die empfohlene Behandlung bei einem neunjährigen Jungen angewandt habe. Nachdem er dem kleinen Patienten zwei mit Kurare bestrichene Pfeile in den Rücken gestochen hatte, ohne daß sich irgendeine sichtbare Wirkung einstellte, habe er noch ein drittes Mal zugestochen.

Wie vorauszusehen war, «verschied» der Junge daraufhin. Derart drastische Maßnahmen konnten wohl kaum als ein objektiver oder überzeugender Versuch gewertet werden, das von William Sewell vorgeschlagene Heilverfahren auf die Probe zu stellen, aber niemand schien sich so sehr dafür zu interessieren, daß er die Sache weiterverfolgt hätte. Doch selbst wenn jemand dazu bereit gewesen wäre, hätte den Opfern der Tollwut nicht mit Kurare geholfen, sondern allenfalls der Tod durch Milderung der Krämpfe erleichtert werden können. Heutzutage wird dieser Zweck mit anderen Mitteln erreicht.

Sewells zweite Anregung, daß sich Kurare bei der Behandlung von Tetanus (Wundstarrkrampf) als nützlich erweisen könnte, fand sehr viel mehr Widerhall. Es wurden diesbezügliche Versuche angestellt, allerdings ohne nennenswerten Erfolg, bis man endlich durch die Anwendung von Kurare bei der Anästhesie damit sicher umzugehen lernte. Tetanus, der auch unter der Bezeichnung Kaumuskelkrampf oder Kieferklemme bekannt ist, wird heutzutage manchmal als eine jener Krankheiten abgetan, denen die Leute in der schlimmen alten Zeit ausgesetzt waren. Das ist ein gefährlicher Irrtum. Tetanus kommt zwar in den Industrieländern ganz zweifellos sehr viel weniger vor als früher, aber es sterben jährlich immer noch über fünfzigtausend Menschen auf der Welt an Tetanus – mehr Menschen, als nach den Statistiken der Weltgesundheitsorganisation an Pocken, Pest oder Kinderlähmung sterben oder an irgendwelchen anderen Krankheiten, die viel mehr im Blickpunkt der Öffentlichkeit stehen. Trotz aller modernen Behandlungsmethoden haben in den Vereinigten Staaten mit Tetanus infizierte Menschen weniger als fünfzig Prozent Überlebenschance. Und der Tod durch Wundstarrkrampf ist kaum weniger schrecklich als der Tod durch Tollwutinfektion.

Der Beginn der Krankheit wird durch eine leichte Spannung der Nacken- oder Kiefermuskeln angezeigt oder möglicherweise auch durch Kaubeschwerden beim Essen. Allmählich versteifen sich die Kiefermuskeln so sehr, daß das Opfer nicht mehr den

Mund öffnen kann. Lähmung befällt das ganze Gesicht und bewirkt, daß sich die Augenbrauen und die Mundwinkel zu einem makabren Ausdruck hochziehen, für den es sogar eine medizinische Bezeichnung gibt: *risus sardonicus*, das sardonische Grinsen. Immer mehr Muskeln werden in Mitleidenschaft gezogen, und das Opfer windet sich mit zusammengebissenen Zähnen und schweißüberströmtem Körper in schrecklichen Krämpfen. Manchmal ist der Rücken des Erkrankten so qualvoll nach vorn durchgewölbt, daß er nur noch mit dem Hinterkopf und den Fersen aufliegt. Die Krämpfe dauern unter Umständen wenige Sekunden, sie können sich aber auch minutenlang hinziehen. Sie sind so heftig, daß durch die unnatürlichen Belastungen zuweilen die großen Bauchmuskeln reißen, die von den Rippen bis in die Leistengegend hinunterreichen. Die meisten Kranken sterben an Herzversagen oder durch Ersticken.

Verantwortlich für dieses furchtbare Leiden ist ein weitverbreiteter, unter dem Namen *Clostridium tetani* bekannter Bazillus, der im Straßenschmutz, in der Gartenerde und im Kot von Tieren lebt, vor allem in dem von Pferden und Rindern. Ackerboden, der seit Generationen bearbeitet und mit Tiermist gedüngt wird, ist deshalb besonders reich an Bazillen, aber sie kommen auch woanders vor, zum Beispiel auf den Neuen Hebriden in einem besonderen Stück Erde, mit der die Eingeborenen ihre Pfeile überziehen. Ein seltsamer Zufall will es, daß auch die zu den ursprünglichen Hebriden gehörende Insel St. Kilda vor der Nordküste Schottlands lange Zeit für Tetanus berüchtigt war. Vor Einführung moderner Hygienemaßnahmen starben vierundachtzig von hundertfünfundzwanzig auf dieser Insel geborenen Kindern innerhalb von vierzehn Tagen nach der Geburt an Tetanus, weil sie beim Durchschneiden der Nabelschnur infiziert wurden.

Der Bazillus gelangt durch Wunden in den Körper, ja selbst durch einen unbedeutenden Dornenriß oder eine von einem hervorstehenden Sohlennagel verursachte Hautabschürfung. Die Krankheit verbreitete sich früher auch in Krankenhäusern durch

Bazillen in dem zum Nähen von Wunden verwendeten Katgut oder in nicht sterilen Verbänden. Sie ist heute noch bei den Neugeborenen der Naturvölker in vielen Teilen der Welt gang und gäbe, wo ein unsauberes Messer oder ein rostiger Büchsendeckel zum Durchtrennen der Nabelschnur benutzt oder Schlamm oder Dung auf Wunden gelegt wird, um Blutungen zu stillen.

Der Bazillus *Clostridium tetani* hat eine Spore, die sich bei Sauerstoffabschluß, wie in den toten Gewebstrümmern einer Wunde, entwickelt und ein virulentes Toxin (Gift) produziert. Wenn die tödliche Dosis Strychnin bei einem Mann von 140 Pfund zwischen dreißig und hundert Milligramm beträgt, so kann bereits ein fünftel Milligramm Tetanustoxin tödlich sein. Das Gift wird von den Endplatten der Muskeln aufgenommen, und von dort kriecht es durch die motorischen Nerven hinauf bis zum Rückenmark. Der menschliche Körper besitzt keine natürlichen Abwehrkräfte oder Schutzstoffe gegen dieses Toxin, aber er kann durch Injektionen von sehr kleinen Mengen des Toxins selbst oder durch von Pferden gebildete Antikörper zur Erzeugung solcher Schutzstoffe veranlaßt werden. Es ist folglich möglich, diese im Grunde genommen immer tödliche Krankheit durch Impfungen zu verhindern. Britische und amerikanische Truppen wurden im Zweiten Weltkrieg routinemäßig dagegen geimpft und blieben weitgehend davon verschont. Die deutschen und japanischen Streitkräfte wurden nicht so konsequent dagegen geschützt, und die Krankheit fand unter ihnen viele Opfer. In den Notaufnahmen moderner Krankenhäuser ist es üblich, Unfallopfern bei der Einlieferung eine Tetanusspritze zu geben.

Natürlich ist das Kurare nicht imstande, Tetanus zu heilen, aber es kann bei sorgfältiger Verwendung Krämpfe mildern, so daß sie den Patienten nicht mehr entkräften oder gar umbringen, während er mit anderen Mitteln behandelt wird. Als Veterinär versuchte Sewell zweimal, an Tetanus erkrankte Pferde – Tiere können sich die Krankheit ebenso zuziehen wie sie übertragen – durch Verwendung von Kurare zu retten, aber beide starben, das eine nach vier Stunden künstlicher Atmung. Doch Sewell genügte es schon zu wissen, daß sie an Tetanus gestorben waren und nicht an der Wirkung des Kurare.

Der erste schriftlich niedergelegte Versuch, Kurare bei einem von Tetanus infizierten Menschen zu verwenden, wurde am Silvesterabend des Jahres 1857 von Dr. Lewis A. Sayre unternommen, einem Professor für orthopädische Chirurgie am New Yorker Bellevue-Krankenhaus, das bereits damals, ebenso wie heute, zu den besten der Stadt zählte. Dr. Sayre, ein anerkannter Autor medizinischer Fachliteratur, gehörte zu den Ärzten, die William Morton, den Entdecker der Anästhesie, bei seiner letzten Krankheit behandelten. Der Patient, dem Dr. Sayre an jenem Silvesterabend Kurare verabreichte, war ein irischer Arbeiter mit Namen Owen Daly. Er hatte auf einer Leiter gestanden, die plötzlich wegrutschte und zu Boden fiel. Bei dem Versuch, irgendwo Halt zu finden, hatte er sich die Hand an einem Nagel aufgerissen. Elf Tage später wurde er mit verkrampften Nacken- und Kiefermuskeln in das Bellevue-Krankenhaus eingeliefert. Dr. Sayre amputierte den Daumen in der Hoffnung, daß das Gift dann nicht über die Nerven bis zum Rückenmark vordringen würde, aber es war bereits zu spät.

Als sich Dalys Zustand immer mehr verschlechterte und die charakteristischen Tetanusspasmen alle Muskeln erfaßten, hielt man den Zeitpunkt für gekommen, das Gift *woorari* zu verabreichen, dessen muskelentspannende Eigenschaft hinreichend bekannt war. Dr. Sayre löste etwas Kurare in Wasser auf und legte es am Silvesterabend um acht Uhr mit einem Bausch Scharpie auf die Wunde. Er wachte die ganze Nacht über am Bett des Patienten und wiederholte die Anwendung von Kurare, doch am Neujahrsmorgen um Viertel nach vier Uhr starb Daly, «nachdem sein ganzer Körper von sehr schweren Krämpfen geschüttelt worden war».

In seinem Bericht über den Fall zog Dr. Sayre keine Schlüsse und erging sich auch in keinerlei Spekulationen über den potentiellen Wert der Behandlung. Doch andere griffen seine Idee auf. Sir Thomas Spencer Wells, ein englischer Chirurg, der bei der Marine und auf den Schlachtfeldern der Krim einige Berühmtheit erworben hatte und mit Tetanuskranken wohlvertraut war, benutzte ein Jahr später Kurare bei der Behandlung von drei Frauen, die sich mit Tetanusbazillen infiziert hatten.

Wells machte sich als Pionier der Unterleibschirurgie einen Namen, als er eine kühne Operation vervollkommnete, die viele Jahre zuvor von Ephraim McDowell ausgeführt worden war, einem Hinterwäldler, der zu Pferd die ländliche Gegend von Danville im Staat Kentucky durchstreifte und in einsam gelegenen Hütten ganz auf sich allein gestellt operierte, wobei ihm einzig die Verwandten und Bekannten seiner Patienten zur Hand gehen konnten. Eines Tages im Dezember 1809 wurde McDowell zu einer Farmersfrau namens Jane Todd Crawford gerufen, die glaubte schwanger zu sein. McDowell untersuchte Mrs. Crawford und kam zu der Überzeugung, daß das, was seine Patientin als ihr sechstes Kind wähnte, in Wirklichkeit eine riesige Wucherung am Eierstock war. Sie würde daran schon sehr bald sterben müssen, da kein Chirurg seiner Zeit den Versuch gewagt hätte, ihr den Bauch zu öffnen und durch eine Operation zu helfen.

Doch die widrigen Umstände, unter denen jene alten Ärzte an der Grenze zum Wilden Westen zu arbeiten gewöhnt waren, festigten das Selbstvertrauen, und McDowell sagte sich, daß es, wenigstens theoretisch, möglich sein sollte, die ebenfalls eine Eröffnung des Unterleibs erfordernde, bereits an Tieren durchgeführte Eierstocksentfernung auch beim Menschen vorzunehmen. Ohne jede Beschönigung schilderte er Mrs. Crawford die Lage: Sie konnte bei Mann und Kindern in der Hütte bleiben und sich mit der Gewißheit des sicheren Todes abfinden, sie konnte aber auch mit ihm nach Danville kommen und sich einer Operation unterziehen, die im Grunde genommen nichts weiter als ein Experiment war und an der sie vielleicht noch eher sterben würde als an dem Tumor. Und da sie eine Frau mit echtem Pioniergeist war, entschied sie sich für die Operation. Wenn man heute über den Fall nachliest, wundert man sich, daß sie den viertägigen Ritt nach Danville überlebte, ganz zu schweigen von der Operation. Der riesige Tumor hing ihr fast bis zu den Knien hinunter und muß bei jedem Schritt schmerzhaft – und lebensgefährlich – gegen den Sattel gestoßen sein. Doch sie schaffte es bis zu dem Haus des Arztes, wo er ihr ein paar Ruhetage verordnete, damit die wundgerittene Haut heilte.

Dann, am ersten Weihnachtstag, vollbrachte der Hinterwäldler-Chirurg eine Großtat, die einen der Marksteine in der Entwicklung der Chirurgie darstellt. Er konnte seiner Patientin nichts geben, was ihre Schmerzen gelindert hätte, denn Mortons Demonstration von der Wirkung des Äthers fand erst vierzig Jahre später statt. Und während Jane Crawford Psalme aufsagte, um sich Mut zu machen, schnitt ihr McDowell den geschwollenen Leib auf und entfernte einen Tumor, der über zwanzig Pfund wog. Die Operation dauerte fünfundzwanzig Minuten, aber diese fünfundzwanzig Minuten schenkten Jane Crawford zweiunddreißig weitere Lebensjahre. Und Ephraim McDowell brachten sie Berühmtheit ein. Er war der erste Chirurg, der eine Ovarektomie vornahm, die Entfernung eines Eierstocks, und seine Operation wird weithin als Vorläuferin der modernen gynäkologischen Bauchchirurgie angesehen.

Kennzeichnend für die Größe von McDowells Leistung ist die Tatsache, daß fünfzig Jahre später der fachkundige Chirurg Spencer Wells nach einer in England durchgeführten Eierstocksexstirpation – diesmal sogar unter Narkose – erhebliche Zweifel am Wert der Operation bekundete, weil sie sehr schwierig sei und die Patientin den Eingriff nicht überlebt habe. Als er später doch zu der Einsicht kam, daß die Operation nützlich sein könnte, führte er sie mehr als tausendmal durch, auch wenn sie von der britischen Ärzteschaft erst im Jahre 1864 allgemein anerkannt wurde.

Zwei an Tetanus erkrankte Patientinnen, die Spencer Wells mit Kurare behandelte, waren Frauen, deren Eierstöcke er entfernt hatte. Eine dritte Frau war von ihm wegen eines Gebärmuttervorfalls operiert worden. In seinem im Jahre 1859 erschienenen Bericht über diese Fälle zeigte er sich über die Tatsache verwundert, daß sich alle drei in seiner Praxis innerhalb eines Monats ereignet hatten, wohingegen ihm in den zehn Jahren davor kein einziger Fall von Tetanus vorgekommen war. Ehe noch weitere zehn Jahre vergingen, fand Joseph Lister eine einleuchtende Erklärung – in seiner Abhandlung über die Notwendigkeit für Antisepsis im Operationssaal.

Spencer Wells' erste Patientin war zwei Wochen nach der Ovarektomie von Tetanuskrämpfen befallen worden. Er verabreichte Kurare durch eine subkutane Injektion, und sechs Tage später hatte sich die Frau erholt. Die beiden anderen Frauen starben – eine davon an dem Abend, an dem er die Fälle der Königlichen Ärzte- und Chirurgengesellschaft vortrug. Dennoch erschien ihm die Tatsache, daß eine der drei Patientinnen überlebt hatte, ermutigend genug, die angewandte Behandlungsmethode weiter zu verfolgen.

Etwas früher in demselben Jahr 1859 benutzte der italienische Physiologe und Chirurg Vella, der unter Claude Bernard studiert hatte, Kurare, um drei Soldaten zu behandeln, die in der Schlacht von Magenta verwundet worden waren, wo die Sardinier und ihre französischen Verbündeten die Österreicher in einem der vielen Gefechte besiegten, die der Vereinigung Italiens vorausgingen. Zwei der Soldaten waren bereits dem Tode nahe, als ihnen Kurare auf die Wunden gegeben wurde, und wenn es ihnen auch nicht das Leben rettete, so vermittelte es ihnen – nach den Worten eines zeitgenössischen Berichts – «ein gewisses Maß von Muskelerschlaffung sowie Linderung im Allgemeinbefinden». Der dritte war ein französischer Sergeant, den eine Gewehrkugel am Fuß verwundet hatte. Drei Tage nach der Entfernung der Kugel verspannten sich seine Kiefermuskeln, und er verfiel in tetanische Krämpfe. Doch nach Verabreichung von Kurare war er imstande zu trinken und sich im Bett aufzurichten. Am Ende wurde er wieder völlig gesund, aber niemand weiß, ob er sein Leben tatsächlich dem Kurare verdankte.

Im Lauf der folgenden achtzig Jahre wurden sporadisch immer wieder Versuche unternommen, den «fliegenden Tod» im Dienste der Medizin nutzbar zu machen. Dutzende von wissenschaftlichen Arbeiten über das Für und Wider seiner Anwendbarkeit bei Tetanus wurden veröffentlicht, besonders in Frankreich. Dort hatten sich Bernards Experimente als ungeheurer Ansporn für die Forschung erwiesen, und dort waren auch Versuche unternommen worden, Kurare zur Bekämpfung von Krampfzuständen der Skelettmuskulatur zu benutzen, wie sie bei epileptischen Anfällen und Veitstanz die Regel sind. Doch die Ergebnisse späterer Forscher waren kaum ermutigender als die von Spencer Wells und Vella. Der Weg nach vorn war immer noch durch zwei Hindernisse versperrt, die unüberwindlich schienen – Hindernisse, die in *Der Lanzette* in einem Artikel über Vellas Erfahrungen umrissen wurden.

«Es ist eine der nachteiligsten Eigenschaften des Kurare», so stand da geschrieben, «daß es sowohl in seiner Zusammensetzung als auch in seiner Wirkung unbestimmt und unterschiedlich ist. Seine chemische Beschaffenheit ist nicht konstant, ja selbst die Grundsubstanzen weichen voneinander ab, und seine Wirksamkeit ist bei den verschiedenen Arten uneinheitlich. Wenn es möglich wäre, aus diesem äußerst giftigen Mittel ein noch tödlicheres Gift zu destillieren und daraus *curarina* als dessen aktives Alkaloid zu extrahieren, könnte man vielleicht eine gleichbleibende Wirkung erzielen ... Tierversuche haben gezeigt, daß am Ende der tetanischen Krämpfe – das möglicherweise durch die Wirkung von Kurare herbeigeführt wird – der Tod offensichtlich durch Lähmung der Atmungsorgane eintritt, so daß der Chirurg die Genugtuung hat, seinen Patienten zwar von der Krankheit befreit, ihn aber vielleicht durch die Arznei umgebracht zu haben.»

Die prognostisch nicht erfaßbare Wirkung der verschiedenen Kurare-Arten, die seinerzeit nach Europa gelangten, und die ständigen Schwierigkeiten für die Chemiker, deren Alkaloide zu isolieren, sind bereits erwähnt worden. Aber es ist eine der Unerklärlichkeiten in der Geschichte des Kurare, daß angesichts der Erfahrungen Watertons und Brodies – die nicht nur in medizinischen Abhandlungen niedergelegt waren, sondern auch in einem der meistgekauften Reisebücher jener Zeit – soviele Forscher durch die lähmende Wirkung des Giftes auf die die Atmung steuernden Muskeln von weiteren Untersuchungen abgeschreckt wurden. Zweifellos erwies sich die Durchführung einer ausreichenden künstlichen Atmung zu Spencer Wells' Zeiten noch immer als ein gewagtes Unternehmen. Doch die Tatsache der Atemlähmung war vielen Forschern bereits Grund genug, Kurare für die Anwendung beim Menschen als zu gefährlich abzulehnen. Eine solche Einstellung dauerte fort bis zu den ersten Erfolgen mit diesem Mittel im Operationssaal – und darüber hinaus.

Noch im Jahre 1952 stand in der maßgebenden Britischen Enzyklopädie der Praktischen Medizin in dem Abschnitt über Kurare: «Gegenwärtig gibt es keinerlei Präparat von Kurarin, das zuverlässig und sicher wäre. Das gilt vor allem für den viel zu kleinen Spielraum zwischen der Dosis, die zur Entspannung der Muskeln und zur Lösung von Krämpfen erforderlich ist, und der Dosis, die eine lebensgefährliche Lähmung der die Atmung steuernden Muskeln bewirkt.» Damals wurde Kurare bereits seit zehn Jahren im Operationssaal angewendet.

Die Tatsache, daß es kein reines Kurare-Alkaloid gab, erwies sich als ernstliches Hindernis für die Forschung. Der französische Chemiker Jean Baptiste Boussingault, der von Humboldt nach Bolivien geschickt worden war, um auf die Bitte des Befreiers Simon Bolivar in Bogotá ein wissenschaftliches Institut zu gründen, hatte bereits im Jahre 1827 aus einer Probe des Giftes einen «Bitterstoff» ausgezogen. Es handelte sich nicht um ein reines Alkaloid, und da diese Substanz die ausgesprochene Tendenz hatte, Feuchtigkeit aus der Atmosphäre zu absorbieren, was ihren Wirkungsgrad noch weniger voraussagbar machte, war sie für medizinische Zwecke keine große Verbesserung gegenüber dem rohen Kurare.

Gegen Ende des 19. Jahrhunderts glaubte der deutsche Arzt Rudolf Böhm, der aus seiner psychiatrischen Praxis in das Forschungslaboratorium der Pharmakologen hinübergewechselt war, eine Methode gefunden zu haben, die verschiedenen Kurare-Sorten zu klassifizieren. Der Transport des Giftes nach Europa erfolgte in drei einheimischen Verpackungsarten: in hohlen Stücken Bambusrohr, die an beiden Enden mit Häuten verschlossen waren; in irdenen Töpfen oder in Kürbisflaschen (Kalebassen). Böhm war der Meinung, daß die verschiedenen Behälter aus verschiedenen Regionen stammten und demzufolge auch Gift von verschiedenen Pflanzenarten enthielten. Er analysierte Proben aus den drei Verpackungssorten und isolierte von jeder, wie er meinte, ein reines Alkaloid. Die Substanz, die er von dem Kurare aus den Kalebassen gewann, nannte er Kurarin, die von dem Kurare aus dem Bambusrohr Tubokurarin und die von dem Kurare aus den Töpfen Protokurarin.

Leider erwiesen sich die von ihm aufgestellten chemischen Formeln von jeder dieser Substanzen als falsch, und spätere Forschungsreisende zogen sein ganzes Klassifizierungssystem in Zweifel, weil sie ermittelten, daß alle drei Arten von Behältern in ein und derselben Gegend vorkamen und daß eben die verwendet wurden, die den indianischen Giftmischern jeweils am zweckdienlichsten erschienen. Doch so fehlerhaft Böhms Klassifizierungssystem auch sein mochte, es bedeutete gegenüber dem bisherigen Durcheinander einen Fortschritt. Für die Forschungsarbeit kam sein Kurarin einem reinen Alkaloid immerhin noch am nächsten, bis endlich in den dreißiger Jahren ein hochbegabter britischer Chemiker namens Harold King dafür sorgte, daß sich auf dem Jahrhunderte währenden Weg durch das Dunkel ein erster Lichtschimmer zeigte.

Harold King wurde im Jahre 1887 geboren und wuchs in dem beliebten Badeort Bangor in Nordwales auf, wo seine Eltern den Lehrerberuf ausübten. King war ein schüchterner, lernbegieriger Junge, der sich schon früh für die Wissenschaft im allgemeinen begeisterte und sich auf Anraten eines Mitschülers auf die Chemie spezialisierte. Er absolvierte das Studium mit dem höchsten Prädikat und brachte sein ganzes berufliches Dasein in den Laboratorien des Britischen Nationalinstituts für Medizinische Forschung zu. King war der Prototyp des hingebungsvollen Wissenschaftlers. Es gab kaum etwas, was ihn für längere Zeit von seinem Laboratorium fernzuhalten vermocht hätte. Er verließ England nur zweimal im Leben – einmal, um in Irland für kurze Zeit auszuspannen, und im Zweiten Weltkrieg, als er in seiner Eigenschaft als Geschäftsführer des Komitees zur Überwachung der Penicillinherstellung in die Vereinigten Staaten fliegen mußte. Nachdem er sich ins Privatleben zurückgezogen hatte, widmete er sich seiner Schmetterlingssammlung ebenso intensiv, wie er sich früher mit seinen Forschungen befaßt hatte.

Es geschieht nur selten, daß die viel Geduld erfordernde Forschungsarbeit des Chemikers von sensationellen Erfolgen gekrönt wird, doch King leistete mit seiner Grundlagenforschung so manchen indirekten Beitrag für den medizinischen Fortschritt. Als zu Beginn seiner Laufbahn England von den Lieferungen der deutschen pharmazeutischen Industrie abgeschnitten wurde, von denen es in hohem Maße abhängig war, betrieb er energisch den Aufbau einer einheimischen Produktion synthetischer Arzneimittel. Ihm ist beispielsweise zu verdanken, daß ein Verfahren für die Herstellung der schlichten, aber unentbehrlichen Aspirintablette gefunden wurde, die bis dahin von den Bayer-Werken in Deutschland importiert worden war. Er führte die Grundlagenforschung bei vielen anderen Medikamenten durch, und in der Zeit zwischen den beiden Weltkriegen gelang es ihm in seinem Laboratorium, mehrere Alkaloide mit einer dem Chinin vergleichbaren Wirkung synthetisch herzustellen. Die Arbeiten erwiesen sich später als von unschätzbarem Wert für die Vereinigten Staaten von Amerika, die im Zweiten Weltkrieg gezwungen waren, schnellstens synthetische Malariamittel zu entwickeln. Auch lieferte er einen entscheidenden theoretischen Beitrag für die ersten chemischen Arbeiten über Cholesterin, die schließlich zu epochemachenden Entdeckungen auf dem Gebiet der menschlichen Hormone führten.

Als King mit den Untersuchungen über Kurare begann, konnte niemand die sich daraus ergebende Bedeutung für die Anästhesie voraussehen. Doch merkwürdigerweise hatte er schon mit früheren Arbeiten zu Erkenntnissen auf diesem Teilgebiet der Medizin beigesteuert, besonders durch die Reindarstellung eines Betäubungsmittels namens Diäthyläther. Sein Interesse für den «fliegenden Tod» war geweckt worden durch die Arbeiten seines Vorgesetzten, Sir Henry H. Dale, des ehemaligen Direktors des Nationalinstituts für Medizinische Forschung. Dale, einer der bedeutendsten englischen Wissenschaftler des 20. Jahrhunderts, brachte viele Jahre damit zu, die Geheimnisse des chemischen Prozesses bei der Übertragung von Nervenimpulsen auf die Muskeln zu erforschen. Und da bereits bekannt war, daß dieser Prozeß auf irgendeine Weise von Kurare unterbrochen wurde, schien es nur folgerichtig, daß er sich damit befaßte.

Die labyrinthischen Verfahren, die die Wissenschaftler in der organischen Chemie anwenden, um Verbindungen in ihre Grundbestandteile zu zerlegen, sind viel zu verwickelt, als daß sie hier beschrieben werden könnten. Es mag nötig sein, das Ausgangsmaterial zu zerhacken, zu zermahlen, zu zerstampfen oder anderweitig zu zerkleinern; es dann mit Hilfe zahlloser Lösungsmittel vom Alkohol bis zur Essigsäure aufzulösen; feste Bestandteile mit Äther oder Chloroform einzudampfen, herauszufiltrieren oder zu extrahieren; durch Beigabe von Säuren oder exotischen Chemikalien, deren Namen außerhalb der Laboratorien völlig unbekannt sind, die Rückstände zu scheiden; erneut zu filtern, einzudicken und auszufällen; Lösungen durch pulverisierte Tonerde zu schwemmen und die sich beim Trocknen bildenden farbigen Schichten zu analysieren; die Menge des ultravioletten Lichts zu messen, die die verschiedenen Substanzen absorbieren, und Gewichtskurven aufzuzeichnen.

Wenn man Glück hat, kommt man am Ende zu reinen Kristallen, die es dann zu analysieren gilt. Wieviel Kohlenstoff ist darin enthalten? Wieviel Stickstoff? Wie viele andere Elemente? In der letzten Phase heißt es, den molekularen Aufbau der Substanz zu bestimmen, die Anordnung der Atome innerhalb der Moleküle. Es ist eine komplizierte und zeitraubende Arbeit, doch am Ende winkt als Lohn womöglich der Nobelpreis.

Harold King brachte es nicht zum Nobelpreis, aber im Jahre 1935 schaffte er es als erster, ein reines Alkaloid aus dem Kurare zu isolieren. Seine Leistung wird heute als beispielhafte Forschungsarbeit auf dem Gebiet der organischen Chemie gewertet. Als Ausgangsmaterial benutzte er fünfundzwanzig Gramm Bambusrohr-Kurare aus einem Museum, und er gewann daraus etwas mehr als ein Gramm eines reinen kristallinischen Alkaloids, das er d-Tubokurarin-Chlorid nannte und als die wirksame Kraft des Kurare nachwies.

Unter normalen Umständen sollten die Ärzte mit diesem Alkaloid imstande gewesen sein, die Versuche energisch voranzutreiben, da sie bei der Reinheit des Präparats die Wirkung mit Gewißheit genau voraussagen und die für den jeweiligen Zweck genaue Dosierung bestimmen konnten. Doch seit den Tagen der Konquistadoren war das Kurare schon immer alles andere als eine gewöhnliche Substanz gewesen. Bis zuletzt wahrte es sein Geheimnis: Weder dem Museum, das King das Kurare zur Verfügung gestellt hatte, noch ihm selbst war bekannt, von welcher Lianenart es stammte. So befand sich King in der einmaligen Lage, ein Alkaloid von einem Ausgangsmaterial isoliert zu haben, das er nicht identifizieren konnte. Aus diesem Grund war es ihm auch nicht möglich, mehr davon zu bekommen, so daß weder er noch jemand anders seine Großtat nachzuvollziehen und d-Tubokurarin für die Erprobung in der Praxis in genügender Menge herzustellen vermochte.

Diese Tatsache führte zu der paradoxen Situation, daß das erste im Operationssaal verwendete Kurare lediglich ein Extrakt des rohen Urwaldgiftes war, obwohl Harold King sieben Jahre zuvor das reine Alkaloid isoliert und seine chemische Formel aufgestellt hatte.

9. Kapitel

Für den bleichen jungen Mann, der bewegungsunfähig an das Bett gefesselt war, konnte es nichts Schlimmeres geben als die Eröffnung, die man ihm gerade machte. Wenn er den Kopf zur Seite wandte und durch das Fenster hinausblickte, sah er die Bäume im Washingtoner Rock-Creek-Park, und ihre herbstlichbunten Blätter schimmerten im Sonnenschein eines windigen Oktobernachmittags des Jahres 1934. In der letzten Zeit hatte er immer wieder sehnsüchtig zu den Blättern hinausgeschaut, denn den Kopf herumzudrehen war die einzige Bewegung, die er noch ausführen konnte. Der Rest seines hochgewachsenen, hageren Körpers war völlig gelähmt.

Jetzt wandte er den Kopf dem Arzt zu, der ihn gerade an den verschiedensten Körperstellen mit Nadelstichen getestet und Knie und Ellbogen mit einem kleinen Gummihammer abgeklopft hatte, ohne bei ihm auch nur die geringste Wirkung auszulösen. Bekümmert äußerte der Arzt, daß dies nur seine schlimmsten Befürchtungen bestätige. Es gebe nichts, was irgend jemand noch für ihn tun könne. Ein rätselhafter Fall. Keine Spur von einer Infektion, nichts, was man mit Medikamenten hätte angehen können. Es müsse sich um eine Degeneration der Nerven handeln, die als Folge davon diese starre Muskelkontraktur bewirkten, was man als spastische Lähmung bezeichne. Der Patient könne nichts weiter tun als ruhen, viele Vitamine zu sich nehmen, möglichst lange in der Sonne liegen – und hoffen. Eines Tages werde er sich dann vielleicht wieder einigermaßen bewegen können, denn es komme öfters einmal vor, daß sich Kranke mit ganz ähnlichen Symptomen auf unerklärliche Weise erholten. Doch niemals dürfe er damit rechnen, je so wie früher gehen zu können oder den vollen Gebrauch seiner Hände wiederzuerlangen.

Für Richard C. Gill, den ans Bett gefesselten jungen Mann, hätte das Schicksal nicht grausamer zuschlagen können. Stolz, ruhelos, geistvoll und auf seine Art ebensosehr ein Individualist wie einst Junker Waterton auf die seine, hatte Richard Gill das Leben mit Reisen und Abenteuern ausgefüllt. Nichts war ihm mehr wert gewesen als seine Unabhängigkeit. Und jetzt, fast ehe es überhaupt richtig begonnen hatte, sollte alles bereits vorüber sein. Mit dreiunddreißig Jahren war er am Ende, ein hilfloser Krüppel für den Rest der Tage, die ihm noch blieben.

Doch dann sagte der Arzt etwas, was Gills Leben einen neuen Inhalt gab, ein Ziel, das er mit wahrer Besessenheit verfolgte. Gill sei doch in Südamerika gewesen. Ganz zweifellos habe er dort auch von dem indianischen Pfeilgift Kurare gehört, ja vielleicht kenne er es sogar aus eigener Anschauung. Es bewirke eine Lähmung, die das genaue Gegenteil von der Art sei, an der Gill leide, denn es entspanne die Muskeln, statt sie zusammenzuziehen. Stände der Medizin ein Mittel wie dieses zur Verfügung, gebe es womöglich eine Hoffnung für Gill und seine Leidensgefährten. Aber Kurare sei ein tödliches Gift, und noch nie habe jemand eine genügend große Menge davon verfügbar gehabt, um in sein Mysterium einzudringen. Es sei auch bisher nicht gelungen, Kurare zu standardisieren, so daß die Ärzte es in sicheren Dosierungen verabfolgen könnten.

Diese wenigen Sätze gaben Richard Gill soviel innere Kraft, daß er mit ungeheurer Entschlossenheit den Kampf gegen seine gelähmten Muskeln aufnahm. Nach langen Monaten verzweifelten Ringens gelang es ihm tatsächlich, ihnen aufs neue seinen Willen aufzuzwingen. Wieder gehen zu lernen wurde für ihn Anlaß eines ganz persönlichen Kreuzzugs. Zudem wollte es einer jener wunderlichen Zufälle – wie sie in einem Roman nicht einmal der vertrauensseligste Leser akzeptieren würde –, daß Gill bereits einige Jahre zuvor von Kurare fasziniert gewesen war: Er hatte nicht nur von Kurare gehört, sondern selbst zugesehen, wie das Gift von den Indianern zubereitet wurde, auf seinem eigenen Grund und Boden neben dem aus Stämmen eigenhändig in der Wildnis von Ecuador erbauten Haus. Er war mit den indianischen Medizinmännern gut Freund geworden, weil er hier und da Proben der ärztlichen Kunst des weißen

Mannes abgelegt und freigebig Perlen, Spiegel und Taschenmesser verteilt hatte, die in den abgelegenen Regionen den Platz von Zahlungsmitteln einnahmen. Wenn jetzt die Ärzte Kurare benötigten, um ihn und andere zu heilen, dann würde er, Richard Gill, es ihnen beschaffen.

Vier Jahre nach dem Gespräch mit seinem Arzt brach Gill in den Urwald auf, schwankend und auf einen Stock gestützt. Er kehrte zurück mit dem größten Quantum identifizierbaren Kurares, das je einer in die zivilisierte Welt hinausgebracht hatte. Mit Briefen, Reden, Bitten und zäher Beharrlichkeit gelang es Gill, eine Reihe von Männern der verschiedensten Sparten und Fachrichtungen dazu zu überreden, die endgültige Zähmung des «fliegenden Todes» in die Hand zu nehmen.

Richard Gill wurde im Jahre 1901 als einer von zwei Söhnen eines wohlhabenden Washingtoner Arztes geboren. Schon als Junge suchte er gern die Einsamkeit der Natur – er ging im Shenandoah-Tal auf Jagd, paddelte, angelte und segelte, kurzum, er tat alles, um der Enge des Stadtlebens zu entfliehen. Als er an der Cornell-Universität das Medizinstudium begann, war er ein großer, schlanker, sehr sensibler und ernst veranlagter junger Mann mit gut geschnittenem Gesicht, herrlichen blauen Augen und kastanienbraunem Haar – ganz und gar nicht der Typ, der von Zuhause weglief, um zur See zu gehen.

Doch genau das machte Gill, zwei Jahre nach Aufnahme des Studiums. Er heuerte in New Orleans auf einem Trampdampfer an, schlich sich in Buenos Aires wieder von Bord und ließ sich als Matrose auf einem Walfänger anmustern. Nach einem Jahr auf der Walfangstation Südgeorgia in der Antarktis kehrte er an die Cornell-Universität zurück, nunmehr muskelbepackt, auch wenn er sich zeit seines Lebens die schlanke Figur bewahrte. Obwohl er fast einsneunzig groß war, maß er in der Taille nie mehr als achtzig Zentimeter, und sein Gewicht überstieg nie 180 Pfund.

Gill hatte sich immer gewünscht zu schreiben, und deshalb gab er das Medizinstudium auf und wählte Englisch als Hauptfach. Im Jahre 1924 nahm er am Lafayette-College in Easton im Staate Pennsylvanien eine Stellung als Englischlehrer an. Doch noch immer zog es ihn hinaus in die Natur, und er verbrachte in den Sommerferien viele glückliche Stunden als Aufseher auf einer abgelegenen Station des Yellowstone-Nationalparks. Dort gehörte es zu seinen Obliegenheiten, die Wunden vieler Besucher zu verbinden, die einfach nicht hatten glauben wollen, daß die so possierlich wirkenden Bären auch beißen können, oder die Verbrennungen jener Arglosen zu behandeln, denen es nicht klarzumachen gewesen war, daß Geiser heißes Wasser speien. Jeden dieser Fälle trug er mit allen Einzelheiten in ein Notizbuch ein und bekundete damit eine geradezu zwanghafte Ordnungsliebe, die sich auch später in seinen im Urwald gemachten Aufzeichnungen offenbarte. Er war glücklich, daß seine Frau Ruth – eine schlanke, dunkelhaarige Musiklehrerin aus dem Bundesstaat Maine, die er durch Zufall beim Studium kennengelernt hatte – seine Begeisterung für die Natur teilte.

Mit Einwilligung seiner Frau gab Gill den Lehrberuf auf, da ihn dieser ebensowenig zum Schreiben beflügelte wie das Medizinstudium. Er nahm eine Stellung in der Verkaufsabteilung einer amerikanischen Gummifirma an, die ihn im Jahre 1927 nach Lima in Peru schickte. Sein dortiges Arbeitsgebiet umfaßte nicht nur Peru, sondern auch Bolivien und Ecuador. Doch Gill fand das Dasein als Geschäftsmann genauso unerträglich wie die Beschränkungen, die ihm vorher die akademische Karriere auferlegt hatte, und so war seine Laufbahn als Handlungsreisender nach nur zwei Jahren bereits wieder beendet. Doch diese Zeit hatte genügt, daß er «urwaldsüchtig» wurde.

Dank seiner ausgeprägten Überredungsgabe fand er ein paar Freunde, die Geld für den Ankauf einer Plantage aufbrachten, wo er tropische Früchte, Kaffee und Kastornüsse anbauen wollte. Tatsächlich war für Gill der Gedanke, Plantagenbesitzer zu werden, kaum verlockender als alle übrigen Berufe, denen er bislang nachgegangen war. In Wirklichkeit war ihm nur daran gelegen, sich eine Basis am Rande des Urwalds zu schaffen, von wo aus er jederzeit in die unbekannte Wildnis eindringen konnte, um mit den Indianern zu leben und von ihnen zu lernen. Monatelang durchstreiften er und seine Frau Ruth mit einer Tragtierkolonne das Innere von Ecuador auf der Suche nach einem geeigneten Platz für ihre Hazienda. Schließlich erstanden sie ein großes Stück unerschlossenes Land an den Osthängen der Anden im Tal des Río Pastaza. Dieser Fluß ergießt sich durch tiefe Felsschluchten in den Marañón, der wiederum in den Amazonas mündet.

Hier, am oberen Rand des Regenwaldes, tausendfünfhundert Meter über dem Meeresspiegel und zwei Grad südlich des Äquators, machten sich Gills daran, sich ihr Heim zu schaffen. Der einzige Pfad, der bis in ihre Nähe führte, verlor sich fünfzehn Kilometer vor ihrem Besitz. Er ging von der winzigen Siedlung Baños aus, die sich mit ihren weißen Behausungen und dem schlammigen Marktplatz an den Fuß des schneebedeckten Vulkans Tungurahua, des Schwarzen Riesen, schmiegte. Und während auf der Hazienda Bananen und Papayafrüchte wuchsen, brachte ein halbstündiger Fußmarsch bergauf die neuen Eigentümer dieses äquatorialen Gartens Eden in ein völlig anderes Klima, wo sogar Kartoffeln gediehen.

Jahre zuvor hatte irgendein unbekannter Ecuadorianer den Versuch unternommen, einen Teil des Besitzes zu roden, um ihn als Weideland zu verwenden. Er hatte eine Hütte mit vier Räumen zurückgelassen, die in, wie er wohl glaubte, amerikanischem Stil erbaut worden war. Das Dach war längst eingestürzt, und das Gebälk hing beängstigend tief durch. In einer Ecke stand Ruth Gills Herd, ein sinnvolles Gebilde aus hartgewordenem Lehm, in dem Eisenstangen einen Rost bildeten.

Gill brauchte ein paar Jahre, um dieser baufälligen Hütte unter Verwendung von herrlich gemasertem Caneloholz, das er selbst an Ort und Stelle fällte und zurechtsägte, eine beachtliche Ähnlichkeit mit einem herrschaftlichen Wohnhaus zu verleihen. Seine siebzehn Räume bekundeten Gills Sinn für Großzügigkeit und Weite. Es hatte einen über See und auf Maultieren herangeschafften Herd, ein Badezimmer mit heißem und kaltem Wasser und sogar eine gekachelte Duschecke, der über eine Leitung aus Bambusrohr Wasser zugeführt wurde. Ein eingeborener Handwerker flocht ihm nach Abbildungen in Illustrierten aus Schilfrohr Korbmöbel. Als ideales Füllmaterial für Kissen erwies sich Kapok, den er vorüberkommenden Indianern abkaufte. Ruth Gill legte sich eine farbenprächtige Orchideenzucht zu. Aras kreischten auf dem Verandageländer, und zahme Affen tollten im ganzen Haus umher. Sogar einen Minigolfplatz errichtete Gill. Die «Río Negro», wie er die Hazienda nannte, bot schließlich soviel Komfort, daß er seine Einkünfte durch Beherbergung von Reisenden, die in diese Gegend kamen, verbessern konnte: Botaniker, Zoologen, Forschungsreisende, Goldsucher, ja sogar Vertreter des Diplomatischen Korps aus dem fernen Quito, die sich den Besitz einmal anschauen wollten.

Inzwischen war es Gill gelungen, Kaffee, Kakao, Kastornüsse, Mais, Kartoffeln, Mohrrüben, Salat und anderes Gemüse anzubauen, doch im Grunde genommen lag ihm viel mehr daran, sich mit den Indianern zu befassen. Er sprach bereits spanisch und eignete sich auch bald einige Kenntnisse der Indianersprache Quechua an. Einen Teil der hinteren Veranda verwandelte er in eine Behelfsklinik, wo er Zähne zog, Wunden nähte und Medizin des weißen Mannes verabreichte, aber er achtete stets darauf, daß die Abgabe der Medizin eine Angelegenheit auf Gegenseitigkeit blieb.

Sein Glaube an die indianische Heilkunde rührte von einer Erfahrung her, die er kurz nach der Ankunft auf der Hazienda gemacht hatte. Damals sahen sie von einer Anhöhe aus zu, wie unter ihnen die indianischen Arbeiter Holz für das Haus bearbeiteten, als Ruth plötzlich ausrutschte und fast zehn Meter tief den Steilhang hinabstürzte. Wie Gill später erzählte, schlug sie mit dem Kopf gegen einen der gefällten Stämme und wurde bewußtlos, verrenkte sich das Knie und riß sich mehr als sechzig Splitter von den umherliegenden Spänen ein. Es sah ganz so aus, als ob sie ärztlicher Hilfe bedurfte, und damit stand ihr ein langer, schmerzhafter Transport zu Pferd bevor. Doch einer der eingeborenen Zimmerleute, ein Indianermischling oder *cholo*, erbot sich, die Verletzte nach einheimischer Art zu behandeln, und um ihr das quälende Geholper über Urwaldpfade zu ersparen, ließ ihn Gill gewähren. Der alte Indianer bereitete aus Talg von einem Meerschweinchen, getrockneten Kräutern und einer Handvoll frischer grüner Blätter einen Breiumschlag, der selbst die am tiefsten eingedrungenen Splitter herauszog – «wie durch Zauberei» berichtete Gill –, und keine der Wunden infizierte sich. Dann massierte der urtümliche Heilkundige Ruths Knie mit Talg, umwickelte es mit einer weiteren Packung, und das, was Gill als eine «Sehnendislokation» diagnostiziert hatte, war binnen weniger Tage vollkommen geheilt.

Diese Urwaldtherapie erregte Gills Bewunderung und weckte in ihm den Wunsch, sich mit den Arzneipflanzen der Indianer näher zu befassen. Wäre er durch seine darauf verwendeten Studien nicht so restlos von ihrem Wert überzeugt gewesen, würde er sich später für die weiteren Forschungsarbeiten mit Kurare nicht so leidenschaftlich eingesetzt haben. Der eigentliche Urwald lag etwa einen Vierstundenritt von Gills Hazienda entfernt, und sobald auf seiner Plantage alles zur Zufriedenheit lief, unternahm er häufig Ritte ins «Innere», um die Indianer und ihre Arzneien kennenzulernen. Er schrieb später darüber ein Buch mit dem Titel «Weiße Wasser und Schwarze Kunst», in dem er ausführte:

> Die Urwaldbewohner, die die Möglichkeiten ihrer Umwelt viel klüger zu nutzen verstehen als wir die der unseren, haben sich ein praktisches Naturheilkundewissen geschaffen, das sie voll anwenden. Das benötigte Rohmaterial wird in den Wäldern gesammelt und nach Ritual und Brauch zubereitet und verabreicht, was ihrer Ansicht nach mit den Arzneimitteln selbst untrennbar verbunden ist.
>
> Ungeachtet der Tatsache, daß ein großer Teil ihrer Therapie auf Zauberei und ganz allgemeinem Hokuspokus

fußt, der nur den Sinn hat, die Unwissenden zu beeindrucken, bleibt doch eine ganze Menge davon außerordentlich brauchbar und zweckmäßig. Deshalb konzentrierte ich meine Arbeit völlig darauf, möglichst viel über dieses primitive Arzneimittelverfahren zu lernen und – was mir am notwendigsten erschien – die das eigentliche Gefüge der pharmazeutischen Wahrheit überdeckende Tünche von Geheimnistuerei und faulem Zauber zu durchdringen. Danach war es nötig, die Erkenntnisse aus dem Urwald in Übereinstimmung zu bringen für eine mögliche Anwendung in der Zivilisation: in der Medizin, in der Industrie, ja selbst in der Kosmetik.

Diese besondere Art der Forschungsarbeit ist unter dem Namen Ethnobotanik bekannt und befaßt sich mit den landesüblichen Bezeichnungen, dem überlieferten Wissen und der Verwendung von Pflanzen im Brauchtum eines Volkes. Meine eigentliche Arbeit geht sogar noch darüber hinaus, da mich die endgültige zivilisierte Verwendung der primitiven pflanzlichen Arzneien interessiert. Und das ist der schwierigste Teil der Aufgabe: das Überbrücken der Lücke zwischen dem Urwald und dem Laboratorium. Dazu braucht man Zeit, Geduld und Geld – drei höchst problematische Dinge.

In dem Bestreben, das Geheimnis der indianischen Zauberei zu ergründen, griff Gill auf einige schuljungenhafte Kunststückchen zurück, die Erinnerungen an Junker Waterton wachrufen. So wurde seine Taschenlampe als Wunderding angesehen, das bei Tag die Sonnenstrahlen einfing und sie erst nachts wieder freigab. Manchmal beeindruckte er seine indianischen Freunde damit, daß er mit der Hand durch fließendes Wasser fuhr und daraus Dampf aufsteigen ließ wie aus einem tätigen Vulkan, was er mit einer darin verborgenen Kapsel Titaniumchlorid bewerkstelligte. Bei einem anderen chemischen Versuch aus seiner

Schulzeit verwandelte er ein Glas Wasser zuerst in «Blut» und dann in «Milch».

Schließlich gelang es ihm, das Vertrauen eines Urwaldhäuptlings zu gewinnen, der abstammungsmäßig halb Jivaro war, halb zu einem Nachbarstamm gehörte. Dank seinem Einfluß erhielt Gill den Ehrentitel eines *brujo,* eines Medizinmannes, und als Zeichen seiner Würde wurde ihm ein Kopfputz aus Fasern mit eingeflochtenen Ara- und Tukanfedern in den prächtigsten Farben verliehen. Damit galt er als aufgenommen und durfte den Indianern zusehen, wenn sie Kurare bereiteten. Um sie bei ihren täglichen Verrichtungen besser studieren zu können, überredete er den Häuptling und seine umherschweifende Schar, eine Weile auf der Hazienda zu kampieren. Es war für ihn eine herrliche Zeit. Gill überließ die Plantage sich selbst und verschwand Tag für Tag im Urwald, um seinen Adoptivstamm auf den Jagdzügen zu begleiten, und dann saß er bis in die Nächte hinein auf, um alles über die Zubereitung von Kurare zu notieren.

Nach drei Jahren dieses idyllischen, aber einsamen Daseins entschloß sich Gill 1932, mit Ruth in ihrem Heimatstaat Maine Urlaub zu machen. Wenige Tage vor der Abreise ritt er noch ein letztes Mal über seinen Besitz, um nach dem Rechten zu sehen. Auf einem Urwaldpfad scheute plötzlich sein Pferd. Er wurde seitwärts aus dem Sattel geworfen und landete hart auf einem großen, flachen Felsen. «Mir war, als ob eine Riesenfaust blitzschnell mein Rückgrat zusammengepreßt hätte, und ein paar Augenblicke lang war ich arg benommen, schwindelig und verspürte Brechreiz», schrieb er später. «An jenem Abend hatte ich das merkwürdige, nicht besonders schmerzhafte Gefühl, einen gar nicht vorhandenen Gürtel eng um das Zwerchfell geschnallt zu haben, aber ich achtete kaum darauf. Dieses Gefühl war nur ganz unbestimmt und hielt nicht lange an. Dasselbe wiederholte sich einige Male des Nachts, und bei Tagesanbruch hatte ich es regelmäßig wieder vergessen.»

Doch ein paar Tage später bei einem Abschiedsessen, das ihm der amerikanische Gesandte in Quito gab, bereitete es Gill Mühe, die Gabel zu halten. Außerdem fiel ihm eine Tasse Kaffee aus der Hand, und beim Anzünden einer Zigarette stellte er sich ungeschickt an. Daheim in den Vereinigten Staaten stolperte er des öfteren über eine Bordschwelle. Wenn er eine Unterschrift geben wollte, zitterte ihm die Hand, und beim Rasieren schnitt er sich.

Als er eines Morgens drei Monate nach seiner Heimkehr aufwachte, stellte er fest, daß seine ganze rechte Seite gelähmt war. «Sie war gar nicht da», schrieb er später. «Es gab sie einfach nicht mehr – anders vermag ich es nicht zu beschreiben. Eine Woche später war auch die linke Seite gelähmt. Ich war nur noch ein Kopf ohne Körper auf einem Kissen. Monatelang spürte ich nicht, wo mein Körper war oder ob meine Beine gestreckt oder gekrümmt, ob die Arme über Kreuz oder seitwärts lagen.»

Sobald sich bei Gill die Krankheit bemerkbar machte, brachte Ruth ihren Mann in das Haus seines Vaters nach Washington, und dort stellte der Arzt, den Gill später nur noch als «hervorragenden Spezialisten» bezeichnete, seine Diagnose. Dieser Spezialist war Dr. Walter Freeman, ein bekannter Neurologe, der heute in Sunnyvale bei San Francisco lebt. Er diagnostizierte Gills Krankheit als Multiple Sklerose, eine progressive Erkrankung der Nerven, für die es damals keine Heilung gab und auch heute noch nicht gibt. Gill weigerte sich entschieden, diese Diagnose zu akzeptieren, und schrieb die Lähmung dem Sturz vom Pferd zu. Doch Dr. Freeman, der ihn auch im letzten Stadium der Krankheit behandelte, fand seine ursprüngliche Diagnose nach Gills Tod im Jahre 1958 durch eine Autopsie bestätigt.

Keiner weiß, was die Multiple Sklerose auslöst, aber es handelt sich um eine der hauptsächlichsten Nervenstörungen, und mehr als eine Viertelmillion Menschen in den Vereinigten Staaten und Kanada leiden daran. Eine weitere Viertelmillion sind von eng damit im Zusammenhang stehenden Krankheiten betroffen. Gewöhnlich werden Menschen im besten Alter zwischen fünfundzwanzig und vierzig davon befallen. Sie wirkt sich dahingehend aus, daß sie die mit Myelin bezeichnete Außenschicht, die normalerweise die Nervenfasern des Rückenmarks und des Gehirns schützt und isoliert, wegfrißt und damit die Signale vom Gehirn zum übrigen Körper blockiert oder verstümmelt. Die multiplen Narben oder Skleren, die sich dort bilden, wo die Schutzschicht der Nerven beschädigt wurde, geben der Krankheit ihren Namen.

Zu den ersten Warnzeichen dieses Leidens gehören undeutliches Sprechen, ein Kribbelgefühl oder Taubheit in verschiedenen Teilen des Körpers und mangelnde Koordination. In späteren Krankheitsstadien überfällt den Patienten ein Schütteln und Zittern, dessen er nicht mehr Herr zu werden vermag. Er verspürt heftiges Kribbeln oder Taubheit in verschiedenen Körperteilen sowie allgemeine Schwäche und eine fortschreitende Lähmung der Muskeln. Etwa die Hälfte derer, die sich diese Krankheit zuziehen, werden innerhalb von zehn Jahren arbeitsunfähig.

Viele Theorien sind aufgestellt worden, um die Ursache der Multiplen Sklerose beim Menschen zu erklären. Irgendein unbekannter klimatischer Faktor mag dabei mitspielen, da die Krankheit vor allem in kühleren Zonen vorkommt und im Süden nur sehr selten auftritt. Möglicherweise ist der Krankheitserreger ein Virus, aber falls es sich so verhält, sind bisher alle Bemühungen, ihn zu entdecken, fehlgeschlagen. Vielleicht wird sie durch einen Mangel in der Ernährung oder durch irgendeine Veränderung im Stoffwechsel des Körpers ausgelöst. Antibiotika, Vitamine, die verschiedensten Medikamente und vielerlei Diät sind bereits als Therapie versucht worden, aber bisher blieb alles ohne Erfolg. Jedoch erleben etwa achtzig Prozent der Opfer der Multiplen Sklerose nicht erklärliche «Remissionen» – Perioden, die Monate, ja sogar Jahre andauern können, in denen die Symptome der Krankheit entweder ganz verschwinden oder bedeutend nachlassen.

So muß es auch Richard Gill ergangen sein, dennoch sind sein energischer und erfolgreicher Kampf gegen die fast völlige Lähmung und seine spätere Expedition in den Urwald ganz zweifellos eine Demonstration geradezu fanatischer Willensstärke. Als Dr. Freeman Gill auf das Kurare hinwies, wollte er in ihm keine Hoffnungen erwecken, daß man damit etwa Multiple Sklerose zu heilen vermochte. Er wußte genau, daß das nie der Fall sein konnte. Aber er glaubte, daß Kurare vielleicht die Spasmen der Muskeln lösen half, die so typisch für diese und für eine ganze Reihe anderer Krankheiten sind, wie die verschiedenen Erscheinungsformen der spastischen Lähmung bei Kindern, die durch einen Gehirnschaden bei der Geburt verursacht wird – Befunde, die heute unter dem Begriff «Gehirnlähmung» zusammengefaßt werden.

Man kann sich unschwer vorstellen, wie elektrisierend dieser Hinweis – so wenig fundiert er auch gewesen sein mochte – auf Gill gewirkt haben muß. Vor ihm stand ein Mann der Wissenschaft, ein hervorragender Spezialist, der offensichtlich mit ihm einer Meinung war, daß diese durch Urwaldzauberei entstandene Substanz, die ihn so fasziniert hatte, für die zivilisierte Welt von Wert sein konnte. Für Gill gab es nur eins: die Gewalt über seinen Körper wiederzuerlangen und sich auf die Suche nach Kurare zu machen.

Mit übermenschlicher Anstrengung bemühte er sich, erst einmal die Fingerspitzen zu bewegen. Tag für Tag trieb er sich immer wieder aufs neue an, ehe er mit einem ganzen Finger oder der großen Zehe wackeln konnte. Allmählich kehrte auch sein Tastsinn zurück, bis er eines Morgens feststellte, daß er mit der Hand über die Bettdecke fahren und mit geschlossenen Augen sagen konnte, ob sie rauh oder glatt war. Er erfand kleine Übungen, die ihm weiterhalfen. Eine davon bestand darin, daß er Murmeln aus einer Schale aufnahm und sie in eine andere Schale legte, zuerst mit Daumen und Zeigefinger, dann mit Daumen und Mittelfinger und so weiter. Und wenn er alle Murmeln mit der rechten Hand in die eine Schale getan hatte, legte er sie mit der linken wieder zurück.

Den ganzen Winter 1934/35 über war er bettlägerig und unfähig, ohne Hilfe Nahrung zu sich zu nehmen. Wieder gehen zu lernen war eine grenzenlose Qual, aber er ließ nicht locker – nach jeweils ein paar schwankenden Schritten blieb er stehen, Schweiß strömte ihm von der Stirn, während er auf seinen Krücken das Gleichgewicht zu halten versuchte und die verkümmerten Muskeln zwang, seinem Willen zu gehorchen. Es dauerte zwei Jahre, ehe er seine langen Beine so weit in der Gewalt hatte, daß er Auto fahren konnte.

Sobald es ihm wieder möglich war, die Tasten einer Schreibmaschine zu bedienen, begann er zu schreiben: ein paar Kinderbücher – Abenteuergeschichten aus den Urwäldern des Amazonas – und einige Artikel über Kurare und andere indianische Heilmittel für Fachblätter wie die Zeitschrift des Amerikanischen Museums für Naturgeschichte. Immer wieder sprach er von der Expedition, die zu leiten er fest entschlossen war, obwohl keiner sich vorstellen konnte, wie er das Geld dafür aufbringen wollte.

Die Lösung dieses Problems kam unerwartet – in einem Brief des wohlhabenden Geschäftsmanns Sayre Merrill aus Massachusetts. Merrill hatte einen von Gills Aufsätzen gelesen und war so fasziniert davon, daß er ihn um einen Besuch bat. Gill nahm die Einladung an und kehrte mit Merrills Zusage zurück, die Kosten der Expedition zu tragen. Nun begann er, sich für diese Aufgabe vorzubereiten.

Er hatte nie eine abgeschlossene wissenschaftliche Ausbildung genossen, aber Ärzte, maßgebende Männer der pharmazeutischen Industrie und andere, die ihn kannten, hatten stets seine bemerkenswerte Fähigkeit gelobt, die kompliziertesten technischen Zusammenhänge in ihren hochspezialisierten Wissensgebieten zu erfassen und geistig zu verarbeiten. Seine Methode bestand darin, sich eingehend mit den verschiedenen Fachleuten zu unterhalten und das, was er dabei erfuhr, durch entsprechende Literatur zu vertiefen. «Er war schon ein Genie», erklärte ein bekannter Anästhesist, der in Gills letzten Lebensjahren mit ihm Kontakt hatte.

Zur Vorbereitung seiner Expedition setzte sich Richard Gill

mit Museen, Ärzten und pharmazeutischen Firmen in Verbindung – mit jedem, der in irgendeiner Hinsicht helfen könnte, noch die eine oder andere Lücke seines Wissens auszufüllen, oder der sich möglicherweise für die Substanzen interessierte, die er zurückzubringen hoffte. Er ergründete, wie groß die Menge der indianischen Mittel sein mußte, damit eine hinreichende chemische und pharmakologische Analyse ihrer Eigenschaften gewährleistet war; wie er die Pflanzen sammeln mußte, aus denen sie zubereitet wurden; wie er sie zu konservieren und transportieren hatte und in welchem Zustand er sie heimbringen mußte, damit sie von Botanikern identifiziert werden konnten.

Und im Mai 1938 – vier Jahre, nachdem er von der Lähmung befallen worden war – traten Ruth und Richard Gill die Rückreise nach Ecuador an. Sie hatten vorgehabt, die «Río Negro» als Ausgangsbasis zu benutzen, mußten jedoch bekümmert feststellen, daß der Urwald in der langen Zeit ihrer Abwesenheit seine Herrschaft über den größten Teil des von ihnen kultivierten Landes zurückgewonnen und es überwuchert hatte. Nach ein paar Tagen harter Arbeit war zumindest das Haus wieder zu einem schwachen Abglanz seiner früheren Pracht geworden. Dann begann Gill mit denen seiner indianischen Arbeiter, die auf der Hazienda geblieben waren, den Treck in das «Innere» vorzubereiten. Er brauchte dreißig Maultiere, die die zwei Tonnen schwere Ausrüstung so weit in den Urwald hinein transportierten, wie es Vierbeinern möglich war. Von da an mußten siebzig indianische Träger die Lasten übernehmen. Ein Bote wurde vorausgeschickt, der dafür sorgen sollte, daß zwölf Einbaum-Kanus an der Stelle bereitlagen, von wo aus die Expedition ihren Weg zu den «Weißen Wassern» fortsetzen sollte.

Gill konnte noch nicht ohne Stock gehen, und die dreiwöchige Reise zu dem Platz, wo er sein Urwald-Standquartier aufgeschlagen hatte, muß bereits eine schwere Probe für sein enormes Durchhaltevermögen gewesen sein. In den ersten drei Tagen war es noch möglich zu reiten, aber für den Rest des Weges mußte er über schlammige Urwaldpfade humpeln, durch tiefen Morast waten, auf beängstigend schwankenden Hängebrücken reißende Flüsse überqueren und seinen hochaufgeschossenen Körper unter Schmerzen in Kanus hinunterhieven und wieder daraus hinaufhangeln. Wenn es steile und felsübersäte Hänge hinabging, ließ er sich von zwei Indianern abseilen.

Endlich am Ziel angekommen, überwachte er den Bau von sechs rohrgedeckten Bambushütten, die dann nicht nur ein Behelfslaboratorium enthielten, sondern auch eine Notküche, in der Ruth Gill in einem aus zwei leeren Benzinkanistern improvisierten Ofen Brot backte. Danach ließ er unter den Indianern die Nachricht verbreiten, daß er gegen ihre Urwaldmedizin Nadel und Faden, Angelhaken, Streichhölzer, Taschenmesser, Perlen und Stücke von Musselin tauschen würde. Doch er stellte die Bedingung, daß er dabeisein wolle, wenn sie die Medizin zubereiteten – und ihr Kurare – und daß er Proben von den Pflanzen verlange, die sie dafür verwendeten.

Gill blieb nahezu fünf Monate lang im Urwald, beschaffte sich die Pflanzen, aus denen Kurare gewonnen wurde, und entwickelte ein eigenes Verfahren, es zuzubereiten, damit es nicht durch Ameisenstacheln oder andere Fremdkörper verunreinigt war, wie es indianischer Brauch vorschrieb. Als er im Jahre 1938 in die Vereinigten Staaten zurückkehrte, hatte er in seinem Gepäck Dutzende von Packkörben nicht nur mit fünfundzwanzig Pfund der verschiedensten Sorten Kurare, sondern auch viele andere Erzeugnisse der indianischen Medizinmänner. Eine jede Probe war sorgfältig verpackt und mit einer Nummer bezeichnet, die den getrockneten Pflanzen entsprach, aus denen sie zubereitet worden war.

Jahre später, nach Gills Tod, stiftete seine Witwe die im Urwald gemachten Aufzeichnungen und alle weiteren Arbeiten dem Arthur E. Guedel-Gedächtniszentrum für Anästhesie in San Francisco. Dieser Institution schenkte sie auch einige von Gills Urwald-Andenken, die dort heute in Glasvitrinen aufbewahrt werden: den *brujo*-Kopfschmuck, dessen Federn noch immer so grellbunt leuchten, als ob sie gerade frisch gerupft worden wären; ein Blasrohr, länger und dicker als der längste Billardstock; Kalebassen mit getrocknetem Kurare; einen hölzernen Köcher, verziert mit drei einfachen geometrischen Bandmustern und gefüllt mit Blasrohrpfeilen, die zwar länger, aber nicht viel dicker als Zahnstocher waren und unwahrscheinlich zerbrechlich aussahen; Halsbänder aus Perlen mit geflochtenen Quasten, die aus Hunderten von irisierenden Käferflügeln bestanden.

Die Aufzeichnungen, die Ruth Gill peinlich genau in ihrem Urwaldlager niedergeschrieben hatte, enthalten Einzelheiten über zweiundsiebzig verschiedene Pflanzen, die sie mit zurückgebracht hatten: die einheimischen Namen, die Beschreibung, das Datum und den genauen Fundort sowie den Verwendungszweck bei den Indianern. Obgleich die Expedition in erster Linie unternommen worden war, um Kurare zu beschaffen, so hatte doch Gill seine Ziele weitergesteckt und Bestandteile indianischer Heilmittel gesammelt, auf die er große Hoffnungen setzte. Er war der festen Überzeugung, daß diese Substanzen, sobald sie einmal im Laboratorium analysiert worden waren, zu wertvollen pharmazeutischen Produkten entwickelt werden könnten. Wenn er dann das Rohmaterial dafür lieferte, würde er sich ansehnliche Einkünfte zu sichern wissen, auf seiner «Río Negro» ein komfortables Leben führen und seine Erkenntnisse über die indianischen Bräuche vertiefen.

Gill wäre bestimmt eine glänzende Zukunft beschieden gewesen, hätte er nur soviel Glück gehabt, wie er Hingabe für seine Aufgabe aufbrachte. Da ihn schon immer das schimmernde, schuppenfreie schwarze Haar der Indianer beeindruckt hatte und es bei ihnen auch keine Kahlköpfigkeit gab, forschte er nach und fand heraus, daß sie sich den Kopf mit dem Saft aus der blaßrosa Wurzel einer Rankenpflanze wuschen. Deshalb nahm er einen ganzen Vorrat dieser Wurzeln mit nach Hause. Gill war überzeugt, daß dieses Präparat – er taufte es *Avelina rosada* – Schuppen beseitigen, eine Reihe von Infektionen der Kopfhaut heilen, das Haar vor Ergrauen bewahren und Glatzenbildung verhindern würde. In seinen Unterlagen befindet sich auch eine eidesstattliche Erklärung eines New Yorker Diplom-Chemikers, der fünfzehn Jahre lang für die Herstellung von kosmetischen Präparaten verantwortlich gewesen war. Er hatte von Gill einige dieser Wurzeln bekommen, war bei der Gewinnung des öligen Saftes Gills Anweisungen gefolgt und hatte die Substanz auf die Kopfhaut eines Patienten aufgetragen, «die über und über verschuppt gewesen war». Vier Anwendungen von *Avelina rosada* genügten, so hatte er zu Protokoll gegeben, die Schuppenbildung, die jahrelang allen handelsüblichen Mitteln widerstanden hatte, vollkommen zu beseitigen. In einer anderen Erklärung eines zufriedenen Kunden hieß es, daß «wieder Haare wuchsen, wo nichts mehr gewesen war».

Zusammen mit einer guten Firma für Haarwuchsmittel hätte Gill zweifellos ein Vermögen verdienen können, aber er fand nicht einen Hersteller kosmetischer Artikel, der sich von seinem Glauben an die Wirksamkeit der Wurzel überzeugen ließ. Noch erfolgversprechender wären die Marktchancen für ein anderes indianisches Mittel gewesen, dessen Geheimnis er erst kurz vor seiner Rückkehr aus dem Urwald zu ergründen vermochte – und das auch nur mit Ruths Hilfe. Es handelte sich dabei um eine «Frauensache», ein Mysterium, von dem Notiz zu nehmen die Männer des Stammes für unter ihrer Würde hielten und das zu erforschen jeden Außenstehenden in Gefahr gebracht hätte: um nichts anderes nämlich als um ein per os einzunehmendes Empfängnisverhütungsmittel.

Gill war aufgefallen, daß es bei jedem Stamm zwei oder drei unverheiratete Frauen gab, die er beschönigend mit «Junggesellinnen des Urwalds» bezeichnete und die ungeachtet ihres häufig wechselnden Geschlechtsverkehrs nie schwanger zu werden schienen. Auch hatte er erfahren, daß keine der verheirateten Frauen bei den Indianern mehr als zehn Kinder zu gebären brauchte. Daraus folgerte er, daß es irgendeine primitive Form der Geburtenkontrolle geben müsse. Das war natürlich eine günstige Gelegenheit für seine «Chefköchin und Flaschenspülerin», wie sich Ruth selbst zu apostrophieren pflegte, zum Erfolg der Gill-Merrill-Expedition einen weiteren wesentlichen Beitrag zu leisten.

Die Indianerinnen waren vom ersten Augenblick an von Ruth Gill fasziniert gewesen. Für die meisten von ihnen war Ruth ohnehin die erste Weiße, die sie je zu Gesicht bekommen hatten. Sie, die die allgegenwärtigen Insekten des Urwalds mit Gleichmut hinnahmen, begriffen anfangs nicht, warum eine Frau Hosen und Stiefel wie ein Mann trug, doch nachdem sie durch die Bambuswand Ruth beim Duschen beobachtet hatten, waren sie schließlich bereit gewesen, sie als eine der ihren zu akzeptieren. Sie sahen wißbegierig zu, wenn Ruth im Lager ihren «häuslichen Pflichten» nachging, aber es dauerte wochenlang, ehe Ruth die Scheu der Frauen soweit überwand, daß sie mit ihnen über derart intime Dinge wie ihre Verhütungsmaßnahmen sprechen konnte. Wenn die Indianerinnen keine Kinder bekommen wollten, dann, so erzählten sie Ruth, nahmen sie eine Medizin aus der Wurzel eines Baumes, der etwa zehn Meter hoch war und den sie Tsecta nannten.

Gill brachte einen Vorrat Tsectawurzeln mit zurück, und man könnte sich beinahe ausmalen, was geschehen wäre, wenn er mit seinen Argumenten die Skepsis der Firmen überwunden und die Pharmakologen von dem Wert der Wurzel überzeugt hätte: «Die Pille» würde noch vor dem Zweiten Weltkrieg ihren Siegeszug durch die Vereinigten Staaten angetreten haben. Bis zu ihrem Tod im Jahre 1967 war Ruth Gill fest davon überzeugt, daß jene Indianerinnen über ein wirksames Mittel für die Geburtenkontrolle verfügten. Doch die pharmazeutische Industrie und vermutlich auch die breite Öffentlichkeit waren damals noch nicht soweit, daß sie etwas so Revolutionäres wie ein Verhütungsmittel in Pillenform erwogen hätten.

Richard Gill war ein Mann von großer Überredungsgabe, dessen gelegentlich etwas überheblich wirkende Zielstrebigkeit durch außerordentlichen persönlichen Charme gemildert wurde, aber auch durch eine angeborene Autorität, die sich in seiner hochgewachsenen Erscheinung und in seiner gemessenen Sprechweise ausdrückte – er hatte eine tragende Stimme, um die ihn mancher Schauspieler beneidet haben würde. Unglücklicherweise mußte er immer wieder Enttäuschungen erleben, wenn sich alle Bemühungen, die Früchte seiner im Urwald geleisteten Arbeit zu «verkaufen», als vergebens erwiesen. Die Medizin der indianischen Heilkundigen, auf die er so große Hoffnungen gesetzt hatte, wurde eine nach der anderen geprüft und abgelehnt oder ungeprüft gleich abgelehnt. Eine Zeitlang sah es fast so aus, als ob man sich nicht einmal für das Kurare interessierte, das zu beschaffen doch der Hauptzweck seiner Expedition gewesen war.

Als er mühsam von einem New Yorker Bürogebäude zum anderen humpelte und vergeblich versuchte, für den kostbaren Schatz seiner Urwald-Heilmittel Männer zu begeistern, die kaum je einen Fuß aus der Stadt hinausgesetzt hatten, muß er wohl das Gefühl gehabt haben, daß die Geschäftswelt sehr viel mehr einem Dschungel glich als der Urwald in Ecuador. Doch die tragische, alles andere in den Schatten stellende Enttäuschung in Gills Leben – eine Enttäuschung, die selbst nicht durch die bereitwilligste Unterstützung von Ärzten und pharmazeutischen Firmen hätte wettgemacht werden können – war die Erkenntnis, daß die Hoffnung, die ihn zum Sieg über seine Lähmung befeuert und ihm Kraft für seine beschwerliche Suche gegeben hatte, nur eine Illusion gewesen war. Das Kurare – ja sogar das gereinigte Kurare, das schließlich durch Gills Hartnäckigkeit anwendbar wurde – erwies sich als untauglich, bei spastischer Lähmung die Muskelkontrakturen zu lösen.

10. Kapitel

Eines Abends zu Anfang der dreißiger Jahre – etwa zur gleichen Zeit, als Richard Gill die Hazienda erwarb – ging ein junger New Yorker Orthopäde namens Michael Burman ins Kino. An Titel und Handlung des Films erinnert sich Dr. Burman längst nicht mehr. Doch eine Szene blieb ihm im Gedächtnis haften, in der der Schurke seinen Komplizen, der ihn bei der Polizei «verpfeifen» wollte, kurzerhand auf mysteriöse Weise erledigte: mit einem winzigen Kurarepfeil aus einem Blasrohr. Auf dem Heimweg grübelte Burman über die seltsamen Eigenschaften dieser raffinierten Mordwaffe nach. Zwar war er beim Studium in Physiologie auf Kurare hingewiesen worden, doch erst jetzt kam ihm der Gedanke, daß es die Lösung für ein trauriges Problem sein könnte, mit dem er sich gerade beschäftigte.

Ein Bekannter hatte Burman ein kleines Mädchen in die Praxis geschickt, das an Hemiplegie, einer Halbseitenlähmung, litt. Das Mädchen war schon bei anderen Ärzten gewesen, und Burman fürchtete, auch nicht mehr für die Kleine tun zu können als seine Kollegen. Doch was wäre, wenn es mit Hilfe von Kurare gelänge, die verkrampften Muskeln zu lösen und ihr dadurch die Beherrschung der gelähmten Gliedmaßen wiederzugeben? Er beschloß, sich näher mit dieser Substanz zu befassen und sie auszuprobieren.

Ein paar Jahre zuvor war – wovon Burman aber nichts wußte – dem englischen Arzt Ranyard West, der an der Universität Oxford Pharmakologie lehrte, dieselbe Idee gekommen. West hatte 1930 herausgefunden, daß er mit der Hälfte der eine Lähmung bewirkenden Dosis Kurare tetanische Krämpfe bei einem Hund lösen konnte. Er führte den gleichen Versuch am Menschen durch und behandelte bis 1932 dreißig Fälle von spastischer Lähmung, die durch chronische Nervenleiden verursacht worden waren. Bei einigen Patienten konnten die starr gewordenen Muskeln soweit gelöst werden, daß seit Jahren unbewegliche Gliedmaßen wieder beweglich wurden. Aber schon kurze

Zeit danach war die Wirkung abgeklungen, und von einer anhaltenden Besserung konnte nicht die Rede sein. West befaßte sich auch noch mit anderen Problemen, wie dem in Anfällen auftretenden Asthma bronchiale, einer Verkrampfung der Bronchien, die bei dem Patienten eine heftige Atemnot bewirkt. Er setzte seine Experimente über mehrere Jahre fort, doch wie bei allen früheren Forschern wurden seine Bemühungen immer wieder durch die prognostisch nicht erfaßbare Wirkung der ihm zur Verfügung stehenden Giftproben vereitelt. Er folgerte daraus, daß es kaum gelingen würde, Kurare ohne Risiko beim Menschen anzuwenden.

Burman bekam sein Kurare vom Merck-Institut für Therapeutische Forschung in Rahway im Bundesstaat New Jersey. Man hatte es dort nach dem einzigen bis dahin bekannten Verfahren «standardisiert»: Seine lähmende Wirkung war an Fröschen erprobt worden, seine Wirkung auf Blutdruck und Atmung an Katzen, und die toxische Dosis für Mäuse hatte man dadurch ermittelt, daß einer großen Zahl von weißen Mäusen Kurare verabreicht worden und dann der Durchschnittswert der tödlichen Dosis errechnet worden war. Das Institut infomierte Burman, daß er auf der Basis dieser toxischen Dosis selbst herausfinden müsse, wie hoch er die zulässige Dosis für die Anwendung beim Menschen anzusetzen habe. Gleichzeitig wies ihn das Institut darauf hin, daß es sich bei Kurare um ein Gemisch von Pflanzenauszügen handele und der Nachschub womöglich aus Rohmaterial verschiedener Art und Herkunft hergestellt worden sei. So müsse er Verständnis dafür haben, daß künftige Lieferungen des Präparats nicht immer die gleiche pharmakologische Wirkung aufweisen könnten.

Es war ein wenig ermutigender Anfang, aber im Jahre 1934 begann Burman in dem berühmten New Yorker Krankenhaus für Gelenkleiden Kurare bei der Behandlung jener bemitleidenswerten Kinder einzusetzen, deren Gliedmaßen durch spastische Lähmung zu grotesken Mißbildungen verkrümmt waren. Spastische Befunde, bei denen die Muskeln krankhaft angespannt und starr sind, bilden die größte Kategorie der sich auf das Gehirn konzentrierenden Krankheiten, die heute unter der Bezeichnung «Gehirnlähmung» zusammengefaßt werden. Diese ist die häufigste Ursache von Lähmungen bei Kindern, und die Zahl der Betroffenen in Nordamerika wird auf sechshunderttausend geschätzt. Sie ist unheilbar und wird durch eine Schädigung des Gehirns vor, bei und kurz nach der Geburt hervorgerufen – vielleicht durch eine Erkrankung der Mutter an Röteln im frühen Stadium der Schwangerschaft oder durch eine Frühgeburt oder durch Verzögerung des Geburtsvorgangs –, durch alles, was eine Unterbrechung der normalen Sauerstoffzufuhr zum Gehirn des Kindes bewirkt.

Die meisten Fälle von Gehirnlähmung sind spastischer Art, aber die Krankheit kann ihre Opfer auch in anderer Gestalt befallen. Sie mag als Athetose auftreten, wobei Kopf und Glieder der Betroffenen in unaufhörlicher, ungewollter Bewegung sind, oder als Ataxie, einer Störung der Koordination von Muskelbewegungen. Die Kranken können vielleicht noch gehen, aber sie tun es taumelnd und mit rudernden Armbewegungen, oder sie sind vollkommen gelähmt und ans Bett gefesselt.

Normale Muskeln erhalten periodische Impulse von den motorischen Nerven, auch wenn sie sich in Ruhestellung befinden. Sie ziehen sich zusammen, sobald der Fluß dieser Impulse schneller wird. Bei spastisch gelähmten Kindern stehen die Muskeln unter einem unaufhörlichen Sperrfeuer von Impulsen. Der Bereich im Gehirn des Kindes, der der Sitz der Intelligenz ist, kann durchaus von dem Schaden unbeeinträchtigt geblieben sein, aber der ständige Strom von Impulsen von dem geschädigten Teil hält die Muskeln des Kindes in einem Dauerzustand der Spannung.

Dr. Burman begann damit, jedem neuen Patienten eine winzige Dosis des Kurarepräparats zu verabreichen und dann die Dosierung allmählich zu erhöhen. Den Kindern erzählte er, daß sie seine «Versuchskaninchen» seien und sicherte sich damit ihre bereitwillige Mitarbeit. Wenn dann die Lider seiner Patienten zu hängen begannen, wußte er, daß die lähmende Wirkung des Mittels einsetzte, und daraufhin steigerte er langsam die Dosis, bis sich die verkrampften Glieder lösten und entspannten, sobald das Kurare auf die neuromuskulären Verbindungsstellen einwirkte und den gestörten Fluß der motorischen Nervenimpulse daran hinderte, bis zu den Muskeln vorzudringen.

Diese Behandlung zeitigte manchmal dramatische Ergebnisse. Hände, die völlig nutzlos gewesen waren, konnten jetzt plötzlich ein Glas Wasser aufnehmen oder nach einem Bleistift greifen und damit schreiben. Gelegentlich kam es sogar vor, daß ein bettlägeriges Kind aufstand und mit einiger Hilfe zu gehen vermochte.

Leider hielt die Besserung niemals an. Sobald die Wirkung des Kurare abklang, setzte die Lähmung wieder ein. Die ganzen vier Jahre hindurch, in denen Burman mit dem Mittel experimentierte, erwies es sich für ihn – wie für alle anderen Forscher – als erheblicher Nachteil, daß die Wirkung von Kurare prognostisch nicht erfaßbar war. Sowohl er als auch die Chemiker und Pharmakologen des Merckschen Instituts rechneten damit, daß die verschiedenen Sorten von Rohkurare auch in ihrer Wirkung verschieden sein könnten. Doch in einem im Jahre 1940 erschienenen Bericht über seine Arbeit wies Burman darauf hin, daß auch die sogenannten «standardisierten» Präparate variierten. Das Mittel wirkte beim Menschen nicht immer so wie bei Versuchen mit Fröschen, Katzen und Mäusen.

Dieser Nachteil veranlaßte den Merckschen Forschungsstab zu intensiven Untersuchungen über die Eigenschaften des Kurare. Im Jahre 1935 wurde B. A. Krukoff, ein Botaniker, der heute zu den anerkannten Spezialisten für Kurarepflanzen zählt, nach Südamerika geschickt, um die Rinde der verschiedenen Arten von Strychnos-Lianen zu sammeln. Ein weiterer Botaniker, Guillermo Klug, ein nach dem Ersten Weltkrieg nach Peru emigrierter deutscher Kavallerieoffizier, belieferte das Mercksche Institut mit Kurareproben, die von den peruanischen Chazuta-Indianern zubereitet worden waren. Krukoff identifizierte als Hauptbestandteil dieser Kurareart das *Chondodendron tomentosum*, das schließlich der Ausgangsstoff des Kurarepräparats war, das wenige Jahre später im Operationssaal verwendet wurde.

Alles gesammelte Material wurde in den Merckschen Laboratorien eingehend untersucht, wenn auch das die Lähmung bewirkende Alkaloid noch immer unentdeckt blieb. Als dann eines Tages Richard Gill erschien und seine Absicht erläuterte, mit einer Expedition in den Urwald zu gehen, um Kurare zu beschaffen, mußte ihn Krukoff mit den Problemen des botanischen Sammelns vertraut machen. Außerdem wurde Gill mit Pressen und sonstigen Geräten ausgestattet, damit er annehmbare «Belege» in Form von botanischen Proben zurückbrachte.

Doch als Gill Ende 1938 mit fünfundzwanzig Pfund Kurare heimkehrte, mußte er zu seinem Entsetzen feststellen, daß die Merckschen Chemiker inzwischen das Projekt, Kurare-Lianen zu analysieren, eingestellt hatten. Entmutigt durch die Schwierigkeit, identifizierte Proben des Giftes zu bekommen und die vorhandenen wirksam zu standardisieren, hatten sie ihre Arbeit auf eine ganz andere Pflanze konzentriert. Diese, eine Leguminose oder Hülsenfrucht namens Erythrina, war leichter zu beschaffen und schien eine dem Kurare ähnliche Wirkung zu besitzen, obwohl keine der in den bisher bekannten Pfeilgiften nachgewiesenen Substanzen darin enthalten war. Aus dem Samen der Erythrina isolierten die Merckschen Chemiker ein Alkaloid, das sie Erythroidin nannten. Es hatte zwar eine lähmende Wirkung, war aber nicht so stark und flüchtiger als Kurare und wurde deshalb niemals in größerem Umfang produziert.

Krukoff untersuchte die Lianen, aus denen Gills Kurare zubereitet worden war, und identifizierte darunter auch die Art *Chondodendron tomentosum*. Doch während sich Gill in wachsender Ungeduld zermarterte, die ihn fast an den Rand des Wahnsinns trieb, stand sein kostbares Kurare unbeachtet irgendwo im Merckschen Laboratorium in ungeöffneten Behältern. Wochen vergingen, in denen er die Hoffnungen für alle übrigen seiner Schätze aus dem Urwald eine nach der anderen zunichte werden sah. Es war schlimm für ihn, aber wenigstens hatte er noch sein Kurare, und das würde sich zweifellos als die Krönung der Expedition erweisen. Es mußte ganz einfach so sein, denn die Zukunft so vieler bemitleidenswerter Gelähmter hing davon ab. Schließlich ärgerte er sich so sehr über die scheinbare Untätigkeit der Merckschen Chemiker, daß er sein Kurare wieder abholte und auf die Suche nach einem neuen Interessenten ging, der mehr Verständnis dafür aufbringen würde.

Ganz unerwartet kam Gill im Mai 1939, ein halbes Jahr nach seiner Rückkehr aus Ecuador, an die richtige Adresse. Er hatte sein Kurare der pharmazeutischen Firma E. R. Squibb & Söhne angeboten und wurde zu mehreren Besprechungen mit leitenden Herren dieser Firma gebeten. Gill überreichte ihnen die Unterlagen, die er über die bisherige Verwendung von Kurare für klinische Zwecke zusammengestellt hatte, und versuchte, die Herren von dem potentiellen Wert dieser Substanz für die Medizin zu überzeugen. Er wies besonders darauf hin, daß die Bestandteile *seines* Kurare botanisch identifiziert worden seien. Die Firma schien Interesse zu haben, und nach Monaten der Enttäuschungen faßte er wieder neuen Mut, wenngleich ihm inzwischen klargeworden war, daß solcherart Verhandlungen mit Großfirmen Zeit brauchten.

Doch dann, eines schicksalhaften Morgens, erhielt Gill einen Brief von Dr. A. E. Bennett, Professor für Neurologie und Psychiatrie an der Medizinischen Fakultät der Universität Nebraska in Omaha. Beim Lesen bemächtigte sich seiner eine Erregung, derer er kaum noch Herr zu werden vermochte. Bennett hatte von Gills Expedition durch einen Bekannten erfahren: von Dr. Walter Freeman, Gills «hervorragendem Spezialisten». Er wollte wissen, ob Gill ihm etwas Kurare für seine praktische Forschungsarbeit bei der Behandlung von spastisch gelähmten Kindern überlassen könne. Außerdem hatte er ziemlich rätselhaft angedeutet: «Ich habe im Hinblick auf die Anwendung dieser Substanz auch noch einen anderen Gedanken.»

Gill antwortete postwendend und erklärte sich bereit, Bennett Kurare unter der Bedingung zur Verfügung zu stellen, daß er über alle Forschungsergebnisse auf dem laufenden gehalten werde. Er hatte nicht die leiseste Ahnung, was für einen «anderen Gedanken» Bennett noch über die Anwendung von Kurare haben könnte. Doch zumindest würde er in diesem Professor aus dem Mittleren Westen der USA einen wertvollen Verbündeten gewinnen, nicht nur für die Verhandlungen mit Squibb, sondern auch bei seinem Feldzug, dem Kurare Eingang in die klinische Praxis zu verschaffen. Wenig später gab Bennett in einem zweiten Brief die Zusage, daß er Gill über seine Versuche genauestens unterrichten werde. Außerdem habe sich sein Kollege Dr. A. R. McIntyre, der Dekan der Physiologischen und Pharmakologischen Fakultät der Universität, erboten, alles zu tun, um das Präparat zu standardisieren.

Diese Verbindung war für Gills Verhandlungen mit Squibb sehr nützlich, da die Firma McIntyres Arbeiten auf dem Gebiet der Pharmakologie kannte und schätzte und ihm seit Jahren neue Mittel für die Lokalanästhesie zur Begutachtung schickte. Bereits zwei Monate später verpflichtete sich Squibb, Gills Kurare zu kaufen und es einer gründlichen wissenschaftlichen Untersuchung zu unterziehen. Nun war zumindest der Bogen gespannt, womit die «giftigen Pfeile» auf das endgültige Ziel abgeschossen werden konnten.

Bennett unternahm nie den Versuch, Kurare in der Anästhesie zu verwenden – das war einem weiteren genialen Einfall vorbehalten –, doch der «andere Gedanke», den er im Hinblick auf Kurare erwog, führte zu der bis dahin bedeutendsten medizinischen Nutzbarmachung des Kurare. Und seine Zusammenarbeit mit McIntyre in Verbindung mit der Zuversicht und Ausdauer einiger weniger Männer bei Squibb richteten die Bühne her für den letzten Akt des erregenden Geschehens.

A. E. Bennett wurde im Jahre 1898 in Alliance geboren, einem Städtchen im Grenzgebiet des westlichen Nebraskas, das erst zehn Jahre zuvor als Endpunkt der Eisenbahnlinie Chicago,

Burlington, Quincy gegründet worden war. Als Sohn eines Bahnschaffners mit nur fünfzig Dollar Monatslohn verdiente er sich schon mit sieben Jahren sein erstes Geld, indem er in den Zügen Puffmais feilbot. Die ganze Schulzeit hindurch war er stets auf der Suche nach Gelegenheitsarbeiten: Rasenmähen, Kartoffelroden, Handlangerdienste in Sägemühlen leisten, in den Präriegebieten bei der Ernte helfen, mit Töpfen und Pfannen von Tür zu Tür hausieren gehen. Nach Abschluß der höheren Schule hatte er genügend Geld gespart, daß es für die ersten beiden Jahre an der Universität reichte. Nachdem seine Ersparnisse erschöpft waren, verdingte er sich ein paar Jahre lang auf dem Zug seines Vaters als Bremser, um sich das Geld für den Rest des Studiums zu verdienen.

Nach dem Staatsexamen im Jahre 1921 faßte er den Entschluß, sich auf Innere Medizin zu spezialisieren, und nahm eine Stelle als Arzt in einem Kohlenbergwerk in Wyoming an, damit er seine Weiterbildung am Allgemeinen Krankenhaus in Philadelphia finanzieren konnte. In Philadelphia absolvierte er eine achtzehnmonatige Pflichtassistentenzeit in der Abteilung für Orthopädie und Nervenkrankheiten, wo einige der berühmtesten Ärzte Amerikas praktiziert hatten. Die Arbeit dort veranlaßte ihn, den Gedanken an die Innere Medizin aufzugeben und sich der Neurologie zuzuwenden. Eine Zeitlang studierte er unter dem hervorragenden Psychiater Adolf Meyer an der John-Hopkins-Universität in Baltimore und kehrte dann nach Omaha zurück, um auf dem Gebiet der Neurologie und Psychiatrie zu praktizieren und an seiner alten Alma mater zu lehren.

Professor A. R. McIntyre, Bennetts Kollege an der Universität von Nebraska, ist – wie so viele, die in der Geschichte des Kurare eine Rolle spielen – ein Mann von großer Gelehrsamkeit und ungewöhnlicher geistiger Beweglichkeit. McIntyre wurde im Jahre 1902 in London als Sproß einer langen Reihe schottischer und englischer Ahnen geboren. Nach einem abgeschlossenen Ingenieurstudium arbeitete er bei einer Gesellschaft, die Bankrott machte, und sattelte dann auf Medizin um. Im Jahre

1925 wurde er von einem Bekannten in die Vereinigten Staaten eingeladen, wo es ihm so gut gefiel, daß er gleich dort blieb. 1930 promovierte er an der Universität Chicago mit akademischen Graden in Biochemie, Physiologie und Pharmakologie und erregte einiges Aufsehen mit einer Arbeit über die Funktionen der Hypophyse, der Hirnanhangsdrüse. Ein Jahr später qualifizierte er sich als Doktor der Medizin. Nach weiteren Studien in Europa erhielt er einen Ruf an die Universität von Nebraska und wurde dort 1935 zum Dekan der Abteilung für Physiologie und Pharmakologie bestallt.

Sobald McIntyre die erste Probe von Gills Kurare in Händen hatte, ging er daran, es biologisch zu standardisieren, damit Bennett es bei seinen Patienten anwenden konnte. Die biologische Standardisierung ist keine Garantie dafür, daß das endgültige Produkt ein bestimmtes Alkaloid oder eine bestimmte Chemikalie enthält, sondern daß es eine zuverlässige Wirkung erzielt, die sich aus einer Mischung von Substanzen ergibt. Dazu gehört, daß dieser Stoff an Tieren ausprobiert und dann zu konstanter Stärke verdünnt wird, so daß der Arzt entscheiden kann, wieviel er einem Patienten injizieren muß, um die gewünschte Wirkung zu erzielen.

McIntyres erste Aufgabe bestand darin, aus dem teerähnlichen Klumpen Rohkurare Harz, Gummi und alle übrigen Verunreinigungen zu entfernen, die sich auf Herz und Blutgefäße schädlich auswirken konnten. Nach Dutzenden von Versuchen mit Fröschen, Mäusen, Ratten, Kaninchen, Katzen und Hunden ermittelte er eine Substanz, die, in Wasser gelöst, bei Hunden die für Kurare typische Lähmung erzielte, ohne daß anscheinend irgendwelche Nebenwirkungen festzustellen gewesen wären.

Der Patient, den Bennett für seinen ersten Versuch am Menschen auswählte, war ein neunzehnjähriger junger Mann – «ein Fall von spastischer Lähmung, wie man ihn sich nicht schlimmer vorstellen kann». Seine verkrümmten Arme standen starr nach vorn, seine Finger waren verzerrt und hilflos, und seine streichholzdünnen Beine krampften sich fast bis zur Brust hinauf. Wiederholte Versuche, die Lähmung durch einen chirurgischen Eingriff zu lösen, waren erfolglos verlaufen. Ebenso vergeblich hatten sich Versuche erwiesen, seine Arme und Beine durch Gipsverbände geradezurichten. Seine übermäßig angespannten Muskeln waren bestrebt, die Glieder in ihre unnatürliche Stellung zurückzubewegen, so daß sich durch den Druck der Gipsverbände üble Geschwüre bildeten. Er war ein intelligenter und kooperativer junger Mann, aber er konnte nicht einmal allein Nahrung zu sich nehmen.

Barnett verabreichte die erste Dosis Kurare sehr behutsam, doch auf der Grundlage von Burmans ausführlichem Erfahrungsbericht war er zuversichtlich und fürchtete keine Komplikationen. Sobald das Mittel zu wirken begann, erreichte es, was die Chirurgie nicht fertiggebracht hatte: Die verkrümmten Glieder des jungen Mannes wurden schlaff und ließen sich von Bennett in die gewünschte Lage bringen. Die Lähmung kehrte zurück, sobald die Wirkung des Kurare abklang, aber Bennett setzte diese Behandlung acht Monate lang fort und war überzeugt, daß der junge Patient dadurch wieder die Gipsverbände zu ertragen vermochte, die ihm vorher unerträgliche Schmerzen bereitet hatten.

Sein nächster Fall war ein zwölfjähriges Mädchen, dessen Arme und Beine gelähmt waren und dessen ganzer Körper in athetotischer Schüttellähmung zuckte. Bennett behandelte es fünf Monate lang und stellte dabei fest, daß das Kurare eine merkliche Besserung erzielte, wodurch die Physiotherapie erfolgreicher anschlug. Das Mädchen konnte schließlich wieder gehen und allein essen, was ihm vorher nicht möglich gewesen war.

Der nächste Fall jedoch erwies sich als Enttäuschung – und der nächste und der übernächste auch. Bald kam er zwangsläufig zu der gleichen frustrierenden Schlußfolgerung, die auch Burman gezogen hatte. Sein Erfahrungsbericht ist durchsetzt mit Feststellungen wie «nur vorübergehende Besserung» oder «die Wirkung des Kurare war zu flüchtig».

Die ersten Protokolle Bennetts, in denen er sich negativ über den Wert der Behandlung aussprach, waren für Richard Gill ein schwerer Schlag, aber auch beunruhigend für die Firma Squibb, die mit dem von Gill angekauften Kurare McIntyre und Bennett belieferte und deren eigener Forschungsstab an Methoden zur Standardisierung arbeitete, damit es auf den Markt gebracht werden konnte. Doch wo und wofür würde sich ein Markt finden, wenn es zur Behandlung spastischer Krankheiten wertlos war?

Aber zu Bennetts großer Freude schien sich im Hinblick auf den «anderen Gedanken», den er über die Verwendung von Kurare gehabt hatte, ein Erfolg anzubahnen. Im Oktober 1939 schrieb er einen Brief an Dr. H. Sidney Newcomer, einen der maßgeblichen Mediziner bei Squibb, den er mit folgenden Worten begann: «Vermutlich ist uns für die Anwendung von Kurare der große Wurf gelungen.»

Ende der dreißiger Jahre begann man in den Vereinigten Staaten mit einer epochemachenden – aber auch umstrittenen – Behandlung der am meisten verbreiteten und mit psychiatrischen Methoden nicht zu beeinflussenden Geisteskrankheit, der Schizophrenie oder Dementia praecox. Bei dieser Krankheit verliert der Patient jeglichen Kontakt mit der Wirklichkeit und zieht sich in eine bedrückende Eigenwelt zurück, in der er sich nur noch mit sich selbst beschäftigt und von vielerlei Angstvorstellungen heimgesucht wird. Er mag sich plötzlich in die Idee verrennen, daß sein behandelnder Arzt ein Spion ist, der ihn vergiften will. Er mag Stimmen vernehmen oder gespenstische Erscheinungen haben. Wenn sich die Krankheit zu der Form entwickelt, die als «Katatonie» bezeichnet wird, mag er zwischen wilden Wutanfällen und Perioden undurchdringlicher Stumpfheit pendeln. In diesem Stadium hockt er dann zusammengekauert in einer Ecke, spricht mit niemandem und weigert sich, zu essen oder sich anzuziehen. Es kommt vor, daß er stundenlang auf einem Fleck steht, scheinbar blicklos ins Leere starrt und vielleicht den Arm in einer Stellung über dem Kopf hält, die ein normaler Mensch keine fünf Minuten lang einnehmen könnte, geschweige denn Stunden.

Nicht weniger als drei Millionen Nordamerikaner werden jedes Jahr wegen der einen oder anderen Form von Geistesstörungen behandelt, die eine breite Skala von der leichten Gemütskrankheit bis zum unheilbaren Wahnsinn aufweisen. In den dreißiger Jahren wurde man sich in den Vereinigten Staaten mit einemmal der Tatsache bewußt – und diese Erkenntnis machte Schlagzeilen –, daß fünfzig Prozent aller Krankenhausbetten von psychiatrischen Patienten belegt waren. Und etwa die Hälfte davon waren Schizophrene, für die es therapeutisch kaum Hilfe gab.

Dann entdeckten fast gleichzeitig zwei europäische Psychiater, daß einige Schizophrene durch Medikamente geheilt werden konnten. Dr. Manfred Sakel, ein junger Wiener Arzt, injizierte seinen Patienten Insulin, wodurch der Blutzuckerspiegel gesenkt und dem Gehirn die Glukose entzogen wurde, die es für ein ausreichendes Funktionieren braucht. Die Folge davon war, daß die Patienten in einen Dämmerzustand verfielen. Nach mehreren derartigen Behandlungen konnte Sakel bei vielen seiner Patienten eine merkliche Besserung verzeichnen, für die weder er noch sonst jemand eine Erklärung fand. Gelegentlich geschah es, daß ein Patient schwere Krämpfe bekam, aber Sakel hielt sich immer bereit, ihm mit einer Glukose-Injektion zu Hilfe zu kommen.

Der Ungar Dr. Ladislaus von Meduna ging noch einen Schritt weiter und rief absichtlich derartige Krampfzustände hervor, wozu er anfangs Kampfer und später ein daraus entwickeltes Mittel, Metrazol, verwendete. Nach einer intravenösen Metrazol-Injektion gerieten die Patienten in wilde Zuckungen, die denen eines epileptischen Anfalls glichen. Doch sobald der Anfall vorüber war, lichtete sich häufig ihr Geist so weit, daß sie ihren Platz im normalen Leben wieder einnehmen konnten.

Obwohl auch heute noch niemand genau weiß, wie die Schocktherapie wirkt, so war sie doch die erste erfolgreiche Behandlung für jene unglücklichen Menschen, die man noch vor nicht allzu langer Zeit mit Ketten an die Wände ihrer Zellen fesselte. Doch die Metrazol-Behandlung war bei den Patienten gefürchtet, und das mit Recht. Halb wahnsinnig vor Angst lagen sie im Bett, wenn sich die Schwestern und Pfleger, die sie während des Anfalls festhalten mußten, im Krankenzimmer versammelten. Dann injizierte ihnen der Arzt das Mittel in die Armvene – und in den etwa fünfundvierzig Sekunden, in denen das Mittel zum Gehirn vordrang, litten sie Höllenqualen, bis sie bewußtlos wurden und in heftige Krämpfe verfielen. Es war ein traumatisches Erlebnis, nicht nur für die Patienten, sondern auch für die Ärzte und das Pflegepersonal.

Ein paar Jahre später entdeckten zwei italienische Ärzte namens Cerletti und Bini, daß diese therapeutischen Anfälle auch durch Elektroschocks ausgelöst werden konnten, die den Vorteil hatten, daß der Patient sofort bewußtlos wurde und sich hinterher an nichts mehr erinnerte. Die Elektroschocktherapie erwies sich als ebenso wirksam wie Metrazol und überdies als sehr viel weniger furchteinflößend – und sicherer.

Gleich nachdem Metrazol in den Vereinigten Staaten bekanntgeworden war, begann Bennett damit zu arbeiten, und dabei machte er eine wichtige Entdeckung. Ihm fiel auf, daß die Schockbehandlung bei vielen Schizophrenen keinerlei Wirkung zeitigte, bei Patienten mit «Emotionspsychosen» jedoch nahezu durchschlagende Erfolge damit zu erzielen waren. Die Opfer dieser Geisteskrankheit leiden an schweren monatelangen Depressionen, die in vielen Fällen zum Selbstmord führen.

«Es handelt sich hier um eine der bemerkenswertesten spezifischen Therapien der modernen Psychiatrie», schrieb er. «Neunzig Prozent der schweren jeder Behandlung widerstehenden Depressionen können binnen drei oder vier Wochen durch sechs bis acht krampferzeugende Schocks behoben werden, entweder durch Metrazol oder durch Elektroschock.»

Neunzig Prozent – neun von zehn Patienten – konnten geheilt werden! Das war eine erstaunliche Behauptung. Wenn nur fünf von zehn Patienten, für die es bisher keine Hilfe gab, durch Schockbehandlung wieder normal wurden – oder auch nur drei oder gar einer –, warum war dann diese revolutionierende Behandlung so umstritten?

Die Antwort darauf ist: Jede Art von Schockbehandlung, ob durch Metrazol oder Elektrizität, rief eine so drastische Nebenwirkung hervor, daß einige Ärzte sich weigerten, sie überhaupt in Betracht zu ziehen. Andere, die zwar von der augenscheinlichen Wirkung der Behandlung überzeugt waren, hielten es dennoch für besser, sie nicht mehr anzuwenden.

Wenn man ein Glas zum Mund führt, erhalten die Muskeln an der Vorderseite des Oberarms eine Folge von Impulsen von den motorischen Nerven, die sie veranlassen, sich zusammenzuziehen. Zum Ausgleich entspannen sich die Muskeln an der Rückseite des Oberarms, werden länger und ermöglichen damit, daß sich der Arm im Ellbogengelenk beugt. Bei einer gewollten Bewegung geschieht stets Folgendes: Die Befehle, die ausgeschickt werden, um eine Muskelgruppe dazu zu bewegen, sich zusammenzuziehen, sind stets von Befehlen begleitet, die die gegenüberliegende Muskelgruppe anweist, sich zu entspannen.

Die Schockbehandlung versetzt das Gehirn in allgemeinen Aufruhr, und der Tumult pflanzt sich bis in die motorischen Nerven fort. Hunderte von einander widersprechenden Impulsen ergießen sich über die Nerven und lassen gegenüberliegende Muskelgruppen gleichzeitig in Aktion treten. Diese unkoordinierten Impulse haben zur Folge, daß die sonst nur paarweise wirkenden Muskeln gegeneinanderarbeiten und das mit einer solchen Kraft, daß dabei Muskeln reißen, Gelenke ausgerenkt werden und sogar Knochen brechen.

Man hat immer wieder versucht, Verletzungen bei der Schockbehandlung auszuschalten. Die Patienten wurden rücklings über Sandsäcke gelegt und darauf angeschnallt oder von Pflegern in dieser Lage festgehalten. Doch die unkoordinierten Muskelkontraktionen führten weiterhin dazu, daß Knochen brachen und Gelenke ausgerenkt wurden. Bei einigen kam es sogar zu einer Fraktur der Schultern oder beider Hüften. Ein Arzt wies mit einer selbst zusammengestellten Statistik nach, daß dreiundvierzig bis einundfünfzig Prozent der Patienten, die schockbehandelt wurden, Kompressionsfrakturen an der Wirbelsäule erlitten, die noch Wochen oder gar Monate später heftige Schmerzen verursachten.

«Das ist keine echte Therapie», schrieb ein anderer Arzt. «Wenn der Patient, um dessen Wohl es uns geht, durch derartige Methoden Schaden leidet, dann sollte man damit aufhören.» Und die Schockbehandlung wäre auch tatsächlich eingestellt worden, hätte nicht A. E. Bennett seinen Einfall gehabt. Der «große Wurf», der Bennett zu seinem Brief an die Firma Squibb im Jahre 1939 veranlaßte, bestand in der Anwendung von Kurare bei einem Patienten, der für eine Schockbehandlung mit Metrazol vorgesehen war. Es handelte sich um einen chronisch Schizophrenen, einen hoffnungslosen Fall, der sich schon viele Jahre lang in der geschlossenen Abteilung des Lincoln-Krankenhauses in Omaha befand. Er konnte keine Verwandten namhaft machen und gehörte zu den drei wahrhaft verlorenen Seelen der Psychiatrie. Der Mann war so unwiderruflich in seine einsiedlerische, einer einzigen Tortur gleichkommende Welt eingesponnen, daß er kaum noch als Mensch bezeichnet werden konnte, da er nur dahinvegetierte.

Bennett, der sich auf Burmans Erfahrungen stützte, hatte keine übermäßigen Bedenken gehabt, spastisch gelähmten Kindern Kurare zu verabreichen. Er war dabei von unschädlichen Dosierungen ausgegangen und hatte sie allmählich erhöht, so daß er den Grad der benötigten Muskelentspannung bestimmen konnte und es nie so weit kommen ließ, daß die Atmung der Kinder in Mitleidenschaft gezogen wurde. Doch was er jetzt vorhatte, stand auf einem ganz anderen Blatt. Durch Metrazol hervorgerufene Krämpfe hatten sich als unkontrollierbar erwiesen. Sobald sie einmal ausgelöst worden waren, mußte man den Dingen ihren Lauf lassen, und der Arzt konnte nichts dagegen tun. Welche Komplikationen würden wohl durch den Zusatz von Kurare auftreten? Würden die beiden Mittel womöglich gefährlich aufeinander reagieren?

Niemand kannte die Antwort auf diese Fragen, und es gab nur einen Weg, sie zu ergründen. An dem für den Versuch festgesetzten Tag betrat Bennett den Raum, in dem der Patient im Zustand ständiger geistiger Verwirrung lag. Er ergriff den Arm des Mannes, suchte die Vene und injizierte langsam McIntyres Kurarelösung. Er wartete einige Minuten, bis sie wirkte, und spritzte dann das Metrazol. Jetzt war der Augenblick gekommen, in dem normalerweise der Körper des bedauernswerten Mannes in diese entsetzlichen Krämpfe versetzt werden würde. Doch statt dessen lag er ganz ruhig da, und nur ein leichtes Zukken der Muskeln zeigte an, daß das Metrazol zu wirken begann.

Wie spätere Behandlungen erkennen ließen, befand sich dieser erste Patient in einem bereits viel zu weit fortgeschrittenen Stadium des Wahnsinns, als daß ihm noch durch Metrazol hätte geholfen werden können. Doch zumindest hat ihm diese Behandlung nicht geschadet – ihm brach kein Knochen und riß kein Muskel. Aber mit der einen Injektion hatte Bennett eine brauchbare Form der Therapie aufgezeigt. «Es war schon ein richtiger Nervenkitzel, den Versuch mit Kurare zu wagen und ungestraft davonzukommen», berichtete er dem Autor siebenundzwanzig Jahre später in Erinnerung an diesen Tag.

Es ging dabei, worüber sich Bennett völlig im klaren war, um ein Experiment am Menschen, was heutzutage wohl kaum gebilligt worden wäre angesichts unserer sehr viel strengeren Vorschriften für Versuche an Menschen und Tieren. «Offengestanden, ich hätte die Behandlung zuerst an einem Affen durchführen sollen, aber wir hatten nicht das Geld, uns Affen zu kaufen», sagte Bennett. «Wir hatten damals viel Schneid und keine übertriebenen Skrupel. Heute würde ich dieses Risiko nicht noch einmal eingehen.»

Hätten seinerzeit schon die modernen Vorschriften bestanden, wäre für den Versuch das schriftliche Einverständnis entweder des Patienten oder seiner Angehörigen erforderlich gewesen.

Doch da der Patient selbst ganz offensichtlich unfähig war, etwas zu unterschreiben, und da keine Angehörigen ermittelt werden konnten, wäre das Experiment unter solchen Voraussetzungen vermutlich niemals durchgeführt worden.

Bis zu welchem Umfang sind medizinische Experimente mit Lebewesen überhaupt zulässig? Diese Frage war bereits zu Zeiten Claude Bernards umstritten gewesen, und sie ist seither in der Öffentlichkeit soviel erörtert worden, daß inzwischen eine Reihe von Vorschriften zum Schutz von Versuchstieren ebenso wie von kranken Menschen erlassen wurden. Doch was Laien als lobenswerte Menschenfreundlichkeit ansehen, ist in den Augen der Ärzte oft nur ein Übermaß von Gefühlsduselei, durch die die Menschheit um manche wertvolle Entdeckung auf dem Gebiet der Medizin gebracht werden kann. Schutzmaßnahmen sind unerläßlich, doch es ist zu bezweifeln, ob sie sich je wirksamer erweisen können als das Gewissen des Arztes. Jedenfalls versicherte dem Autor mehr als ein Arzt, der dem Kurare den Weg in die klinische Praxis ebnete, daß er seine Versuche niemals – ja, nicht einmal die Tierversuche – unter den heutigen Bestimmungen hätte riskieren können. Die gegenwärtige Forderung der amerikanischen Behörden, daß vor einem Versuch die Tiere betäubt werden müssen, schließt eine ganze Reihe von Experimenten aus, bei denen es unerläßlich ist, daß die Tiere bei vollem Bewußtsein bleiben, damit man ihre Reaktionen in diesem Zustand beobachten kann.

Außer der Geldknappheit gab es noch einen anderen Grund für Bennett, jene erste Injektion einem Menschen statt einem Versuchstier zu verabreichen. Der Zusatz von Kurare bei der Metrazol-Therapie hätte diese neue Behandlungsmethode von vornherein entwerten können, weil – wie zahlreiche Ärzte annahmen – es natürlich möglich war, daß die durch die Schockbehandlung ausgelösten Krämpfe allein die Heilung bewirkten – vielleicht dadurch, daß sie in den Muskeln irgendeine chemische Substanz freisetzten, die ihrerseits heilend auf das Gehirn einwirkte.

Bennett bewies an Hand von späteren Fällen, daß das Kurare die Wirksamkeit der Behandlung in keiner Weise beeinträchtigte, und lieferte damit einen wertvollen Beitrag für die Psychiatrie, da dadurch deutlich gemacht wurde, daß es nur auf die zentrale Wirkung des Schocks auf das Gehirn ankam und nicht auf die Krämpfe.

Sieben Monate nach seinem ersten Versuch konnte Bennett zu Protokoll geben, daß er bei 101 Patienten, die insgesamt 629 Schockbehandlungen erhielten, Kurare angewandt hatte. Dabei kam es lediglich zu einer einzigen Wirbelsäulenfraktur, und zwar bei einem Patienten, der so schlechte Venen hatte, daß die Wirkung des Kurare bereits abgeklungen war, ehe Bennett endlich wieder eine Vene fand und das Metrazol injizierte.

Eine gebrochene Wirbelsäule statt Dutzender, mit denen man hätte rechnen müssen! Das war kaum weniger bemerkenswert als die ersten Erfolge der Schockbehandlung überhaupt. Doch das Kurare galt noch immer als ein so unheimliches Mittel und die Gefahren waren so offensichtlich, daß viele Psychiater anfangs Hemmungen hatten, einen Versuch damit zu wagen. Erst im Jahre 1948 – neun Jahre nach seinem ersten erfolgreichen Fall – veröffentlichte Bennett eine Abhandlung, mit der er die Befürchtungen einiger Ärzte zerstreuen wollte, die noch immer seiner Methode mißtrauten. Doch der Wert seiner Therapie wurde schließlich anerkannt, und wenn heutzutage Schockbehandlungen angewendet werden – bei solchen Patienten, die auf die starken Beruhigungsmittel der letzten fünfzehn Jahre nicht ansprechen –, so werden sie stets durch eine Injektion von Kurare oder einem synthetischen Mittel zur Muskelentspannung eingeleitet.

Die Zusammenarbeit zwischen McIntyre, dem Pharmakologen, und Bennett, dem Psychiater, hatte die erste wirklich durchschlagende medizinische Anwendung des «fliegenden Todes» zur Folge. Es war eine große Leistung, auch wenn sie später durch die Tatsache in den Schatten gestellt wurde, daß das Kurare für die Anästhesie noch weit mehr an Bedeutung gewann. Betrüblicherweise muß aber auch berichtet werden, daß diese Leistung zur Entzweiung der beiden dafür verantwortlichen Männer führte.

Kontroversen über den Ursprung großer Ideen oder Entdekkungen sind nicht auf bestimmte Gebiete der Wissenschaft beschränkt, und die Welt der Medizin nimmt sicherlich einen breiten Raum darin ein – man erinnere sich nur an den Streit zwischen Morton und Jackson über die Einführung der Anästhesie. Derartige Auseinandersetzungen sind immer unerfreulich und gehen selten zur Zufriedenheit aller aus.

Im Jahre 1947 schrieb McIntyre eine Monographie von 214 Seiten über die Geschichte, Botanik, Chemie, Pharmakologie und die physiologische Wirkung von Kurare. Seine Arbeit wurde als eine klassische Studie über dieses Thema willkommen geheißen. Darin nahm McIntyre für sich in Anspruch, Bennett auf den Gedanken gebracht zu haben, daß er versuchen solle, eine Schockbehandlung durch Kurare zu dämpfen. Diese Behauptung kränkte Bennett ungemein, und er hält noch heute daran fest, daß er selbst auf die Idee gekommen sei. Außerdem ist er der Meinung, McIntyre würdige in diesem Buch nicht genügend sein – Bennetts – Verdienst, das Kurareprojekt an der Universität von Nebraska in Angriff genommen zu haben.

Als Bennett an Richard Gill schrieb, daß er im Hinblick auf die Anwendung von Kurare außer zur Behandlung von spastisch gelähmten Kindern auch noch einen «anderen Gedanken» habe, erwähnte er mit keinem Wort McIntyre. Er hatte ihn auch nicht erwähnt, als er zwei Wochen zuvor in einem Brief an die pharmazeutische Firma Eli Lilly seiner Befürchtung Ausdruck gab, daß man die Schockbehandlung vermutlich wegen der dabei auftretenden schweren Verletzungen abbrechen müsse, und er fügte hinzu: «Ich frage mich aber, ob wir nicht vielleicht ein Mittel entwickeln können, das eine dem Kurare vergleichbare Wirkung hat und vor dem krampferzeugenden Mittel verabreicht wird, um derartige Komplikationen auszuschalten.» Keiner dieser beiden Briefe kann natürlich als schlüssiger Beweis gewertet werden, denn falls tatsächlich jemand anders den Anstoß zu diesem Gedanken gegeben haben sollte, hätte es Bennett nicht zu erwähnen brauchen.

Noch nachträglich den Beweis antreten zu wollen, wer von beiden Anspruch auf die Urheberschaft dieser Idee hat, ist vermutlich ein ziemlich aussichtsloses Unterfangen. Doch wenn zwei Männer an einem Projekt so eng zusammenarbeiten wie Bennett und McIntyre, liegt die Möglichkeit einer gegenseitigen gedanklichen Befruchtung klar auf der Hand. In einem Brief, den der Autor im Jahre 1967 von Professor McIntyre aus Nebraska erhielt, heißt es: «Meine Aussage bezüglich meines Vorschlags, den ich A. E. Bennett machte, beruht nach bestem Wissen und Gewissen auf Wahrheit – und zweifellos ist A. E. Bennett fest davon überzeugt, daß es seine Idee war. Gewiß, wir haben viel über Kurare diskutiert ... Es ist mein Wunsch, daß Dr. A. E. Bennett die volle Würdigung zuteil wird für seine Energie und Initiative bei der Nutzbarmachung von Kurare für klinische Zwecke, was fraglos dazu beitrug, daß es später auf dem Gebiet der Anästhesie eine so wichtige Rolle spielte.»

Wem auch immer die Idee zuerst gekommen sein mochte, die Zusammenarbeit erwies sich als ein voller Erfolg: McIntyre entwickelte ein Kurarepräparat, und Bennett verabreichte es Patienten mit guter Wirkung. Ihre Berichte über die Fortschritte der Patienten wurden voller Spannung im New Brunswicker Institut für Medizinische Forschung der Firma Squibb erwartet, wo man immer noch dabei war, Gills Kurare zu analysieren, um daraus ein standardisiertes marktfähiges Produkt zu entwickeln.

Gill war inzwischen durch langwierige Verhandlungen mit der Firma Squibb entmutigt worden. Nachdem er der Gesellschaft seinen mitgebrachten Vorrat an Kurare verkauft hatte, war er nunmehr bestrebt, einen Exklusivvertrag für weitere Lieferungen zu bekommen. Er machte geltend, daß nur er die Zusammensetzung des für medizinische Zwecke am besten geeigneten Kurare kenne, und versuchte die Firma dazu zu bewegen, ihm eine neue Expedition nach Ecuador zu finanzieren. Dort wollte er darüber wachen, daß die richtigen Pflanzen gesammelt und zu reinem Kurare verarbeitet würden, womit er dann die Gesellschaft zu beliefern beabsichtigte.

Die Direktoren von Squibb jedoch erblickten darin eine nicht zu rechtfertigende Ausgabe. Sie waren der Meinung, daß sich Gill ein lukratives Monopol zu verschaffen versuche, und fanden, daß niemand das Recht habe, eine natürliche Substanz wie Kurare allein zu vertreiben. Und da nunmehr alles darauf hindeute, daß sich das *Chondodendron tomentosum* für die Gewinnung von Kurare am besten eigne, meinten sie, daß Gill ihnen nur die Rinde liefern solle, die dann in den Laboratorien der Gesellschaft unter genauer Kontrolle zu Kurare verarbeitet werden könne. So hätten sie auch die Gewißheit, ein Produkt mit konstanter Wirkung herzustellen, das frei von Schlangengift oder Ameisenstacheln sei.

Die Position der Firma Squibb wurde noch dadurch gestärkt, daß es ihr gelang, einen recht beträchtlichen Vorrat an Kurare von einem Forschungsreisenden namens August Rabaut zu kaufen, der sich darauf spezialisiert hatte, seltene Fische aus dem Amazonas in die Vereinigten Staaten zu importieren. Rabaut war in der Lage, das *Chondodendron tomentosum* botanisch zu identifizieren, und er belieferte die Gesellschaft mehrmals mit Kurare, das daraus gewonnen worden war.

Danach schloß die Firma Squibb einen Vertrag mit der amerikanischen Gesellschaft Astoria Pan-Americana, für die in Peru ein Botaniker arbeitete, der die Möglichkeit hatte, das von den Wissenschaftlern in New Brunswick gewünschte *Chondodendron tomentosum* zu identifizieren und das Rohmaterial zu liefern. Einige Zeit darauf erkannte die Firma Squibb, daß Gill doch recht gehabt hatte, als er das Kurare an Ort und Stelle zubereiten lassen wollte, denn seine Wirkung war sehr viel geringer, wenn es von getrockneten Pflanzen statt von frischen gewonnen wurde. Deshalb bekam die Astoria Pan-Americana den Auftrag, wieder das im Urwald erzeugte Kurare zu liefern.

Doch all das geschah später – der Vertrag mit der Astoria-

Gesellschaft wurde erst 1941 perfekt –, als die Wissenschaftler von Squibb darangingen, aus Gills Kurare ein gangbares pharmazeutisches Produkt zu machen. Daß ihre Bestrebungen von Erfolg gekrönt waren, hatte die Firma in erster Linie dem Weitblick und der Beharrlichkeit von Dr. Sidney Newcomer, einem ihrer ärztlichen Direktoren, zu verdanken, aber auch der von Horace A. Holaday, einem der führenden Wissenschaftler der Firma, entwickelten hervorragenden Methode, die Wirksamkeit dieses Präparats zu erproben.

Als sich Gill im Jahre 1939 an die Firma Squibb wandte, wurde er an Newcomer verwiesen und erzählte ihm von den Hoffnungen, die er auf das Kurare setzte. Er hätte sich keinen aufmerksameren Zuhörer wünschen können, denn er fand in Newcomer einen Mann von außergewöhnlicher Bildung und Vielseitigkeit, der jede neue Idee begierig aufgriff, selbst zahlreiche Erfindungen gemacht hatte und zeit seines Lebens auf wissenschaftliche Entdeckungen aus war. Er hatte seine Laufbahn als Pathologe begonnen, widmete sich dann aber der Forschung auf dem Gebiet der elektrischen Nervenimpulse und ging Anfang der zwanziger Jahre nach Europa, um Augenheilkunde zu studieren. (Seinerzeit erwirkte er einige zwanzig optische Patente, darunter auch eines für eine Breitwandlinse. Jahre später, als sich Hollywood im Kampf gegen den Einbruch des Fernsehens in das Kinogeschäft auf die Breitwandprojektion verlegte, wurde sein Patent ans Tageslicht gefördert und er von der 20th Century-Fox als Berater verpflichtet.) Die Wirtschaftskrise in den Vereinigten Staaten vereitelte Newcomers Absicht, sich in New York als Augenarzt niederzulassen. So wechselte er wieder einmal die Laufbahn, trat bei Squibb ein und befaßte sich mit der Herstellung und klinischen Erprobung neuer Arzneimittel. Doch sein Interesse galt weiterhin der Optik, so daß er im Zweiten Weltkrieg neben seiner Tätigkeit bei Squibb eine Firma zur Fertigung dringend benötigter Linsen für Entfernungsmeßgeräte gründete. Und 1968 – als Achtzigjähriger und theoretisch längst im «Ruhestand» – war er noch voll in Anspruch genommen von seinen Forschungsarbeiten über neue Verwendungsmöglichkeiten des Laserstrahls.

Ein Mann mit derart weitreichenden Interessen und solch ausgesprochener Schöpfergabe mußte ganz zwangsläufig von Gill und seinem Kurare gefesselt sein. Die Geschäftsleitung der Firma Squibb sah die Dinge mehr von einer skeptischen Warte aus. Zu wenig war bisher über diese seltsame Urwaldsubstanz bekannt, nur daß es sich um ein höchst gefährliches Gift handelte, für das augenscheinlich niemand eine Verwendung wußte außer indianischen Jägern und amerikanischen Physiologen. Warum also sollte man Tausende von Dollar in ein Forschungsprojekt investieren, um ein Arzneimittel herzustellen, das nachher womöglich keiner kaufte? Newcomer war jedoch von dem potentiellen Wert des Kurare überzeugt und setzte sich so leidenschaftlich dafür ein, daß er schließlich seiner Ansicht zum Sieg verhalf. Mit Gill wurde ein Vertrag gemacht, und seine gewissenhaft numerierten Behälter mit Kurare gingen in die Obhut von Horace Holaday über.

Holaday, der Physiologe und Pharmakologe, wäre in einem Hollywoodfilm für die Rolle des Wissenschaftlers geradezu prädestiniert gewesen. Er war groß und hager, hatte dunkle tiefliegende Augen hinter einer dicken Hornbrille, buschige schwarze Brauen und einen gepflegten Spitzbart. Er gab sich bescheiden und zurückhaltend, war aber ein hochbegabter Pharmakologe und tüchtiger Manager, der weit oben in der Hierarchie der Firma Squibb rangierte. Holaday begann sogleich, sich mit dem wenigen zu befassen, was bislang über die Zusammensetzung des Kurare bekannt war, und mit den sehr voneinander abweichenden und manchmal widersprüchlichen Berichten über seine Wirkung. Die Protokolle, die ihm von der Universität Nebraska zugesandt wurden, las er stets mit großem Interesse. Doch wenn auch McIntyre ein Verfahren zur Standardisierung des Kurare gefunden und dadurch Bennett die Möglichkeit eröffnet hatte, es am Menschen zu erproben, so war sich Holaday aber völlig klar darüber, daß diese Standardisierung für die Massenproduktion eines marktfähigen und in seiner Wirkung stets konstanten Mittels noch nicht ausreichte. Einer von McIntyres Versuchen bestand darin, daß Froschmuskeln in eine Kurarelösung getaucht wurden – etwa in der gleichen Weise, wie es Claude Bernard gemacht hatte. Doch Holaday stellte dabei fest, daß einige Kurarepräparate, die nach McIntyres Verfahren standardisiert worden waren, bei der Anwendung am Menschen stark abweichend wirkten, selbst wenn sie denselben Ursprung hatten.

Gegen Ende des Jahres 1939 löste er das Problem. Er entwickelte ein Verfahren, die Wirksamkeit des Präparats zu überprüfen, das so genau war, daß man es noch heute als Meisterleistung auf dem Gebiet der biologischen Analyse wertet. Die herkömmliche Methode, ein neues Arzneimittel für den menschlichen Gebrauch zu erproben, besteht darin, es Tieren zu verabreichen und exakt die tödliche Dosis zu ermitteln. Mit Hilfe mathematischer Berechnungen können die Forscher im Laboratorium die zulässige Dosierung für den Menschen feststellen. Der Nachteil dieser Methode liegt darin, daß innerhalb der verschiedenen Arten kein Tier dem anderen gleich ist, so daß eine Menge Tiere geopfert werden muß, um den durchschnittlichen Wert der tödlichen Dosis mit Sicherheit zu ermitteln. Beispielsweise waren zur Prüfung einer jeden Herstellungsserie des für die Behandlung von Zuckerkranken benötigten Insulins nicht weniger als tausend Mäuse erforderlich und dazu noch ein erheblicher Aufwand an Personal und Zeit. Erst kürzlich gelang es, diese Prüfung durch automatisierte Verfahren zu ersetzen.

Holaday entdeckte eine Methode, die Wirkung einer gereinigten Kurarelösung zu analysieren, ohne dabei seine Versuchstiere – er arbeitete mit Kaninchen – töten zu müssen. Die Ohren von Kaninchen sind von zahlreichen Blutgefäßen durchzogen, und wenn man in diese eine sorgfältig dosierte Kurarelösung injizierte, so war alsbald ein Punkt erreicht, an dem das Kaninchen den Kopf auf die Pfoten heruntersinken ließ und nicht mehr fähig war, ihn wieder zu erheben. Wurde in diesem Augenblick die Injektion unterbrochen, erholte sich das Kaninchen binnen weniger Minuten, ohne daß schädigende Folgen festzustellen gewesen wären. Somit konnte dasselbe Kaninchen wiederholt für derartige Tests verwendet werden, und es stellte sich heraus, daß die Kuraremenge, die das Niedersinken des Kopfes bewirkte, immer dieselbe war. Setzte man bei solchen Kontrollversuchen einen Kubikzentimeter der Lösung als eine Einheit fest, und bedurfte es dann bei der Herstellung einer neuen Serie des Mittels nur eines halben Kubikzentimeters, um den Kopf des Kaninchens herabfallen zu lassen, hatte folglich die neue Serie eine zweimal so starke Wirkung wie die vorhergehende. Auf dieser Basis war es möglich, die Lösung ohne Schwierigkeiten zu einheitlicher Dosierung zu verdünnen.

Holadays Kaninchentest war weitaus zuverlässiger und genauer als alle biologischen Analysen, und er wird noch heute in Brunswick angewandt, um das reine d-Tubokurarin bei der Herstellung neuer Serien zu standardisieren. In der Tat ist dieser Test insofern beispiellos, als es sich dabei um die einzige biologische Erprobung handelt, die exakter ist als eine chemische Analyse. Darauf kam man, nachdem es zwei Wissenschaftlern der Firma Squibb, Dr. James Dutcher und Dr. Oskar Wintersteiner, im Jahre 1942 als ersten gelungen war, d-Tubokurarin aus dem botanisch identifizierten *Chondodendron tomentosum* zu isolieren. Bei einem Versuch mit dem vermeintlich reinen Alkaloid stellte man im Laboratorium fest, daß die Kaninchen sehr viel schneller den Kopf sinken ließen, als es die Regel gewesen wäre. Weitere chemische Analysen ergaben, daß das d-Tubokurarin noch eine andere Substanz mit dreifacher Wirksamkeit, aber von sehr viel flüchtigerer Art enthielt.

Doch im Jahre 1939, als Holaday mit Gills Kurare zu arbeiten begann, wußte natürlich noch niemand, was sein aktiver Bestandteil war. An Kaninchen geprüfte Proben wurden zu weiteren Versuchen an Bennett und McIntyre gesandt. Diese erwiesen sich als so einheitlich und in ihrer Wirkung so prognostizierbar, daß Newcomer beschloß, die Lösung in Ampullen zu füllen und sie auch anderen Psychiatern zur Verfügung zu stellen, die von

Bennetts Ergebnissen so beeindruckt waren, daß sie nunmehr selbst mit Kurare experimentieren wollten. Holaday gab dem neuen Mittel den Namen Intocostrin, von dem zu Beginn des Jahres 1940 die ersten Ampullen einigen wenigen ausgewählten Ärzten überantwortet wurden.

Das Intocostrin bildete den Höhepunkt eines langen Forschungsbemühens: das erste marktfähige Kurarepräparat, das Ärzte ihren Patienten in abgemessener Dosierung verabreichen konnten und das eine prognostizierbare Wirkung hatte, ohne daß unerwünschte Nebenwirkungen zu befürchten waren. Aber natürlich kann man mit noch soviel Reinigen und Standardisieren aus Kurare kein «ungefährliches» Mittel machen. Wenn die Dosis zu stark ist, besteht immer die Gefahr des Todes durch Ersticken. Diese Erwägung und das allgemeine Odium des Grauenvollen, das dem Kurare seit den Tagen des Petrus Martyr anhing, ließ die Geschäftsleitung von Squibb zögern, Intocostrin auf den Markt zu bringen.

Doch die Tatsache, daß Newcomer im Lauf der Monate von immer mehr Ärzten um Überlassung des Mittels für Versuchszwecke gebeten wurde, bestärkte ihn in seiner Überzeugung, mit dem Intocostrin über ein wertvolles Medikament zu verfügen. Er wollte bei der amerikanischen Behörde für Nahrungs- und Arzneimittelkontrolle um Genehmigung nachsuchen, das Medikament für den Verkauf an Ärzte freizugeben, aber die Firmenleitung untersagte ihm diese Maßnahme. Vielleicht fürchtete sie, daß die Öffentlichkeit auf eine derart unheimliche Substanz negativ reagieren würde, oder sie hatte Angst vor Unglücksfällen, falls die Abnehmer nicht sorgfältig genug damit umgingen.

Carleton Palmer, der Präsident von Squibb, kam Newcomer jedoch insoweit entgegen, daß dieser ausgewählten Ärzten auch fernerhin Ampullen mit Intocostrin zu Versuchszwecken zur Verfügung stellen durfte, solange der Firma dadurch keine Kosten entstanden. Deshalb versandte Newcomer das Mittel in eigener Regie, verlangte fünf Dollar pro Ampulle und zahlte die eingehenden Beträge bei der Firma ein.

Gegen Ende des Jahres 1941 konnte er vermelden, daß mehrere Tausend Schockbehandlungen mit Intocostrin ohne nachteilige Folgen durchgeführt worden waren, allein von Bennett über eintausendfünfhundert. Zwei Todesfälle waren dabei zu verzeichnen gewesen, doch einer stand nachweislich nicht mit dem Mittel in Verbindung, und der andere wurde wahrscheinlich dadurch verursacht, daß man nicht künstliche Atmung anwendete, als diese dringend angezeigt war. Dennoch zögerte die Geschäftsleitung von Squibb. Schließlich suchte Newcomer seinen alten Bekannten Dr. J. J. Durrett auf, den medizinischen Direktor der Behörde für Nahrungs- und Arzneimittelkontrolle. Nachdem sich Durrett den Bericht über die Herstellung von Intocostrin und die dafür gefundene Verwendung angehört hatte, sah er keine Schwierigkeiten, seine Behörde zur Erteilung der Verkaufsgenehmigung zu bewegen. Doch Newcomers Eigenmächtigkeit brachte ihm eine Rüge von seiner Firma ein. Schließlich wurde dann aber ein umfassend begründeter Antrag auf Genehmigung des Mittels ausgearbeitet. Er bestand aus fünf Bänden botanischer, chemischer und pharmakologischer Daten über das Intocostrin, die durch mehr als fünfhundert klinische Krankenberichte ergänzt wurden. Insgesamt wog das Material siebzehn Pfund.

Die meisten dieser Krankenberichte betrafen die Verabreichung von Intocostrin bei der Schocktherapie, die als wichtigste, wenn nicht gar einzige Anwendung dieses Mittels in der Medizin angesehen wurde. Als im April 1943 der Antrag endlich eingereicht wurde, war das Intocostrin schon über ein Jahr lang im Operationssaal in Gebrauch. Newcomer und die Mitarbeiter bei Squibb wußten von dieser neuesten Anwendung, aber sie wurde noch immer als viel zu «experimentell» und darum nicht gewichtig genug angesehen, als daß man sie in dem Antrag an die Behörde erwähnt hätte. Niemandem war seinerzeit zum Bewußtsein gekommen, daß der «fliegende Tod» in der Anästhesie, dem allen Schmerz auslöschenden Schlaf, schließlich sein wahres Ziel gefunden hatte.

DRITTER TEIL

11. Kapitel

Den Schmerz gab es, wie wir bereits im ersten Teil dieses Buches feststellten, schon bevor der Mensch seinen Verstand zu gebrauchen begann. Mag er sich manchmal für uns als eine beschwerliche Last erweisen, so müssen wir diese Last doch nicht sinnlos tragen. Auch handelt es sich dabei nicht, wie die Theologen einst behaupteten, um eine Strafe Gottes für unsere Sünden. Der Schmerz ist der große Beschützer, die vorderste Verteidigungslinie gegen Verletzungen unseres Körpers.

Sehr selten – aber doch so oft, daß mehrere Fälle in die Annalen der Medizin eingingen – werden Kinder geboren, die unfähig sind, Schmerz zu empfinden. Das ist ein gefährlicher Mangel, der sehr schnell tödliche Folgen haben kann, wenn diese Kinder nicht gewissenhaft und ständig beaufsichtigt werden. Ein normales Kind, das sich die Hand verbrennt, erhält die unvergeßliche Lektion, daß das Feuer heiß ist und in Zukunft gemieden werden sollte. In gleicher Weise wird das Kind durch einen einzigen Schnitt zur Vorsicht vor scharfen Messern erzogen. Doch ohne das Warnsignal des Schmerzes kann sich das Kind nichtsahnend Schaden zufügen, wenn es beim Herumkrabbeln gegen einen spitzen Gegenstand stößt. Später im Leben nimmt es möglicherweise von einer schweren Verletzung, wie beispielsweise einem Knochenbruch, einfach deshalb keine Notiz, weil es sie gar nicht spürt. Ein Knabe, der ohne Schmerzempfindungsvermögen geboren worden war, überlebte nur durch Zufall eine gefährliche Bauchfellentzündung, die nach einem durchgebrochenen Blinddarm entstanden war. Er hatte davon nichts gemerkt, während ein normaler Mensch sich vor Schmerzen gekrümmt hätte und ohnmächtig geworden wäre.

Deshalb ist der Schmerz für unser Dasein unerläßlich. Er ist gleichzeitig eines der großen Mysterien des Lebens. Man kann ihn weder annähernd beschreiben noch messen und auch nicht mit wissenschaftlicher Objektivität und Exaktheit erforschen. Eine Verletzung, die von dem einen als geringfügig angesehen wird, mag dem anderen heftige Qualen bereiten, denn bei jedem Menschen ist die Schmerzgrenze verschieden. Der Punkt, über den hinaus man keine Schmerzen mehr ertragen kann, ist nicht nur von Mensch zu Mensch, sondern auch bei ein und demselben Menschen von Zeit zu Zeit verschieden. Die Fähigkeit, Schmerzen zu ertragen, mag bei einer Krankheit oder bei Angstzuständen geringer sein, kann sich aber bei Panik oder plötzlichem Schock außerordentlich potenzieren. So ist es möglich, daß sich zum Beispiel in der Hitze eines Kampfes oder bei einem Unfall eine schmerzhafte Verletzung nicht gleich, sondern erst später bemerkbar macht.

Die uralte Frage, ob Frauen Schmerzen besser ertragen können als Männer, wird vermutlich nie zu beantworten sein, es sei denn, die Männer würden auch einmal Kinder gebären. Der Schmerz tritt in seltsamen Formen auf – man kennt zum Beispiel das Phänomen des ausstrahlenden Schmerzes, wobei eine Verletzung an ganz anderer Stelle des Körpers gespürt wird, oder das des «Phantomschmerzes», den Amputierte in Gliedern empfinden, die sie gar nicht mehr besitzen.

Wenn man behauptet, das sei alles nur Einbildung, vereinfacht man die Sache zu sehr. Es besteht wohl kein Zweifel, daß der Mensch mit seinem am höchsten entwickelten Verstand für Schmerz empfänglicher ist als niedere Lebewesen. Eine Kreatur ohne Gehirn, wie die Qualle, oder mit einem Rudimentärgehirn, wie der Frosch, reagiert auf Schmerzen oder irgendwelche andere Reize nur mit Reflexen: Ein Frosch denkt nicht, bevor er hüpft. Doch bei höheren Entwicklungsstufen werden die tierischen Organismen «integrierter», das heißt, die einzelnen Teile des Körpers sind mehr aufeinander angewiesen und enger mit dem Gehirn verbunden und davon abhängig.

Jedem Jungen, der einmal geangelt hat, ist bekannt, daß ein in der Mitte zerteilter Wurm fortfährt, sich zu winden, denn seine Reflexe funktionieren weiter. Einige niedere Tiere können sogar Glieder oder Schwänze, die ihnen im Kampf abgerissen worden sind, regenerieren. Der Mensch hat ein höher entwikkeltes und sehr zentralisiertes Nervensystem. Wird ein Teil davon verletzt, hat dies folglich erheblich stärkere Auswirkungen auf das Ganze.

Will man auf einen so komplizierten und so stark integrierten Mechanismus wie den menschlichen Körper einwirken und das für das Wohlergehen des Körpers lebenswichtige Schmerzempfindungsvermögen durch die Anästhesie ausschalten, so ist das kein leichtes Unterfangen. Die Ärzte wissen, wie das zu bewerkstelligen ist, und da sich ihr Können mittlerweile erheblich erweitert hat, sind sie auch in der Lage, es mit größerer Präzision und geringerer Beeinträchtigung der ordnungsgemäßen Funktionen anderer Teile des Organismus durchzuführen. Doch bisher weiß niemand, wie die Anästhesie wirkt, warum bestimmte Substanzen die Kraft haben, ein System zu überlisten, das von der Natur zu unserem Schutz ausersehen ist.

Es gibt mehrere Methoden der Anästhesie und viele verschiedene Anästhesiemittel, ein jedes mit seinen besonderen Vorzügen, aber auch Nachteilen. Die einfachste und am leichtesten zu verstehende Technik ist die der Lokalanästhesie. Wie wir bereits erfahren haben, wird der Schmerz über die Empfindungs- oder Sinnesnerven signalisiert. Würde man diese Nerven wie einen Telephondraht durchtrennen, könnten die Signale nicht mehr bis zum Gehirn vordringen. Doch eine unterbrochene Nervenleitung wieder zu reparieren ist eine sehr viel diffizilere und auch sehr viel prekärere Aufgabe als das Flicken eines zerschnittenen Telephondrahts. Dem Anästhesisten kommt es nur darauf an, eine vorübergehende Unterbrechung der Leitung zu erreichen. Und glücklicherweise gibt es einige Chemikalien, die bei Einwirkung auf die Nerven den elektrochemischen Prozeß, der für die Weiterleitung der Signale sorgt, lange genug unterbrechen, damit eine Operation durchgeführt werden kann, ohne daß der Patient dabei Schmerz empfindet.

Für die erste Lokalanästhesie griff die Medizin auf die Urwälder der Neuen Welt zurück, wie sie es bereits früher getan hatte, um für andere Zwecke zu Chinin zu kommen, und wie sie es viel später tat, um sich Kurare zu beschaffen. Die Konquistadoren, die Peru ausplünderten, schmolzen den erlesenen Gold- und Silberschmuck der Inkas ein und verwüsteten ihre großartigen Aquädukte und sonstigen Meisterwerke der Architektur – zum ewigen Bedauern nachfolgender Generationen von Museumsdirektoren und Archäologen. Doch glücklicherweise verschonten sie die Bäume des Landes. Sie stellten nämlich fest, daß einer davon, ein kleiner Baum oder Strauch, der viele Jahre später die botanische Bezeichnung *Erythroxylon coca* erhielt, als heilig galt. Es hieß, daß die Blätter des Kokastrauchs Zauberkraft besäßen, und sie zu kauen war ein göttliches, nur der herrschenden Klasse vorbehaltenes Erlebnis. Die Indianer brachten der Sonne Opfer in Gestalt von Kokablättern dar und nannten ihre Königin, die sie kaum weniger verehrten als die Sonne, Mutter Koka.

Als das Inkareich unter dem Ansturm der Spanier zerfiel, büßten auch die Kokablätter allmählich ihre Assoziation mit dem Begriff des Heiligen ein, und ihr Gebrauch ging von den Inka-Aristokraten auf die niederen Untertanen über. Gestärkt durch eine Handvoll Blätter, die sie wie Tabak kauten, vollbrachten die Indianer hoch in den Anden erstaunliche Leistungen an Kraft und Ausdauer und schienen dabei weder der Nahrung noch des Schlafes zu bedürfen. Viele Reisende berichteten über diese seltsame Eigenschaft des Kokablatts und machten auch selbst die Probe aufs Exempel. Doch es sollten noch mehr als drei Jahrhunderte vergehen, bevor es zum erstenmal chemisch untersucht wurde. Im Jahre 1860 isolierte der deutsche Student Albert Niemann in einem Göttinger Laboratorium aus Kokablättern ein Häufchen Kristalle, ein Alkaloid, das er Kokain nannte.

Als Niemann die Kristalle kostete, stellte er fest, daß sie die Zunge betäubten. Wieder einmal stand die Menschheit an der Schwelle einer Entdeckung zum Wohle der Leidenden, und wieder einmal packte niemand die Gelegenheit beim Schopfe. Vierundzwanzig Jahre später bekam ein junger Wiener Arzt namens Sigmund Freud Besuch von einem Kollegen, der sich gegen die durch einen Nerventumor am Stumpf eines amputierten Daumens verursachten Schmerzen soviel Morphium gespritzt hatte, daß er davon süchtig geworden war. Da Freud die starke Wirkung des Kokains auf das Nervensystem kannte und irrtümlicherweise annahm, daß es nicht süchtig mache, verabreichte er es seinem Kollegen und nahm sich vor, den Fall gründlich zu studieren. Doch zuerst wollte er nach Hamburg fahren, um bei seiner Braut, die er zwei Jahre nicht gesehen hatte, Urlaub zu machen. Hätte er diesen Urlaub nicht genommen, wäre der Vater der Psychoanalyse womöglich auch noch als der Vater der Lokalanästhesie berühmt geworden. Statt seiner befaßte sich ein Facharzt für Augenkrankheiten namens Carl Koller mit der weiteren Erforschung des Kokains.

Bis zum Jahre 1884 hatte sich die Vollnarkose überall durchgesetzt, doch bei Augenoperationen mußte man zum größten Teil noch darauf verzichten. Da das Auge ein außerordentlich empfindliches Organ unseres Körpers ist, erfordern solche Operationen ein hohes Maß an chirurgischer Präzision. Deshalb ist es kaum vorstellbar, wie man sie ohne eine irgendwie geartete Anästhesie durchführen kann, um unwillkürliches Zwinkern oder Zucken zu verhindern, was die ohnehin schon schwierige Aufgabe des Chirurgen noch mehr erschwerte. Für den Erfolg der meisten Augenoperationen sind hinterher absolute Ruhe und Unbeweglichkeit unerläßlich, doch nach dem Erwachen aus einer Äthernarkose waren die Patienten alles andere als ruhig, und es kam nur zu oft vor, daß sie sich vor quälender Übelkeit und Erbrechen krümmten.

In der Tat erwies sich die Anästhesie zu Anfang als eine so gefährliche und unangenehme Belastungsprobe, daß sie oft nur bei den schwersten chirurgischen Eingriffen angewendet wurde. Das führte zu einer paradoxen Situation: Während die Patienten größere Operationen schmerzlos durchschliefen, mußten sie bei geringfügigeren Eingriffen noch ebenso leiden wie die Menschheit vor Mortons Zeit.

Carl Koller hatte nach einer Substanz geforscht, die das Auge gegen das Messer des Chirurgen unempfindlich machte. Er hatte es mit Morphium, Bromid und anderen Mitteln versucht, doch alles ohne Erfolg. Nunmehr probierte er es mit Kokain. Er löste etwas von dem Alkaloid in Wasser auf und träufelte ein paar Tropfen in das Auge eines Frosches. Dann berührte er die Hornhaut mit einer Nadel. Es war keine Reaktion festzustellen. Anschließend stach er in das Auge und ritzte die Hornhaut, doch der Frosch blinzelte nicht einmal. Als nächstes erprobte er seine Kokainlösung an einem Meerschweinchen, und das Ergebnis war ebenso ermutigend. Zuletzt vollendete er seinen Test an einem menschlichen «Versuchskaninchen» – an sich selbst. Es ging alles nach Wunsch. Was immer er mit seinem Auge anstellte, er spürte nichts. Das Kokain hatte die Nerven völlig betäubt.

Kollers Entdeckung, die sogleich von Augenärzten überall in Europa und Amerika aufgegriffen wurde, beruhte auf der Tatsache, daß Kokain die feinen Schleimhäute durchdringt, die das Auge und die Innenflächen des Körpers, wie Nase und Mund, bedecken, und die Endfasern der Empfindungsnerven in den Schleimhäuten betäubt. Eine Hautschicht, die dicker und zäher ist als die Schleimhäute, kann es nicht durchdringen, und deshalb ist es auf der Haut wirkungslos. Doch es dauerte gar nicht lange, bis andere Ärzte herausfanden, daß das Kokain, subkutan gespritzt, jeden Nerv betäubt, der damit in Berührung kommt.

Impfungen und Injektionen aller Art sind heutzutage gang und gäbe, und daher überrascht es, daß die erste primitive Spritze für subkutane Injektionen erst im Jahre 1853 hergestellt wurde. Die Anästhesisten von heute verfügen über Spritzen der verschiedensten Größen und über Hohlnadeln aller Längen und

Stärken. Damit und mit gründlicher Kenntnis der Anatomie können sie ganz nach Bedarf überall in den Körper eindringen, dicht unter die Haut oder tief in das Innere, um einen Nerv mit einem örtlichen Betäubungsmittel zu umgeben und den Fluß seiner Botschaften zum Gehirn zu unterbinden.

Kokain wird nicht mehr viel verwendet, da man feststellte, daß es doch giftiger ist, als es wünschenswert war. Chemiker haben seine Molekularstruktur im Laboratorium analysiert und versucht, sie anders anzuordnen, um nachteilige Faktoren auszuschalten. Novocain, das am weitesten bekannte und eines der ersten synthetischen Ersatzmittel für Kokain, wurde im Jahre 1904 entwickelt. Es gibt noch eine ganze Reihe anderer Surrogate mit verschiedenartiger Wirkung, die die Anästhesisten für vielfältige Zwecke benutzen.

Der Hauptvorteil der Lokalanästhesie besteht darin, daß man sich ihrer bei bestimmten Operationen bedient, bei denen es nicht ratsam erscheint, den ganzen Organismus den störenden Begleiterscheinungen einer Vollnarkose auszusetzen. Die örtliche Betäubung ist nicht, wie man vielleicht glauben mag, nur auf die leichten Operationen beschränkt. Natürlich wird sie auch bei einfachen Eingriffen angewendet, wie bei der Beseitigung eines Leberflecks im Gesicht oder auf dem Rücken eines Patienten. In einem solchen Fall wird der Arzt zuerst mit seiner feinsten Nadel einen kleinen Hautbereich nahe dem Leberfleck betäuben. Dann sticht er mit einer größeren Nadel durch diese betäubte Stelle, bewegt die Nadel unterhalb und rings um den Leberfleck vor und zurück und injiziert bei jedem Stich etwas von dem örtlichen Betäubungsmittel, bis er ihn hinter einer chemischen Barriere isoliert hat. Alle Nerven, die von dem zu entfernenden Gewebe wegführen, müssen durch diese Barriere hindurch und verlieren dabei ihre Fähigkeit, den durch das Messer zugefügten Schmerz weiterzuleiten.

Für eine größere Operation, wie beispielsweise die Amputation eines Fußes, kann der Arzt eine etwas andere Form der Lokalanästhesie anwenden. Bei einer Armee, die weitauseinandergezogen zum Angriff vorgeht, müssen die Nachrichtenverbindungen irgendwo im rückwärtigen Gebiet an einer Stelle zusammenlaufen. Ein gezielter Bombenwurf auf eine solche Befehlszentrale kann alle Truppen an der Front lahmlegen. In ähnlicher Weise braucht der Arzt nicht jeden einzelnen Nerv zu treffen, um ihn zu betäuben, wenn er die Möglichkeit hat, seine Maßnahmen gegen eine Nachrichtenzentrale anzusetzen.

Während die Nerven des Beins an der Oberfläche weit verteilt sind, vereinigen sie sich alle auf dem Weg zum Gehirn, der über das Rückenmark führt. Die Hauptnervenäste, in denen sie zusammenlaufen, sind der Nervus femoralis oder «Schenkelnerv» und der große Ischiasnerv. Werden diese beiden durch ein örtliches Betäubungsmittel «außer Gefecht» gesetzt, verlieren alle Einzelnerven unterhalb des Knies die Fähigkeit, Meldungen weiterzuleiten, und der Patient empfindet keinen Schmerz, wenn ihm der Fuß amputiert wird.

Noch sehr viel wichtigere Nachrichtenzentralen sind solchermaßen durch die Nadel des geübten Anästhesisten lahmzulegen. Die sensiblen Nerven aus allen Teilen des Körpers laufen im Rückenmark zusammen und setzen im Schutz des Rückgrats ihren Weg zum Gehirn fort. Das Rückgrat würde sie noch besser schützen, wenn es eine starre Röhre aus Knochensubstanz wäre, doch dann würde unsere Bewegungsfähigkeit ganz erheblich eingeschränkt sein. Deshalb besteht das Rückgrat aus Wirbeln, die auf höchst sinnvolle Weise durch Gelenke miteinander verbunden sind. Für den Anästhesisten ist es kein Problem, mit der Nadel zwischen die einzelnen Gelenke zu dringen und das Rükkenmark mit einem örtlichen Betäubungsmittel zu umgeben.

Wieviel vom Körper dabei betäubt wird, hängt davon ab, in welchem Abschnitt des Rückgrats das Anästhesiemittel gespritzt wird. Ein örtliches Betäubungsmittel am unteren Ende der Wirbelsäule bewirkt, daß beide Beine und der Unterleib empfindungslos werden. Etwas höher, wo sich weitere Nerven aus dem Rumpf im Rückenmark vereinigen, erstreckt sich die Betäubung auf die Beine und den Leib. Mit der Rückenmarksanästhesie ist es auch möglich, den gesamten Körper bis zu Hals und Schultern hinauf zu betäuben, aber das wird nur sehr selten gemacht.

Der Grund dafür ist, daß neben den Empfindungsnerven noch andere Nerven im Rückenmark vereinigt sind, und wenn eine Gruppe von Nerven durch ein chemisches Präparat lahmgelegt wird, so sind auch alle übrigen Nerven davon betroffen. Wenn man für eine Operation oberhalb der Bauchgegend eine Rückenmarksanästhesie machte, so bestände die Gefahr, daß die die Atmung steuernden Muskeln gelähmt werden und der Patient erstickt. Ebenfalls droht die Gefahr, daß das «Sympathikussystem» in Mitleidenschaft gezogen wird. Dieses Nervensystem veranlaßt die Muskeln in den Wänden der Blutgefäße, sich nach Bedarf zusammenzuziehen oder zu erweitern und damit den Kreislauf des Bluts zu steuern. Wird dieses System außer Betrieb gesetzt, so besteht die Gefahr, daß lebenswichtige Organe durch mangelnde Blutversorgung ihre Funktionen einstellen.

Abgesehen von diesen Nachteilen ist die Lokalanästhesie eine so einleuchtende und wirksame Methode, den Schmerz bei der Operation auszuschalten, daß man sich unwillkürlich fragt, warum der Allgemeinnarkose überhaupt der Vorzug gegeben wird. Die Antwort ist, daß eine ganze Reihe von Nachteilen untrennbar mit der Lokalanästhesie verbunden ist, wozu die Tatsache zählt, daß die Wirkung der Betäubung in vielen Fällen nicht «lokal» bleibt. In der für die erfolgreiche Durchführung einer größeren Operation notwendigen Dosierung kann die Lokalanästhesie viele unerwünschte Nebenwirkungen haben.

Auch wenn sich der Anästhesist alle Mühe gibt, das empfindliche Rückenmark zu meiden – er injiziert sein Mittel nicht in das Rückenmark selbst, sondern in die umgebende Rückenmarksflüssigkeit –, ist es bedauerlicherweise schon vorgekommen, daß das Zentralnervensystem durch chemische Einwirkung geschädigt wurde, so daß der Patient nach der Operation für immer gelähmt blieb.

Einige der komplizierteren Formen der Lokalanästhesie benötigen viel mehr Zeit für die Durchführung als eine Vollnarkose und bereiten dem Anästhesisten große und oft auch unüberwindliche Schwierigkeiten, die lebenswichtigen Funktionen des Patienten, wie beispielsweise die Atmung, zu überwachen und zu stützen. Und letztlich fordert eine größere Operation unter örtlicher Betäubung dem Patienten ein hohes Maß von Gleichmut und Mitarbeit ab. Und es gibt tatsächlich viele Patienten, denen der Gedanke unerträglich ist, bei vollem Bewußtsein alles Geschehen im Operationssaal miterleben zu müssen.

Im Gegensatz dazu wirkt die Allgemeinnarkose auf das Gehirn und führt zu einem Zustand völliger Bewußtlosigkeit. Sie betäubt die Nerven, die alle Sinnesfunktionen des Patienten steuern, also nicht nur das Empfindungsvermögen und das Schmerzgefühl. Er kann nicht mehr sehen, hören oder denken und weiß nicht, wo er ist und was mit ihm geschieht.

Doch die Allgemeinnarkose darf über die Sinnesfunktionen hinaus nicht viel mehr betäuben. Die Einwirkung muß selektiv und das Ziel begrenzt sein. Denn die Nerventätigkeit, die im Körper unaufhörlich weitergeht, betrifft mehr als unsere fünf Sinne. Zum überwiegenden Teil ist sie unbewußt und steuert die Funktionen von Organen wie Magen, Darm, Nieren, Leber und Herz. Würde all diese lebenswichtige unbewußte Tätigkeit zum Stehen gebracht, wäre das Ergebnis nicht Empfindungslosigkeit, sondern Tod.

Daß die Allgemeinnarkose das Bewußtsein betäubt, ohne diese lebenswichtigen vegetativen Funktionen zu hemmen, ist nicht der Kunst des Anästhesisten zuzuschreiben, sondern einem zufälligen Phänomen der Evolution. Das Gehirn, jene höchste Schöpfung der Natur, wurde unendlich langsam aufgebaut, Schicht um Schicht, im Verlauf von Millionen von Jahren. Die einzelnen Stufen seines Aufbaus können in der Entwicklung des Gehirns bei einem menschlichen Embryo verfolgt werden. Alles Leben begann im Meer, und ein paar Wochen nach der Empfängnis hat das Gehirn eines menschlichen Embryos sehr viel Ähnlichkeit mit dem eines Fisches. Später ist es dann von dem eines Affen kaum zu unterscheiden.

Lange bevor der Mensch zum Menschen wurde, mußten seine Vorfahren ein Herz entwickeln, das Blut durch ihren Körper pumpte, und später, als sie aus dem Meer auf das Land überwechselten, eine Lunge, um atmen zu können. Die Zentren, die diese Funktionen steuern, wurden infolgedessen schon in einer sehr frühen Entwicklungsstufe des Gehirns angelegt und sind auch bis heute an der Basis des Gehirns geblieben. Die Fähigkeiten, die wir viel später erlangten – das Vermögen zu denken, zu erinnern und zu sprechen – werden von den höheren Schichten des Gehirns aus reguliert, den letzten, die sich ganz oben auf diesem wunderbaren Gebilde entfalteten. Und diese jüngsten Ergänzungen unseres Gehirns sind auch die empfindlichsten. Die Anästhesie schaltet sie aus, lange bevor die Betäubung zu den tieferen Schichten vordringt, wo die lebenswichtigen Funktionen ihren Sitz haben.

Dieser glückliche Zufall ermöglicht es der Allgemeinnarkose – so sie sachkundig durchgeführt wird –, das Bewußtsein des Patienten, mit dem er seine Situation und die Umgebung wahrnimmt, auszuschalten und ebenso sein Schmerzempfinden, ohne dabei Vorgänge wie Atmung und Herzrhythmus über Gebühr zu beeinträchtigen. Doch um auf das Gehirn einwirken zu können, muß das Anästhesiemittel erst einmal das Gehirn erreichen. Der Narkosearzt kann nicht einfach mit seiner Spritze in das Gehirn hineinstechen, wie er es bei der Lokalanästhesie machen würde, um die Nerven zu betäuben. Um in die beinerne Zitadelle des Schädels eindringen zu können, braucht er im Innern des Körpers einen Komplizen. Und deshalb macht er sich das Blut zum Verbündeten.

Eine jede der etwa vierzehn Milliarden Gehirnzellen ist auf die ständige Zufuhr von Sauerstoff, Glukose und anderen Nährsubstanzen angewiesen. Diese lebenswichtigen Stoffe – die Zellen sterben ab, wenn sie auch nur ein paar Minuten unversorgt bleiben – werden dem Gehirn überall vom Blut zugeführt, das durch ein engmaschiges Netz von Gefäßen fließt. Viele von ihnen sind zumeist so fein, daß man sie ohne Mikroskop nicht erkennen kann, außerdem weist ein großer Teil einen so geringen Durchmesser auf, daß sich jeweils nur ein einziges rotes Blutkörperchen zur Zeit hindurchquetschen kann. Wenn es möglich ist, ein Betäubungsmittel im Blut aufzulösen, so ist es auch möglich, dieses über die Gehirnzellen zu verteilen. Und da das Blut durch den ganzen Körper kreist, wird das Mittel zu allen anderen Organen und allem Gewebe transportiert, und das kann sich nachteilig auswirken, wie wir später sehen werden.

Die einfachste Methode, ein Medikament dem Blutkreislauf zuzuführen, ist die Injektion in eine Vene. (Arterien werden aus einer Vielzahl von Gründen nicht dazu herangezogen, zum Beispiel auch deshalb nicht, weil sie gegen eine Injektion von Reizmitteln sehr viel empfindlicher sind als Venen und sehr leicht verstopft werden können. Dadurch wird womöglich die Blutzufuhr zu dem Körperteil, den sie versorgen, unterbrochen, was zu Gewebsnekrose und zur nachfolgenden Amputation eines Gliedes führen kann.) Wenn ein Medikament in eine Vene injiziert werden soll, muß es in flüssiger Form verabreicht und zu einer Konzentration verdünnt werden, die das Gewebe nicht schädigt oder reizt. Das bekannteste Beispiel dieser Art Mittel ist vielleicht das Barbitursäurepräparat Thiopenton (das unter seiner Handelsbezeichnung als Pentothal geläufiger ist), wodurch der Patient schnell und angenehm in die Bewußtlosigkeit hinübergleitet. Das ist das Mittel, das ihm der Narkosearzt in die Armvene injiziert und ihn dabei bis zehn zählen läßt. Lange bevor er bei dieser Zahl anlangt, ist er schon eingeschlafen, und wenn er wieder aufwacht, ist die Operation vorüber.

Die Operation selbst wird jedoch nicht unter Einwirkung von Thiopenton durchgeführt, denn leider reichen die Mittel, die man intravenös injizieren kann, nicht für eine Vollnarkose aus. Sie sind hervorragend geeignet, eine Narkose einzuleiten – um den Patienten hinüberdämmern zu lassen –, aber würden sie in so großer Dosierung gegeben, daß sie für die ganze Zeit des chirurgischen Eingriffs vorhielten, so bestünde die Gefahr, daß sie die Atmung oder die Herztätigkeit beeinträchtigten oder die Betäubung oder Bewußtlosigkeit noch Stunden nach der Operation verlängerten. Deshalb muß der Anästhesist dem Patienten nach der ersten einschläfernden Injektion zusätzlich etwas geben, um ihn für die Dauer der Operation in diesem Zustand zu halten.

Die Mittel, die er für diesen Zweck einsetzt, sind entweder Gase, wie Stickoxydul (Lachgas) und Cyklopropan, oder Dämpfe, wie Äther oder das moderne Halothan (unter der Handelsbezeichnung Fluothan bekannt), das vor etwa zehn Jahren aufkam. Gase können nicht subkutan injiziert werden, weil die Gefahr besteht, daß todbringende Blasen den Kreislauf genauso blockieren, wie ein Luftstau die Leitungen eines Heizungssystems blockiert. Aber auch hier kommt die Natur dem Anästhesisten zu Hilfe.

Der Sauerstoff, den das Gehirn und der übrige Körper benötigen, wird vom Blut auf seinem Weg durch die Lungen aufgenommen. Doch das Blut ist bemerkenswert entgegenkommend, wenn es darum geht, «Anhaltern» die Mitreise zu ermöglichen, was manchmal gefährliche Folgen haben kann: Wenn jemand den Motor seines Wagens in der geschlossenen Garage laufen läßt und damit seinem Blut die Wahl zwischen Sauerstoff und dem giftigen Kohlenmonoxyd freistellt, so wird das Blut dreihundertmal soviel Kohlenmonoxyd wie Sauerstoff aufnehmen – zum ewigen Nachteil des Betreffenden.

Wenn betäubende Dämpfe oder Gase den Lungen zugeführt werden, so nimmt das Blut sie in eben dieser Weise auf und transportiert sie zum Gehirn. Das ist die Methode – man spricht von einer Inhalationsnarkose –, die William Morton angewendet hat. Sie funktionierte damals, und sie funktioniert noch heute, nur ist die Technik bei der Verabreichung des Anästhesiemittels inzwischen vervollkommnet und verfeinert worden. Mortons Patienten atmeten noch ganz gewöhnliche Luft ein, die mit Ätherdämpfen vermischt wurde, indem man sie durch einen gläsernen Inhalationsapparat mit flüssigem Äther leitete. Heute verfügt der Anästhesist über eine Maschine mit Druckbehältern für Anästhesiemittel und Sauerstoff und kann diese mit Steuerventilen und Meßgeräten im richtigen Verhältnis zuführen und damit gewährleisten, daß der Patient stets genügend viel Sauerstoff bekommt. Zwischen den Steuerventilen und der Maske oder dem Schlauch, wodurch der Patient atmet, ist ein Atembeutel, eine Gummiblase, die einen Vorrat des Gemischs von Narkosemitteln und Sauerstoff enthält. Die rhythmischen Bewegungen dieses Beutels zeigen an, wie der Patient atmet. Für den Anästhesisten ist es dann nicht schwer, durch Drücken des Beutels die Atmung zu stützen oder gar zu regulieren. (Bei komplizierten Operationen wird diese Funktion ganz von Maschinen übernommen.)

Somit kann der Anästhesist genau die Konzentration des Narkosemittels bestimmen, das sein Verbündeter, das Blut, zum Gehirn transportiert. Dadurch wird der Empfang von Impulsen von den sensiblen Nerven und somit das Schmerzempfinden ausgeschaltet, selbst für den Fall, daß die Operation viele Stunden dauert. Doch das Ausschalten des Schmerzes ist nur ein Teilgebiet für den Anästhesisten. Die meisten Muskeln des Körpers, vor allem die kräftigen Muskeln der Brust und des Bauches, befinden sich in einem Dauerzustand des «Tonus», das heißt der Anspannung, selbst wenn wir schlafen. Andernfalls würde nämlich unser Körper wie eine zerfledderte Vogelscheuche haltlos herumschlottern. Doch gespannte Muskeln helfen zwar, unseren Körper zusammenzuhalten, aber sie behindern den Chirurgen. Wenn man einen straff angespannten Draht durchschneidet, schnellen die Enden bedrohlich zurück. Genauso verhält es sich mit den Muskeln eines Patienten: Bevor sie der Chirurg durchtrennen oder beiseite schieben kann, um an die darunterliegenden Organe heranzukommen, müssen sie locker und völlig entspannt sein.

Diese Forderung stellt den Anästhesisten vor eine zweifache Aufgabe. Es genügt nicht, nur die Impulse der sensiblen Nerven zu blockieren, die den Schmerz registrieren, er muß auch die Impulse der motorischen Nerven daran hindern, bis zu den Muskeln vorzudringen und sie in tonisiertem Zustand zu halten.

Glücklicherweise vermögen dieselben Anästhesiemittel, die das Zentrum der sensiblen Nerven im Gehirn außer Gefecht setzen und das Schmerzempfinden ausschalten, gleichzeitig auch das Zentrum der motorischen Nerven lahmzulegen und es daran zu hindern, Ströme von Befehlen an die Muskeln auszusenden, sich zusammenzuziehen.

Ein sauberer und unkomplizierter Vorgang, wie es scheint, aber der große Nachteil dabei liegt klar auf der Hand. Aus irgendwelchen Gründen lassen sich die motorischen Nerven von Narkosemitteln nicht so leicht betäuben wie die sensiblen Nerven und leisten einer chemischen Einmischung in ihre Funktionen ganz erheblichen Widerstand. Während bereits eine ziemlich kleine Dosis eines Anästhesiemittels ausreicht, den Patienten gegen Schmerzen unempfindlich zu machen, bedarf es schon einer sehr viel größeren Dosis, seine Muskeln soweit zu entspannen, daß der Chirurg unbehindert arbeiten kann. Wären Narkosemittel völlig harmlos, so gäbe es kein Problem. Doch alle sind bis zu einem gewissen Grade giftig. Wenn der Anästhesist die Menge des Giftes, das dem Gehirn zugeführt wird, erhöhen muß, so muß er zwangsläufig auch dessen Konzentration im Blut erhöhen, wodurch wiederum das Giftquantum zunimmt, das vom Blut zu allen Organen und Geweben des Körpers transportiert wird.

Die Art der Vergiftung und damit das Ausmaß des dem Patienten zugefügten Schadens hängen von dem jeweils benutzten Narkosemittel ab. Stickoxydul oder Lachgas ist das sicherste und am wenigsten schädliche Anästhesiemittel, das die Medizin kennt. Doch vermag es die Muskeln für Operationen im Bauch oder im Thorax nicht genügend zu entspannen, falls man es nicht in so starker Konzentration gibt, daß der Patient Sauerstoffmangel leidet und Gefahr läuft zu ersticken.

Äther dagegen bietet dem Chirurgen die Muskelentspannung, die er für seine Arbeit braucht, allerdings nur, wenn der Patient so große Mengen davon bekommt, daß er in tiefe Betäubung versetzt wird. Das aber hat solch unerwünschte Nebenwirkungen wie Herabsetzung der Herztätigkeit, Vergiftung des Körpergewebes durch Säure und Verdickung des Blutes durch Verlust wichtiger Körpersäfte. Überdies erzeugen Ätherdämpfe eine außerordentliche Reizwirkung, und wenn man den Patienten so viel davon einatmen läßt, daß die Muskeln erschlaffen, so hat er noch stundenlang nach der Operation unter heftigem Übelsein und Erbrechen zu leiden.

Viele Jahre lang galt die Anästhesie wegen der unvermeidlichen Vergiftung des gesamten Organismus eines Patienten als ein ebenso gefährliches wie unangenehmes Unterfangen. In jeder chirurgischen Abteilung gab es immer wieder frisch operierte Patienten, die unter der Doppelbelastung rasender Kopfschmerzen und qualvollen Übelseins und Erbrechens stöhnten, wodurch die Wundnähte wieder aufzubrechen drohten. Die Ärzte achteten noch tagelang nach der Operation auf Anzeichen einer Lungenentzündung, weil den Patienten das Husten derartige Schmerzen bereitete, daß sie es zu unterdrücken suchten. Dadurch sammelte sich in ihren Bronchien soviel Schleim an, daß die Lungen für eine Infektion anfällig wurden.

Vor Einführung der Antibiotika konnte eine Lungenentzündung nicht wirksam bekämpft werden. Viele Patienten, vor allem die älteren, überlebten die Operation, starben aber an den Folgen. Zahllose andere wurden für operationsunfähig erklärt, weil die Ärzte sie für zu krank oder zu schwach hielten, zwar nicht die Maßnahmen des Chirurgen, sondern die Strapazen der Anästhesie zu überleben. Für manche Patienten war die Schockwirkung auf den Organismus so groß, daß die Narkose zu einer Reise in den Tod wurde.

Das Problem schien ausweglos. Der Chirurg konnte seine Arbeit nicht sachgemäß verrichten, sofern nicht die Muskeln des Patienten völlig entspannt waren. Doch man konnte keine wirkliche Entspannung der Muskeln erreichen, ohne die unwillkommene Beeinträchtigung der normalen Körperfunktionen herauszufordern.

Diese Vergiftung des Organismus, die den weiteren Fortschritt in der Anästhesie blockierte, nannte man allgemeine Intoxikation. Das Wort *Intoxikation* ist – wie wir wissen – auf die unseligen Erfahrungen der alten Griechen mit vergifteten Pfeilen zurückzuführen. Ein seltsamer Zufall wollte es, daß die allgemeine Vergiftung des Patienten im Operationssaal durch das unheimlichste aller Pfeilgifte gebannt werden sollte.

12. Kapitel

Den 12 864 Medizinern, die im Juni 1940 in New York an dem 91. Jahreskongreß der Amerikanischen Ärztevereinigung teilnahmen, wurde neben allerhand Abwechslung auch beruflich viel Interessantes geboten. Eine Woche zuvor war gerade der letzte britische Soldat von der Küste bei Dünkirchen evakuiert worden. Die Vereinigten Staaten befanden sich noch nicht im Krieg, aber einige der in New York zusammengekommenen Ärzte waren bereits mit den Vorbereitungen für Kriegslazarette beschäftigt, die vorsorglich überall im Lande eingerichtet werden sollten. Die Tagungen der Kongreßteilnehmer fanden im Waldorf-Astoria-Hotel statt, wo ein Einzelzimmer damals noch für sechs Dollar pro Nacht zu haben war. Wer dem Kongreßbetrieb entgehen wollte, hatte eine reiche Auswahl an Theateraufführungen, Musicals und Hollywoodfilmen.

Doch in der Stadt lief, von vielen Kongreßteilnehmern unbeachtet, auch noch ein Film, der erregender war als alles, was in den Kinos gezeigt wurde. Dieser Film gehörte zu den zweihundert wissenschaftlichen und technischen Beiträgen des Kongresses. Es war ein dilettantisch gemachter Streifen, ohne populäre Stars, ja sogar ohne Ton. Er zeigte einen Geisteskranken, der einen Metrazolschock bekam, und das war kein angenehmer Anblick. Die Arme und Beine des Mannes schlugen wild durch die Luft, sein Rücken krümmte sich so, daß man meinte, er würde brechen, und sein ganzer Körper schüttelte sich, so heftig war der Angriff des Metrazols auf das gequälte Gehirn. In der zweiten Szene bekam derselbe Patient eine einleitende Injektion jenes faszinierenden Mittels Intocostrin, und als ihm dann Metrazol in die Armvene injiziert wurde, blieb er still liegen, und nur ein leichtes Zittern ließ erkennen, daß das Mittel seine Wirkung tat.

Der Wert von Kurare bei der Schockbehandlung wurde auf diese Weise überzeugend demonstriert. Der Film brachte seinen Herstellern – A. E. Bennett und R. A. McIntyre – eine Verdiensturkunde der Amerikanischen Ärztevereinigung ein. Doch sehr viel wichtiger war der große Eindruck, den er auf einen der Ärzte machte, auf einen Mitarbeiter der Firma Squibb namens Lewis H. Wright.

Das Kurare war für Lewis Wright nichts Unbekanntes mehr, denn ihm hatte er es zu verdanken, daß er einst sein Medizinstudium finanzieren konnte. In der physiologischen Abteilung war es unter anderem seine Aufgabe gewesen, das Kurare zu präparieren, das Fröschen verabreicht wurde, um den Medizinstudenten die Wechselbeziehung zwischen Nerven und Muskeln zu veranschaulichen. Das war zur Zeit des Ersten Weltkriegs gewesen, als das Kurare für die pharmazeutische Industrie noch keinen Marktwert besessen hatte. Die Universität kaufte einen Vorrat an Wurzeln und Rinden, die angeblich diese Substanz enthielten. Es war dann Wrights Aufgabe gewesen, sie in einem Mörser zu zerreiben, die breiige Masse aufzukochen und danach zu filtern. Der so gewonnene gelbliche Extrakt rief bei einem Frosch möglicherweise Lähmungen hervor – oder auch nicht. Wenn keine Wirkung zu verzeichnen war, holte sich Wright wieder einen Mörser voll Rohmaterial und begann von neuem.

Nach der Promotion praktizierte Wright als Geburtshelfer, doch die Tierversuche in der physiologischen Abteilung hatten in ihm das Interesse für die Anästhesie geweckt, einen Zweig der Medizin, auf den sich die Ärzte in zunehmendem Maße spezialisierten. Im Jahre 1930 gab er seine Geburtshelferpraxis auf und trat als Referent für Narkotika in die Firma Squibb ein. Als er 1940 den von Bennett und McIntyre hergestellten Film sah, begriff er plötzlich, welch ein Segen Kurare für die Anästhesisten sein könnte.

Viele Jahre zuvor hatte er es nur erstaunlich gefunden, wie der Saft, den er aus den südamerikanischen Gewächsen preßte, seine Versuchsfrösche lähmte, so daß sie mit keinem Muskel mehr zucken konnten. Und jetzt sah er den Film über Intocostrin, ein von seiner eigenen Firma entwickeltes Produkt, das in derselben Weise auf Menschen wirkte, ohne sie anscheinend im geringsten zu gefährden. Wenn Kurare die Muskeln derart wirkungsvoll entspannte, warum sollte man für diesen Zweck noch Anästhesiemittel verwenden? Warum sollte man einen Patienten mit Äther vollpumpen oder mit anderen Mitteln, die seinen ganzen Organismus vergifteten? Wenn die Muskelentspannung, die für die Arbeit der Chirurgen unerläßlich war, von Kurare bewirkt werden konnte, würde es die Aufgabe der Narkotika sein, nur noch den Schmerz auszuschalten. In diesem Fall wäre es möglich, sie in viel geringerer und weniger schädlicher Dosierung zu verabreichen, und die allgemeine Vergiftung würde eine Sache der Vergangenheit sein.

Die Idee war grandios einfach, wie es wahrhaft revolutionäre Ideen häufig sind. Und wie so oft, wenn jemand eine revolutionäre Idee hat, waren sogleich andere da, die sie kurzerhand verwarfen. Da Wright nicht mehr praktizierte, hatte er auch keine Gelegenheit, selbst mit Kurare zu experimentieren. Er war jedoch von den Möglichkeiten des Kurare so fasziniert, daß er auf der Stelle andere Ärzte für seine Idee zu gewinnen suchte. Noch ehe die Tagung der Amerikanischen Ärztevereinigung zu Ende ging, wandte er sich an mehrere führende Anästhesisten und bot ihnen Intocostrin zu Experimentierzwecken an. Doch sie nahmen ihn nicht ernst, und manche lachten ihn geradezu aus, als er ihnen seine Idee unterbreitete.

Schließlich wußte doch jeder, daß Kurare die Atmung lähmte. Heutzutage hält zwar der Anästhesist ohne weiteres für die Dauer der Operation die Lungentätigkeit eines Patienten in Gang, doch wenn damals ein Patient auf dem Operationstisch zu atmen aufhörte, wurde er schon als Todeskandidat angesehen, und jeder Narkosearzt fürchtete sich vor diesem Augenblick. Vergebens wies Wright darauf hin, daß Bennett das Mittel bereits mit gutem Erfolg angewendet habe. Die Anästhesisten argumentierten dagegen, Bennett müsse es dann eben in derart kleinen Dosierungen verabreicht haben, daß es die Atmung seiner Patienten nicht beeinträchtigte. Alle waren sich einig, daß Kurare ein viel zu gefährliches Gift sei, als daß man es beispielsweise bei Bauchoperationen in der erforderlichen hohen Dosierung geben könne, um die Muskeln genügend zu entspannen. Die Atmung eines Patienten auf dem Operationstisch könne schon durch das Narkosemittel bis zu einem gewissen Grad herabgesetzt werden, und wenn man jetzt dem Narkotikum noch ein Gift beigäbe, das für seine die Atmung lähmende Wirkung bekannt sei, so wäre das gleichbedeutend mit Mord. Ein derartiges Risiko dürfe ein Arzt unmöglich eingehen.

Wright dachte gar nicht daran, sich durch diese Bedenken und Zweifel entmutigen zu lassen. Wenn Bennett, der Neurologe und Psychiater, mit Kurare arbeitete, ohne seine Patienten zu gefährden, dann müßten wohl auch die Anästhesisten, die ja eigentlich mehr von der Physiologie des Atmungsvorgangs und der Anwendung künstlicher Atmung verstehen sollten als andere Ärzte, in der Lage sein, damit umzugehen. Deshalb erzählte er allen Anästhesisten, deren er habhaft werden konnte, von seiner Idee und pries voller Begeisterung die guten Eigenschaften des Intocostrins: Es sei rein, es sei prognostizierbar, und es habe keine unerwünschten Nebenwirkungen.

Schließlich schien sich seine Beharrlichkeit auszuzahlen. Zwei weithin bekannte und geachtete Anästhesisten, Dr. Emery A. Rovenstine und Dr. Stuart C. Cullen, erklärten sich unabhängig voneinander bereit, einige Ampullen Intocostrin für die Erprobung des Mittels zu übernehmen. Emery Rovenstine hatte sich in den Vereinigten Staaten in der Zeit zwischen den beiden Weltkriegen auf dem Gebiet der Anästhesie einen Namen gemacht, und viele der heute praktizierenden Narkoseärzte haben bei ihm studiert. Damals arbeitete er in New York und übergab das Intocostrin Dr. E. M. Papper, einem seiner mit wissenschaftlicher Forschung befaßten Assistenten, dem heutigen Leiter der Fakultät für Anästhesiologie an der New Yorker Columbia-Universität.

Im physiologischen Laboratorium der zu der New Yorker Universität gehörenden Medizinischen Fakultät nahm Papper zu Beginn seiner Experimente Kurareinjektionen bei Katzen vor. Wie erwartet, traten bei den Katzen starke Atembeschwerden ein, und einige Versuchstiere starben an Anfällen, die große Ähnlichkeit mit denen des Asthmas aufwiesen. Sobald sich Papper über das Maß der ungefährlichen Dosierung Gewißheit verschafft hatte, spritzte er Intocostrin in die Venen zweier Patienten, die sich im Bellevue-Krankenhaus einer Operation unterziehen mußten. Das Ergebnis war niederschmetternd. Beide Patienten hörten auf zu atmen, und er hatte, wie er berichtete, die halbe Nacht zu tun, um bei beiden künstliche Atmung durchzuführen. In seinem Bericht an Rovenstine stellte er kategorisch fest, daß das Kurare viel zu gefährlich sei, als daß man es in der von Wright empfohlenen Form anwenden könne.

Stuart Cullens Erfahrungen waren in keiner Weise verheißungsvoller. Cullen, ein ruhiger, nüchterner Mann mit einem kantigen, hageren Gesicht und ergrauendem Haar, ist heute an der riesigen Universität von Kalifornien Dekan der Medizinischen Fakultät. Er hat für die Weiterentwicklung der Anästhesie bedeutende Beiträge geleistet. Doch am stolzesten ist er auf die Tatsache, daß Dutzende seiner ehemaligen Studenten jetzt selbst an vielen amerikanischen Universitäten lehren und daß nicht weniger als acht von ihnen Fakultäten für Anästhesiologie vorstehen.

Cullen war Professor an der Staatsuniversität von Iowa, als ihm Lewis Wright einige seiner kostbaren Ampullen mit Intocostrin überließ. Jeden Mittwochnachmittag entfloh er seinen Lehr- und Verwaltungsaufgaben und verschwand im Laboratorium, um sich Forschungsproblemen auf dem Gebiet der Anästhesie zu widmen. An einigen dieser Mittwochnachmittage injizierte er Hunden Intocostrin in die Vorderbeine und beobachtete, wie die Tiere darauf reagierten. Alle kollabierten binnen weniger Sekunden, versuchten krampfhaft zuckend Luft zu holen, und ein paar von ihnen wären beinahe bei dem Experiment eingegangen. Ihr kläglicher Zustand beunruhigte Cullen so sehr, daß er den nächsten Schritt nicht riskierte, Kurare am Menschen zu erproben. Genau wie Papper in seinem Bericht an Rovenstine schloß auch Cullen in seinem Bericht an Wright die Möglichkeit aus, Intocostrin jemals für die Zwecke der Anästhesie zu verwenden.

Wrights Hoffnungen schienen vernichtet zu sein. Das Kurare hatte einen schlechten Ruf, und es sah ganz so aus, als ob sein unheilvoller Name es für alle Zeiten aus dem Operationssaal verbannen würde. Doch was weder Cullen, Papper, Rovenstine und all die anderen wußten: Lewis Wrights Idee war nicht nur durchführbar, sondern sie war sogar schon verwirklicht worden – fast dreißig Jahre früher!

Die Geschichte kennt viele Beispiele von Entdeckungen, die vor ihrer Zeit gemacht wurden, das heißt, bevor die Welt bereit dafür war. Entweder sie verstießen so sehr gegen das Übergewicht der hergebrachten Meinungen, daß sie schon deshalb nicht als berechtigt akzeptiert werden konnten, oder aber es gab auf dem Gebiet der Wissenschaften noch keine gemeinsame Richtung, die sich für neue Erkenntnisse eingesetzt und sie verwertet hätte. Entdeckungen behaupten sich nur dann, wenn die Zeit und der Mensch dafür reif sind.

So machten die alten Philister und Phönizier Stechmücken und andere Insekten für Krankheiten verantwortlich, und Marcus Terentius Varro, ein Arzt Julius Cäsars, schrieb, daß die Luft angefüllt sei mit winzigen, für das Auge nicht sichtbaren Lebewesen, die, durch die Nase eingeatmet, gefährliche Krankheiten verursachten. Varro hatte natürlich recht. Recht vor der Welt bekam er aber erst, als Jahrhunderte später das Mikroskop erfunden wurde.

Und viertausend Jahre, bevor Harvey entdeckte, daß das Blut durch den Körper kreist, stellten chinesische Ärzte fest, daß alles Blut im Körper vom Herzen gesteuert wird, unaufhörlich im Kreise fließt und niemals stillsteht.

Der Talmud, jene umfangreiche Sammlung jüdischer Gesetze, die in den ersten Jahrhunderten nach Christi Geburt zusammengetragen wurde, riet den Ärzten, nicht die Wunden ihrer Patienten mit den Händen zu berühren, da «die Hand Entzündungen verursacht». Es war ein weiser Rat, doch das Problem der Infektion wurde erst im 19. Jahrhundert durch Pasteur und Lister unabhängig voneinander gelöst, und sterile Gummihandschuhe wurden noch sehr viel später eingeführt.

Als das Kurare zum erstenmal in der Anästhesie Verwendung fand, waren die Welt und die Zeit noch nicht reif dafür. Im Jahre 1912 übergab der Pharmakologe Rudolf Böhm (von dessen sinnreichem Klassifizierungssystem für Kurare im 8. Kapitel die Rede war) dem deutschen Chirurgen Arthur Läwen etwas Kurarin, das er aus «Kalebassen»-Kurare extrahiert hatte. Läwen machte damit bei mehreren seiner Patienten Injektionen und stellte fest, daß ihm das Mittel die Möglichkeit gab, Bauchoperationen unter nur leichter Narkose durchzuführen. Das war genau das, was dreißig Jahre später Lewis Wright vergebens behauptete.

Selbst wenn anderen Ärzten die Bedeutung von Läwens Entdeckung bewußt geworden wäre, hätten sie sie damals nicht nützen können, denn das Kurarin war kein reines Alkaloid und seine Wirkung nicht mit der erforderlichen Genauigkeit vorauszusagen. Hätten andere den Versuch unternommen, Läwens Experiment zu wiederholen, wären sie möglicherweise zu völlig anderen Ergebnissen gekommen. Überdies gab es zu Läwens Zeiten nicht den ganzen Komplex wissenschaftlicher Erkenntnisse, die die moderne Anästhesie erst ermöglichten. Vor allem verstand man sich noch nicht auf die Kunst, während der Narkose die Atmung zu kontrollieren und zu stützen, so daß vermutlich viele Patienten erstickt wären, hätten andere Ärzte den

Versuch gewagt, Läwens Beispiel zu folgen. Jedenfalls hatte Läwen keine Gelegenheit, sich regelmäßig Kurarin zu beschaffen, und so scheint er seine Entdeckung nicht weiter verfolgt zu haben. Er schrieb eine ausführliche Abhandlung darüber, aber er erregte kaum Aufsehen damit. Seine Arbeit geriet bald in Vergessenheit und wurde erst im Jahre 1951 von dem britischen Arzt Scurr wiederentdeckt. Doch um diese Zeit war Kurare bereits in ganz Nordamerika und Europa in allen Operationssälen in Gebrauch.

Bedauerlicherweise konnte Läwens Entdeckung nicht praktisch verwertet werden, aber die Tatsache als solche wirft doch die Frage auf, wer nun das Verdienst für sich beanspruchen kann, Kurare als erster auf dem Gebiet der Anästhesie angewendet zu haben. Bedeutende Erfindungen und Neuerungen in allen Zweigen der Wissenschaften sind nur selten der Arbeit eines einzigen Menschen zu verdanken, denn der Boden, auf dem sie entstehen, ist gewöhnlich von den geistigen Anstrengungen ganzer Generationen von Forschern ausgiebig gedüngt worden. Vor Jahren wurde dieses Problem einmal von Sir William Osler beleuchtet, dem namhaften kanadischen Arzt und Verfasser medizinischer Schriften. Osler, der an drei berühmten medizinischen Fakultäten in drei verschiedenen Ländern lehrte – an der McGill-Universität in Montreal, an der John-Hopkins-Universität in Baltimore und an der Universität Oxford in England –, schrieb: «In der Wissenschaft gebührt die Anerkennung dem, der die Welt überzeugt, und nicht dem, der als erster auf den Gedanken gekommen ist.»

Es bedurfte langer Zeit, die Welt davon zu überzeugen, daß Kurare mehr war als eine Laborkuriosität, und dieses Ziel konnte nur dadurch erreicht werden, daß viele Männer zu verschiedenen Zeiten und an verschiedenen Orten ihr Bestes gaben. Doch nach der von Osler aufgestellten Regel, die heute überall als die einzig mögliche akzeptiert wird, gebührt das Verdienst für die endgültige Zähmung des «fliegenden Todes» dem kanadischen Anästhesisten Harold Griffith, der sich sowohl über die

Befürchtungen berühmter Kollegen – wie Cullen – hinwegsetzte, als auch über den unheilvollen Ruf des Kurare. Indem er das tat, sorgte er für revolutionäre Veränderungen auf dem Fachgebiet der Medizin, dem er sein Leben geweiht hatte.

Harold Griffith verfügte nicht über eine wissenschaftliche Ausbildung in der Forschungsarbeit und war bereits über fünfzig, als er seinen ersten Ruf an eine Universität erhielt. Er hatte die meiste Zeit seiner Laufbahn am Krankenbett von Männern, Frauen und Kindern zugebracht, die der Hilfe des vielbeschäftigten Hausarztes bedurften. Der Anästhesie widmete er seine ganze Arbeitskraft erst dann, als er durch die Einführung von Kurare in den Operationssaal berühmt geworden war.

Griffiths «Geheimnis» – wenn große Männer unbedingt ein Geheimnis haben müssen – bestand darin, daß er sich niemals durch die oft trostlose Routine der Allgemeinpraxis abstumpfen ließ und sich stets Idealismus und intellektuelle Abenteuerlust bewahrte, seine Kenntnisse über das von ihm erwählte Spezialfach zu erweitern. Jeder Neuerer muß schon einen stark ausgeprägten Hang zur Neugier haben, und auch Griffith war fortwährend auf der Suche nach neuen Behandlungsmethoden. Neue Ideen auf dem Gebiet der Medizin prüfte er immer unter dem Gesichtspunkt, ob dafür auch ein «echtes Bedürfnis» bestehe. Sein Gespür für Reformen, die tatsächlich einem «echten Bedürfnis» entsprangen, war fast übersinnlich, und wenn er erst einmal davon überzeugt war, daß sie zur Sicherheit oder zum Wohlbefinden seiner Patienten beitragen würden, setzte er alles daran, sie zu entwickeln, und ließ sich weder durch die Unkenrufe noch durch das Beharrungsvermögen seiner konservativeren Kollegen abschrecken.

Sogar als er schon in den Siebzigern war, begann er des Morgens stets pünktlich um acht mit der Arbeit im Operationssaal und wurde von sehr viel jüngeren Kollegen wegen seines klaren Urteils bewundert, das ihn immer noch befähigte, den in medizinischen Schriften oft vorkommenden Wirrwarr von Belanglosigkeiten zu durchschauen und das Wertvolle herauszuholen.

Seine Leistung, Kurare für Operationszwecke nutzbar gemacht zu haben, beruhte nicht auf übereilten Experimenten. Sie fußte auf Erkenntnissen, die er in all den Jahren ärztlicher Praxis gewissenhaft zusammengetragen hatte.

Harold Griffith hatte die Liebe zur Medizin und die analytische Denkfähigkeit von seinem Vater Alexander Griffith geerbt, einem Arzt, der auf Homöopathie spezialisiert war, was wiederum einige bemerkenswerte Auswirkungen auf die spätere Laufbahn seines Sohnes hatte. Die Homöopathie, ein komplizierter und anspruchsvoller Zweig der Medizin, ist im 20. Jahrhundert fast völlig, aber doch noch nicht ganz durch die Entwicklung der medizinischen Wissenschaft verdrängt worden. In Nordamerika ist sie wenig bekannt, wird jedoch in Frankreich weithin praktiziert, und auch im Gesundheitswesen Großbritanniens ist die homöopathische Behandlung zugelassen, vermutlich weil die Homöopathen eine für alle Ärzte verbindliche akademische Ausbildung absolvieren müssen, ehe sie sich spezialisieren. (Sir John Weir, einer der Ärzte, die in der Zeit zwischen den beiden Weltkriegen die britische Königsfamilie behandelten, war Homöopath, und König Georg VI., der viel von Homöopathie hielt, nannte eines seiner Rennpferde Hypericum nach einem homöopathischen Mittel.)

Angesichts der heute durch Rauschgiftkonsum ausgelösten Krankheiten und solch verhängnisvoller Ereignisse wie der Contergan-Tragödie wäre es vielleicht ganz angebracht, wenn die konventionelle Medizin die Grundsätze der Homöopathie einer kritischen Überprüfung unterzöge. Homöopathen schwören auf das sogenannte «Ähnlichkeitsprinzip» («Similia similibus curantur»), nach dem eine Krankheit durch natürliche Substanzen geheilt werden kann, die beim Patienten die gleichen Erscheinungen bewirken, wie sie durch die eigentliche Krankheit hervorgerufen werden. Diese Überzeugung beruht auf den Feststellungen Samuel Hahnemanns, des deutschen Arztes, der im Jahre 1796 die Homöopathie begründete. Er erkannte, daß das Chinin, das zur Behandlung von Malaria verabreicht wird, beim gesunden Menschen die Symptome von Malaria erzeugt. Die Parallele zu dem Vorgang der Impfung, durch den die natürlichen Abwehrkräfte des Körpers gegen Krankheiten stimuliert werden, liegt klar auf der Hand.

Das Problem ist nur, daß nach den Lehrsätzen der Homöopathie jede Krankheit bei jedem Patienten auf irgendeine Weise einmalig ist. Der Homöopath muß sich im Rahmen einer peinlich genauen und zeitraubenden Untersuchung Gewißheit darüber verschaffen, welche Auswirkungen die Krankheit bei seinem Patienten hat, und dann eine genauso sorgfältige Wahl unter den Hunderten seiner Heilmittel treffen, ehe er sicher sein kann, daß er das ganz spezielle Mittel gegen eine ganz bestimmte Konstellation von Symptomen gefunden hat. Während ein Fall von Keuchhusten vielleicht mit einem spezifischen homöopathischen Mittel zu heilen ist, kann bereits der nächste, nur ein wenig anders gelagerte Fall die Anwendung irgendeiner von zwanzig zur Auswahl stehenden Substanzen erfordern.

Wie vorauszusehen war, übte die Homöopathie auf schrullige Käuze ebenso wie auf tüchtige Ärzte große Anziehungskraft aus. Noch im Jahre 1922 wurde in einem weithin bekannten Handbuch für homöopathische Mittel die erstaunliche Behauptung aufgestellt, daß der Nordpol eines Magneten Zahnschmerzen heile, wohingegen der Südpol einen eingewachsenen Zehennagel zu kurieren vermöge.

Alexander Griffith war weder ein schrulliger Kauz noch ein Fanatiker, was er bewies, als sein Sohn Harold mit drei Jahren an Diphtherie erkrankte, einer Krankheit, die damals und noch viele Jahre später oft tödlich ausging. Die «Allopathen», wie die Homöopathen die konventionellen Ärzte nennen, hatten gerade ein Antitoxin gegen die Diphtherie entwickelt, und Vater Griffith benutzte es, ungeachtet aller Proteste seiner mißtrauischen Kollegen, um seinen Sohn durchzubringen. Dennoch blieb sein Glaube an die in der Homöopathie verwendeten Pflanzenextrakte und anderen natürlichen Substanzen unerschüttert. Zum Scherz erzählte er immer wieder gern, daß ihm eine Ringelblumenlösung, auch ein homöopathisches Heilmittel, beim Aufbau seiner ersten Arztpraxis gute Dienste geleistet hatte. Er war im Anschluß an das Medizinstudium in New York nach Montreal gegangen, um sich dort niederzulassen, und hatte gleich in der ersten Woche einen Arbeiter mit einer bösen Fleischwunde zu behandeln gehabt. Alexander Griffith hatte die Wunde genäht und mit einer Ringelblumenlösung abgespült. Die Verletzung war daraufhin so schnell geheilt, daß der Mann den neuen Arzt allen seinen Freunden empfahl.

Das Interesse des Vaters für die Wirkung natürlicher Substanzen auf den menschlichen Körper mußte sich wohl auch auf den Sohn übertragen haben, denn als Harold Griffith später von Wright auf das Kurare aufmerksam gemacht wurde, zeigte er sich vermutlich für die Möglichkeiten dieses Mittels deshalb sehr viel aufgeschlossener, als er es sonst gewesen wäre. Auch ein anderer homöopathischer Grundsatz war ihm durchaus geläufig: Heilmittel, selbst die natürlichen, sollten nur in sehr kleinen Dosierungen verabreicht werden. «Die richtige Dosis eines jeden Mittels», so pflegte Harold Griffith zeit seines Lebens zu predigen, «ist immer die geringste Menge, mit der man den Zweck erreicht.» Aus dieser Überzeugung heraus war er ständig auf der Suche nach neuen Anästhesiemitteln mit möglichst wenig toxischer Wirkung. Das Kurare war deshalb die Krönung dieser langen Suche, denn seine Einführung in den Operationssaal machte es für alle Zeiten unnötig, die Patienten mit «Knockout-Dosierungen» von Anästhesiemitteln an den Rand des Grabes zu befördern.

Die Homöopathie seines Vaters wirkte sich auch noch in anderer Hinsicht auf Harold Griffiths Laufbahn aus: Sie führte zur Gründung des Krankenhauses, in dem er dann sein Leben lang arbeitete. Damals wie heute galten die Homöopathen in den Augen der Ärzteschaft nur wenig mehr als die Quacksalber. Obwohl Alexander Griffith und seine Standeskollegen approbierte Ärzte waren, durften sie nicht in den Krankenhäusern praktizieren – ein schwerwiegender Nachteil für jeden Arzt.

Deshalb entschlossen sie sich, ein eigenes Krankenhaus in Montreal zu gründen. An dem Tag, an dem Harold zur Welt kam, unterzeichnete der Vater die Übertragungsurkunde für ein zweistöckiges Haus in der Nähe des Stadtzentrums, das dann den Namen Montrealer Homöopathisches Krankenhaus erhielt. Zusätzlich zu seiner Praxis übernahm Dr. Griffith noch die Pflichten des ärztlichen Direktors, einen Posten, den er – ohne Bezahlung – bis zu seinem Tod innehatte. Doch vorher war das Krankenhaus, das inzwischen den Namen der Königin Elisabeth trug, in ein neues Gebäude verlegt und zu einem gut ausgerüsteten allgemeinen Krankenhaus mit 275 Betten ausgebaut worden. Dr. Griffith erlebte es noch, daß einer seiner Söhne dort Chef-Anästhesist und ein anderer Chef-Chirurg wurde.

Harold Griffith machte zum erstenmal mit dem Krankenhaus Bekanntschaft, als er zwölf Jahre alt war und sein Vater den Schmerz in der rechten Leistengegend als Blinddarmentzündung diagnostizierte. «Ich werd' verrückt», schrieb der Junge in sein Tagebuch, «morgen soll ich operiert werden. Das heißt, ich brauche nicht mehr in die Schule. Hurra, hurra!» Auch wenn er später seine Einstellung zum Lernen änderte, als Schüler zeichnete er sich nie besonders aus, wenngleich er es immer schaffte, zum ersten Viertel der Klasse zu gehören.

Die nächste Tagebucheintragung klang schon sehr viel weniger begeistert. «Ich bin operiert worden», stand da. «Äther ist ein miserables Zeug.» Harold Griffith vergaß nie seinen Widerwillen gegen das wohl heute noch in der Welt meistbenutzte Narkosemittel, das allerdings in den medizinisch fortschrittlicheren Ländern schon weitgehend durch andere Betäubungsmittel ersetzt worden ist. Vielleicht war diese in früher Jugend gemachte Erfahrung die Triebfeder seiner lebenslangen Bereitschaft, immer wieder mit neuen Anästhesiemethoden zu experimentieren, von denen er hoffte, daß sie Operationen nicht nur sicherer, sondern auch weniger unangenehm machen könnten.

Harold Griffith war zwanzig Jahre alt, als seine heile Welt durch den Ausbruch des Ersten Weltkriegs erschüttert wurde.

Er hatte schon von Kindheit an schlechte Augen gehabt, und da er gerade im zweiten Jahr an der McGill-Universität Medizin studierte, hätte er ohne weiteres in der Heimat bleiben können. Statt dessen meldete er sich gleich am ersten Tag als Sanitäter. Um nicht bei der Tauglichkeitsuntersuchung wegen seiner schlechten Augen zurückgewiesen zu werden, bluffte er, indem er die Buchstaben auf der Sehprobentafel auswendig lernte. Nachdem er durch das Studium gerade mit den Grundbegriffen der Medizin in der Theorie vertraut geworden war, wurde er jetzt auf brutalste Weise in die medizinische Praxis eingeführt – in den schlammigen Schützengräben Europas. Als Sanitätsunteroffizier erhielt er 1917 die Militärmedaille, weil er in der mörderischen Schlacht um die Höhe von Vimy, wo mehr als elftausend kanadische Soldaten fielen oder verwundet wurden, außergewöhnliche Tapferkeit bewiesen hatte.

Doch die Medaille selbst bekam sein Vater daheim in Kanada zusammen mit einem Brief ausgehändigt, in dem man ihm bedauernd mitteilte, daß der tapfere Soldat, dem die Medaille verliehen worden sei, nicht mehr lebe. Die kanadische Armee hatte Griffith nämlich aus den Augen verloren, da er sich zur britischen Marine abgesetzt hatte. In dieser Phase des Krieges herrschte bei der Königlichen Marine ein spürbarer Mangel an Ärzten. Drei Jahre Medizinstudium waren bereits Qualifikation genug, um als «Sanitätsoffizier zur Probe» eingestellt zu werden. Da Griffith fand, daß er in den Schützengräben weitaus wertvollere Erfahrungen gesammelt hatte, als ihm das je an einer Universität gelungen wäre, ließ er sich von seinem Vorgesetzten bescheinigen, daß er über die erforderliche dreijährige Ausbildung verfüge. Auf diese Weise überstand er den Krieg verhältnismäßig angenehm als Arzt an Bord eines britischen Zerstörers.

Er kehrte gerade noch rechtzeitig nach Kanada zurück, um seinem Vater bei der großen Grippeepidemie nach dem Krieg zur Hand zu gehen. «Wir hatten einige interessante Erfolge mit homöopathischen Mitteln zu verzeichnen», erzählte er später.

Danach nahm er sein Studium an der McGill-Universität wieder auf, wobei er aus seinem reichen Schatz an praktischen Erfahrungen, um den ihn gewiß so mancher Professor beneidete, Kapital schlug. Er finanzierte sein Studium damit, daß er sich an den Wochenenden in verschiedenen Arztpraxen als Narkotiseur betätigte, hauptsächlich bei Kindern, die beschnitten oder denen die Mandeln herausgenommen wurden, und das unter Verhältnissen, an die er sich später nur mit Schaudern erinnerte: «Wir gaben den Kleinen eine leichte Betäubung mit Äther, worauf der Doktor ihnen den Mund aufzwang und die Mandeln herausschnippelte. Danach hielten wir sie mit dem Kopf über eine Schüssel, bis sie nicht mehr bluteten.»

Zu dieser Zeit wurde die Anästhesie schon über ein halbes Jahrhundert lang praktiziert, aber die Anwendungstechnik hatte seit Mortons Tagen kaum einen Fortschritt gemacht. Es gab nur wenige Ärzte, die sich auf diese Kunst spezialisierten – tatsächlich handelte es sich dabei weit mehr um eine handwerkliche Fähigkeit als um eine Wissenschaft –, und Narkosen wurden in der Regel von einem Pflichtassistenten oder irgendeinem Medizinstudenten verabreicht, der gerade zur Verfügung stand. Man hatte Inhalationsapparate entwickelt, die sich nur wenig von dem Mortonschen Gerät unterschieden und zumeist recht primitiv waren: eine Flasche mit Äther oder Chloroform und ein Gazebausch, der dem bedauernswerten Patienten vor Mund und Nase gehalten wurde. Der Narkotiseur ließ eine nach seinem Dafürhalten genügende Menge Äther oder Chloroform darauf hinabtropfen und machte damit die Betäubung zu einer unangenehmen Nervenprobe.

Damals kannte man Medikamente wie Thiopentalnatrium noch nicht, die eine Narkose so behutsam einleiten, als ob man in einen leichten Schlummer glitte. Studenten, die im Umgang mit Äther unterwiesen wurden, mußten die vier Phasen der Narkose unterscheiden lernen: In der ersten, der sogenannten Phase der Analgesie, werde das Schmerzgefühl des Patienten gedämpft, obgleich er noch immer teilweise bei Bewußtsein sei.

In der zweiten Phase lege das Narkosemittel die höheren Gehirnzentren lahm und mache den Patienten bewußtlos. Doch sein Unterbewußtsein werde nicht ganz ausgeschaltet, und er könne unwillkürlich den Atem anhalten, schreien oder sich herumwerfen. Die dritte, die sogenannte Phase der chirurgischen Anästhesie ermögliche es dem Chirurgen, die Operation durchzuführen. Die vierte, von den Medizinstudenten gefürchtete Phase sei die der drohenden Überdosierung. Falls nicht sofort für Abhilfe gesorgt werde, führe sie zuerst zum Stillstand der Atmung und dann zum Stillstand der Herztätigkeit.

Bevor seinerzeit bei einem Patienten die unbewußten Vorgänge vollends ausgeschaltet wurden, bäumte er sich oft so heftig auf, daß mehrere Pfleger ihre Not hatten, einen kräftigen Mann auf dem Operationstisch festzuhalten. Als Harold Griffith später selbst Studenten unterrichtete, erzählte er ihnen gern die – wie er schwor – wahre Geschichte von einem beklemmenden Mißgeschick, das einst seinem Schwiegervater, auch einem Arzt, zugestoßen war. Einer seiner Patienten, der vor einer Operation gerade in die zweite Phase der Anästhesie hinüberglitt, sprang plötzlich vom Operationstisch auf und rannte – nur mit einem Hemd bekleidet – durch den Korridor hinaus auf die Straße. Das Narkosemittel hatte schon etwas an Wirkung verloren, als die Ärzte ihn endlich einholten und den völlig perplexen Mann wieder in das Krankenhaus zurückbrachten. Der Patient konnte sich an seine dramatische Flucht vor dem Messer nicht mehr erinnern. Griffith selbst büßte bei den Kämpfen der zweiten Phase so manche Brille ein, ehe er den schließlich regungslos daliegenden Patienten dem Chirurgen übergeben konnte.

Aus einer tiefen Äthernarkose wieder zu erwachen war in jenen Tagen noch unangenehmer als die vorhergehende Betäubung. Durch die anscheinend unvermeidbar mit der Narkose verbundene allgemeine Vergiftung war den Patienten nach ihrer Rückkehr aus dem Operationssaal oft stundenlang, ja manchmal sogar tagelang übel.

Während die meisten Ärzte diesen betrüblichen Zustand als unumgänglichen Tribut ansahen, der um des Segens der Chirurgie willen entrichtet werden mußte, erkannte Griffith sehr bald die Notwendigkeit von Verbesserungen auf dem Gebiet der Anästhesie als ein «echtes Bedürfnis». Hier, so wurde ihm klar, sah er sich herausgefordert, und hier bot sich für einen ehrgeizigen jungen Mann die Gelegenheit, sein Können unter Beweis zu stellen. Außerdem gab es für ihn auch noch einen mehr materiellen Grund, sich auf die Anästhesie zu spezialisieren: Im Krankenhaus seines Vaters fehlte ein Narkosearzt.

Als Harold Griffith seinen akademischen Grad erlangte, hatte er bereits bei mehr als vierhundert Patienten eine Narkose durchgeführt. Am Tag seines Abschlußexamens in Chirurgie machte er noch eine Narkose bei einem Kommilitonen, der sich einer dringenden Operation unterziehen mußte, weil er sich bei der Obduktion eines an Streptokokkenmeningitis gestorbenen Mannes eine schwere Blutvergiftung geholt hatte. Griffith faßte seine Erfahrungen in einer Abhandlung zusammen, mit der er an der medizinischen Fakultät der McGill-Universität bei einem Wettbewerb der im letzten Studienjahr stehenden Studenten den zweiten Preis gewann. Schon in dieser frühen Phase seiner Laufbahn bekundete er die große Anteilnahme für seine Patienten, die ihn zeit seines Lebens auszeichnete: «Es ist äußerst wichtig, daß der Anästhesist das Vertrauen des Patienten erwirbt. Falls er noch nicht mit dem Patienten persönlich bekannt ist, tut er gut daran, ihn vorher aufzusuchen und ihm ein paar beruhigende Worte zu sagen. Im Narkoseraum muß absolute Stille herrschen, und man sollte stets daran denken, daß die Ärzte in erster Linie um das psychische und physische Wohlbefinden des Patienten besorgt sein müssen, statt sich in seiner Gegenwart in belanglosen Gesprächen zu ergehen.»

Im Jahre 1925 hatte Harold Griffith ein Erlebnis, das für seine zukünftige Laufbahn bestimmend war. Ohne die Lektion, die ihm dabei erteilt wurde, hätte er es wohl nie gewagt, Kurare zu verwenden. Ein etwa vierzigjähriger Mann kam eines Abends zu ihm in die Sprechstunde und klagte über eine Verhärtung im Hodensack. Als Griffith seine Untersuchung beendet hatte, fragte ihn der sichtlich nervöse Patient: «Was halten Sie davon, Doktor?» Griffith bemühte sich, die unbewegte Maske des Arztes zu wahren. «Ich kann mir noch kein genaues Bild machen», sagte er und versuchte seiner Stimme einen Unterton der Zuversicht zu geben, die er selbst nicht empfand. «Am besten weise ich Sie in das Krankenhaus ein, damit ich mir die Sache genauer ansehen kann.» Doch er ahnte bereits, wie die Diagnose lauten würde. Aller Voraussicht nach hatte der Mann Krebs, und Griffith war bei diesem Gedanken beklommen zumute, denn er hatte gerade einige Wochen zuvor die Frau des Mannes entbunden. «Wir geben Ihnen eine örtliche Betäubung und nehmen eine gründliche Untersuchung vor», sagte er. Doch der Mann protestierte sofort: «Kommt gar nicht in Frage. Wenn Sie mich operieren wollen, dann verlange ich eine Vollnarkose, damit ich nichts davon merke.»

Hier tauchte ein Problem auf, mit dem Griffith nicht gerechnet hatte. Der Mann, der so nervös vor ihm saß, wog gut dreieinhalb Zentner. Das Fett hing ihm in dicken Wülsten am Hals herunter, und sein unförmiger Körper geriet bei jedem Schritt in groteske Schaukelbewegungen. Einen ungeeigneteren Kandidaten für eine Vollnarkose konnte man sich kaum vorstellen. Schon das Atmen strengte ihn so sehr an, daß er nur schnaufend Luft bekam. Seine Arterien waren durch das Fett verengt und erwiesen sich daher als eine fortwährende Belastung des Herzens, die durch eine Vollnarkose noch erheblich gesteigert werden würde. Griffith versuchte, ihm seine Befürchtungen auszureden und ihm das viel geringere Risiko einer örtlichen Betäubung begreiflich zu machen. Aber der Mann beharrte auf seiner Forderung. Da jedoch der Tumor unter allen Umständen entfernt und auf kanzeröse Zellen untersucht werden mußte, erklärte sich Griffith widerstrebend mit einer Vollnarkose einverstanden. Das Krankenhaus seines Vaters war inzwischen mit einem Narkoseapparat ausgerüstet worden, der es ihm erlaubte, eine Mischung von Lachgas, dem sichersten Anästhesiemittel, das es gab, und Sauerstoff zu verabreichen. Damit wollte er die Narkose durchführen.

Am Tag der Operation begrüßte Griffith seinen Patienten im Operationssaal. Er trug den herkömmlichen weißen Operationsmantel und vor dem Mund die Gazemaske – die grünen Mäntel, die heute üblich sind, um Lichtreflexe zu dämpfen und die Augen zu schonen, waren damals noch nicht eingeführt. Dank der Morphiumspritze, die der Patient eine halbe Stunde vorher zur Beruhigung bekommen hatte, war er schläfrig, und seine Nervosität hatte sich völlig gelegt. Griffith sprach ihm Mut zu. «Sie brauchen bloß ein paarmal tief Luft zu holen und sind schon fest eingeschlafen», sagte er, als er den Narkoseapparat einschaltete und dem Mann die Gummimaske auf Mund und Nase setzte.

Der Patient atmete einige Male tief ein und verlor sehr bald das Bewußtsein. Doch fast im gleichen Augenblick stellte Griffith erschrocken fest, daß der Mann zu atmen aufgehört hatte. Er griff schnell nach dem Regulierventil, unterbrach die Zufuhr von Lachgas und ließ reinen Sauerstoff einströmen. Aber die Wirkung war gleich Null; irgend etwas blockierte die Luftröhre des Patienten. Hatte sich womöglich die Zunge vor die Kehle gelegt? Griffith riß die Maske hoch, faßte die Zunge mit einer Zange und zog sie nach vorn. Doch der Mann lag still und ohne zu atmen da.

Das war eine Notlage, wie sie schlimmer nicht sein konnte. Griffith setzte dem Patienten die Maske wieder auf und versuchte, ihm Sauerstoff in die Lungen zu pumpen, indem er den Atembeutel zusammenpreßte. Dr. Griffiths Bruder, der die Operation vornehmen sollte und sich gerade am anderen Ende des Raumes die Hände bürstete, hatte inzwischen gemerkt, daß irgend etwas nicht stimmte, und kam herüber, um zu helfen. Er begann sofort den Brustkorb des Patienten rhythmisch zusammenzudrücken, um die reglosen Lungen zu neuer Tätigkeit zu zwingen. Das Gesicht des Mannes färbte sich allmählich blau.

Während Griffith weiterhin Sauerstoff gab, kletterte sein Bruder auf den Operationstisch, kniete sich rittlings auf den mächtigen, still daliegenden Körper, um damit den Druck auf den Brustkorb zu verstärken. Dennoch zeigte sich bei dem Patienten keinerlei Reaktion.

Jetzt blieb nur noch eins zu tun übrig: Mit einem Schnitt in den Hals unterhalb der blockierten Stelle mußte eine Öffnung in die Luftröhre gemacht werden, so daß Sauerstoff unmittelbar in die Lungen gepumpt werden konnte. Diese Operation – eine Tracheotomie – wurde seinerzeit auch bei Junker Watertons Eselin Wouralia durchgeführt. In Romanen liest man gelegentlich von einem unerschrockenen Arzt, der sein Taschenmesser hervorholt und damit einen Luftröhrenschnitt vornimmt, um dem bedauernswerten Unfallopfer, das sonst erstickt wäre, das Leben zu retten. Doch dieser Eingriff ist nicht ganz so einfach, wie man vielleicht meint. Die Luftröhre ist etwa so dick wie ein Finger und liegt eingebettet in einem Geflecht von Muskeln, Sehnen und Blutgefäßen hinter der Schilddrüse. Und bei diesem Patienten hatte es James Griffith außerdem noch mit einer zehn Zentimeter dicken Fettschicht zu tun.

Als er das Messer ansetzte, war das Gesicht des Mannes bereits dunkelblau. Beim ersten Schnitt durch das Fleisch spritzte kein Blut, ein sicheres Zeichen von Kreislaufversagen. Noch ehe Dr. Griffith die Luftröhre erreicht hatte, hörte das Herz auf zu schlagen. Nach allen Regeln der medizinischen Kunst gab es nichts mehr für den Arzt zu tun. Der Patient war tot.

Harold Griffiths Gewissen wurde durch die Obduktion beschwichtigt. Nicht nur war der Tumor, wie befürchtet, bösartig, sondern der Krebs hatte sich bereits auf beide Nieren und den Rest des Unterleibs ausgebreitet. Kein Arzt der Welt wäre in der Lage gewesen, dem Patienten das Leben zu retten, weder im Jahre 1925 noch heute. Jedoch hätte Griffith etwas tun können, um zu verhindern, daß sein Patient nach dem ersten Einatmen des Anästhesiemittels auf dem Operationstisch starb, obwohl damals kaum eine Handvoll Ärzte schon soweit war. Nie wieder verabreichte Dr. Griffith eine Narkose, ohne auf diesen Notfall vorbereitet zu sein.

Der Mann war an einem Stimmritzenkrampf gestorben. Zu dieser Komplikation kommt es gelegentlich bei einer Narkose, wenn sich die Stimmbänder in einem Reflexvorgang verschließen und damit das obere Ende der Luftröhre blockieren, so daß keine Luft mehr in die Lungen kann. Griffith wußte, daß einige Ärzte bereits seit Jahren mit einer Art der Narkose experimentierten, die sie als «endotracheal» bezeichneten, was bedeutet «durch die Luftröhre nach innen». Sie schoben ein biegsames Rohr die Trachea hinunter und pumpten dadurch entweder Luft oder ein Narkosemittel in die Lungen. Diese Methode wurde gleich nach Einführung der Anästhesie ursprünglich in der Absicht entwickelt, um für den Notfall künstliche Atmung anwenden zu können. Später sah man darin eine wirksame Methode, den Lungen Narkosemittel zuzuführen, wenn aus irgendeinem Grund die übliche Gummimaske nicht benutzt werden konnte, beispielsweise wenn der Chirurg eine Operation an Nase oder Mund vornehmen wollte.

Hätte Griffith seinem bedauernswerten Patienten vorher ein solches Rohr durch den Mund in die Luftröhre eingeführt, würden sich seine Stimmbänder nicht verkrampft und ihm damit die Sauerstoffzufuhr abgeschnitten haben. Sein Luftweg, wie die Ärzte es nennen, wäre offengeblieben. Von diesem Tag an wurde der Gedanke an den offenen Luftweg – in der modernen Anästhesie ein fundamentaler Grundsatz – für Griffith fast schon zu einer Art fixen Idee. Nie wieder machte er eine Narkose, ohne neben sich einen Katheter zum sofortigen Gebrauch bereitliegen zu haben.

Die «Intubation», wie die Einführung eines Rohrs vom Mund aus in den Kehlkopf genannt wird, hat noch einen anderen wesentlichen Vorteil. Hinter der Trachea befindet sich der Ösophagus, die Speiseröhre, durch die die Nahrung vom Mund in den Magen gelangt. Beim Schlucken schließt sich der Kehldekkel, ein Knorpel oberhalb der Stimmbänder, und verhindert dadurch, daß Speise oder etwas anderes durch die Luftröhre in die Lungen gerät – «daß man etwas in die falsche Kehle bekommt». Der Kehldeckel, die Epiglottis, funktioniert unabhängig von unserem Bewußtsein als einer der vielen Reflexe, den die Natur zum Schutz in unserem Körper eingerichtet hat. Man kann das leicht an sich selbst ausprobieren, wenn man einmal versucht, gleichzeitig zu schlucken und einzuatmen.

Während des normalen Schlafes sind alle Schutzreflexe des Körpers voll funktionsfähig. Falls die Zunge zurückfällt und dabei die Luftröhre blockiert, schnarcht man, statt zu erstikken. Doch der von Anästhesiemitteln erzeugte Schlaf ist nicht normal. Er schaltet auch die Reflexe aus, ja, es gehört sogar zur Aufgabe des Anästhesisten, sie auszuschalten, um dem Chirurgen einen bewegungslosen Operationsbereich zu gewährleisten. Doch, wie wir bereits gesehen haben, wird die unbewußte Reflextätigkeit ganz zuletzt durch die Anästhesie lahmgelegt. Und sie wird auch als erste wieder funktionsfähig. Da das Erbrechen ein Schutzreflex ist, kann es durchaus vorkommen, daß ein bewußtloser Patient den Inhalt seines Magens erbricht, entweder im Anfangsstadium der Anästhesie oder bei Nachlassen der Narkosewirkung. Wenn das geschieht, während der Kehldeckel noch gelähmt ist, können Partikel von teilverdauter Nahrung über die rückwärtige Kehle in die Luftröhre kommen. Die Folgen wären verhängnisvoll. Sie könnten entweder die Luftröhre blockieren und zum Ersticken führen oder bis hinunter in die Lungen gelangen und dort womöglich tödliche Schädigungen verursachen.

Diese Gefahr erklärt die scheinbar grausame Methode, den Patienten mehrere Stunden vor einer Operation jegliche Nahrung vorzuenthalten. Aber der Anästhesist kann sich nicht immer Gewißheit darüber verschaffen, ob ein Patient vorher etwas zu sich genommen hat oder nicht. Führt er jedoch einen Katheter in die Trachea ein, so bietet er die Gewähr, daß ungeachtet aller Zwischenfälle die Lungen stets mit Sauerstoff versorgt werden können. Und wenn dieses Rohr dann noch mit einer der verschiedenen Arten von aufblasbaren Manschetten versehen ist, wodurch garantiert wird, daß es fest in der Luftröhre anliegt, so ist die Gefahr ausgeschaltet, daß irgendeine fremde Substanz in die Lungen gelangt, wie beispielsweise auch Blut von einer Operation im Schlundbereich.

Endotracheale Anästhesie ist heute für viele Operationen eine reine Routinesache, und angesichts ihrer vielen Vorteile mag es unbegreiflich erscheinen, daß ihr Wert je bezweifelt wurde. Doch im Jahre 1925, als Harold Griffith seinen Patienten wegen eines Stimmritzenkrampfs verlor, war diese Technik noch immer umstritten. Zum Teil lag es auch daran, daß die Intubation vor Einführung von Kurare und anderen Mitteln zur Muskelentspannung ein beträchtliches Maß an Erfahrung und Geschicklichkeit erforderte. Nur wenige Ärzte hatten diese Technik zu beherrschen gelernt, wohingegen die meisten sie wegen der Gefahr, dabei den Kehlkopf oder die Luftröhre zu verletzen, für unverantwortlich hielten.

Griffith war zwar nicht der Begründer der endotrachealen Technik, aber in Nordamerika machte er sich als einer ihrer Wegbereiter einen Namen. Er erblickte darin ein «echtes Bedürfnis», und seine Begeisterung für diese neue Methode trug ganz unzweifelhaft dazu bei, sie bekanntzumachen. Anfangs benutzte er ein gebogenes Messingrohr, um den Luftweg offenzuhalten, aber weil dadurch das Gewebe der Kehle und der Trachea gefährdet war, ging er bald zu Kathetern aus gewebter Seide über, die er mit Hilfe eines Laryngoskops, eines Kehlkopfspiegels, einschob. Sobald der Patient betäubt war, entfernte Griffith die Maske, hob das Kinn an und führte das Laryngoskop ein, bis er den Kehldeckel sah. Wenn er diesen vorsichtig mit dem Instrument anhob, legte er die darunter befindlichen Stimmbänder frei. Die Kunst bestand darin, den Katheter schnell zwischen den Stimmbändern hindurchzuschieben, ohne diese dabei zu berühren, weil sie sich sonst verkrampfen und damit die Luftröhre blockieren würden.

Während dieses komplizierten Manövers, das noch schwieriger ist als es klingt, atmete der Patient gewöhnliche Luft ein und lief Gefahr, daß die Wirkung der Narkose nachließ. Wenn es Griffith nicht gelang, das Rohr in kürzester Zeit einzuführen, mußte er dem Patienten wieder die Maske aufsetzen und ihm erneut das Narkosemittel verabreichen, damit sich die Muskeln wieder entspannten, und dann mußte er es von neuem versuchen. Alles in allem ist es deshalb auch vielleicht nicht weiter verwunderlich, daß sich nur wenige soviel Geschicklichkeit zutrauten, das Risiko einer Intubation einzugehen. Heutzutage wird die Einführung eines endotrachealen Rohrs durch die von Kurare bewirkte Entspannung zu einer problemlosen Angelegenheit.

Griffith stellte schon sehr bald fest, daß die von ihm benutzten normalen Ureterenkatheter (Harnleiterkatheter) dünner waren, als ihm lieb gewesen wäre. Er schrieb mehrmals an die Herstellerfirma in Frankreich und bat um immer dickere Katheter, die prompt geliefert wurden und sich für seine Zwecke als hervorragend geeignet erwiesen. Eines Tages bekam Griffith Besuch von dem Verkaufsleiter der Firma, der ihm erzählte, daß ihn die Damen des Betriebs gebeten hätten, Näheres über das Geschlecht von Supermännern herauszufinden, das anscheinend in Kanada heranwuchs.

Im Jahre 1928, drei Jahre nachdem sein Patient auf dem Operationstisch gestorben war, fuhr Griffith nach Boston, um über die erste von den über siebzig medizinischen Abhandlungen, die er zeit seines Berufslebens verfaßte, einen Vortrag zu halten. Es ging darin um seine Technik der Intubation und um die Operationen, bei denen sie bisher erfolgreich angewandt worden war. Vermutlich hatten kaum zehn Prozent der unter seinen Zuhörern befindlichen Anästhesisten je ein tracheales Rohr eingeführt, und einige blieben nach wie vor davon überzeugt, daß dieses Verfahren mehr schadete als nützte. Doch nur Griffiths großen Erfahrungen auf dem Gebiet der Intubation war es zu verdanken, daß er vierzehn Jahre später den Mut aufbrachte, sich über alle Befürchtungen hinwegzusetzen und das Risiko einzugehen, Kurare in die Vene eines lebenden Menschen zu injizieren. Was immer auch geschehen mochte, ja selbst wenn das Kurare die Lungen seines Patienten lähmen sollte, Griffith wußte, daß er ihn für unbegrenzte Zeit weiteratmen lassen konnte.

Die Operationen, die Griffith in seiner ersten Abhandlung beschrieb, waren alle mit Äthylen, seinem damals bevorzugten Narkosemittel, durchgeführt worden. Das Äthylengas hatte im Jahre 1923 zum erstenmal in Chicago für Anästhesiezwecke gedient, ist aber inzwischen fast völlig durch modernere Mittel verdrängt worden. Doch damals erwies es sich als die erste ernsthafte Konkurrenz für die drei Narkosemittel, die seit Mortons Zeiten in Gebrauch waren: Äther, Stickoxydul und Chloroform. Von diesen dreien ist das Chloroform mittlerweile völlig in Mißkredit geraten, da es im Lauf der Jahre eine ganze Reihe von Todesfällen verursachte. Entweder starben die Patienten auf dem Operationstisch an plötzlicher Herzlähmung oder einige Tage nach der Operation an Leberversagen.

Äther ist zwar ein unangenehmes, aber ein sicheres, zuverlässiges, billiges und leicht zu transportierendes Narkosemittel, das zudem auch noch verhältnismäßig einfach verabreicht werden kann. Da es sich bei Äther um eine Flüssigkeit handelt, muß er vor Anwendung verdampft werden, ebenso wie Benzin im Motor eines Kraftfahrzeugs verdampft wird. Dies zu bewerkstelligen war kein Problem, was daraus zu ersehen ist, daß man den Äther anfangs einfach auf einen Gazebausch goß. Atmung und Herztätigkeit werden durch Äther weniger beeinträchtigt als durch irgendwelche anderen Substanzen. Eine Überdosierung mit Äther ist so gut wie ausgeschlossen, so daß er in genügend großer Menge gegeben werden kann, damit die Muskeln für eine Operation entspannt werden.

Dennoch liegen die Nachteile des Äthers klar auf der Hand. Sein betäubender Geruch vermittelt dem Patienten das Gefühl zu ersticken, falls das Mittel zu schnell gegeben wird. Wegen der in hohem Maße Reiz erzeugenden Wirkung der Ätherdämpfe sollte man die Anwendung von Äther bei Patienten mit einer Infektion der Atmungsorgane möglichst vermeiden. Außerdem verursacht Äther erhöhte Speichelsekretion und Schleimabsonderung, was postoperativ zu einer Lungenentzündung führen kann. Während eines langen chirurgischen Eingriffs saugen sich Leber, Nieren und andere Organe des Körpers mit Ätherdämpfen voll, wodurch es zu einer Reihe von weitgreifenden, unerwünschten Stoffwechselstörungen kommen kann. Alle diese Nachteile tragen dazu bei, die Erholung des Patienten nach einer Äthernarkose zu verzögern. Alles in allem summieren sie sich zu der allgemeinen Vergiftung des Körpers, die Griffith und viele andere Ärzte veranlaßte, weiter nach einem besseren Narkosemittel zu suchen. (Die Suche nach dem *vollkommenen* Narkosemittel ist noch immer nicht beendet, da sich bei sämtlichen bisherigen Mitteln die Vorteile und Nachteile im Gleichgewicht halten.)

Stickoxydul, Humphrey Davys' «Lachgas», das so leicht als erstes Narkotikum die Menschen vom Operationsschmerz hätte befreien können, hat mit Äther einige seiner Nachteile gemeinsam. Doch im großen und ganzen weisen Gase gegenüber Dämpfen mehrere Vorteile auf. Sie wirken schneller und werden, was noch wichtiger ist, nach der Operation auch schneller vom Körper wieder ausgeschieden. Es ist ein einfacher Zyklus: Das Gas wird in den Lungen vom Blut aufgenommen, kreist dann durch den Körper zu den Lungen zurück und wird danach von den Lungen wieder abgesondert, wenn der Patient ausatmet. Die Körperorgane saugen Gase im Gegensatz zu Ätherdämpfen nicht auf und haben hinterher auch nicht die Last, sie wieder auszuscheiden.

Stickoxydul beeinträchtigt die Atmung oder die Herztätigkeit kaum, ist angenehmer zu inhalieren und wirkt schneller als Äther. Es reizt die Schleimhäute nicht und hat fast keine störenden oder schädlichen Nachwirkungen. Es ist das sicherste aller Anästhesiemittel. Doch vor der Nutzbarmachung von Kurare war seine Anwendung mit einem wesentlichen Nachteil verbunden: Seine Wirkung reichte für Operationen, die völlige Muskelentspannung erforderten, nicht aus. Mit Stickoxydul allein konnte der Anästhesist einen Patienten nicht tief genug betäuben, es sei denn, er drosselte die Sauerstoffzufuhr. Normale Luft besteht aus vier Teilen Stickstoff und einem Teil Sauerstoff. Doch wenn der Anästhesist dem Patienten zusammen mit dem Stickoxydul Sauerstoff im gleichen Verhältnis, nämlich zwanzig Prozent, verabreichte, würde dieser nur leicht betäubt werden.

Was Griffith für Äthylen einnahm, war seine Wirksamkeit. Es hatte mit dem Stickoxydul viele seiner guten Eigenschaften gemeinsam, insofern als es keine giftigen Nebenwirkungen aufwies und auch nicht die Herztätigkeit beeinträchtigte. Aber im Vergleich zum «Lachgas» konnte es mehr Sauerstoff binden, und zwar bis zu fünfundzwanzig Prozent, und dennoch eine ausreichende Entspannung bewirken. In seiner chemischen Zusammensetzung ähnelt Äthylen dem Sumpfgas, und obwohl es schon weit über ein Jahrhundert lang bekannt war, fand es nur durch einen seltsamen Zufall in der Anästhesie Verwendung. Im Jahre 1908 stellten Blumenzüchter in Chicago voller Bestürzung fest, daß in bestimmten Treibhäusern alle Nelken immer wieder eingingen. Pflanzenphysiologen, die man zu Hilfe rief, machten das Äthylen dafür verantwortlich, das in kleinen Mengen in dem zur Beleuchtung der Treibhäuser verwendeten Gas vorhanden war. Die undichten Gasrohre wurden repariert, und die Kavaliere von Chicago hatten wieder genügend Blumen für das Knopfloch.

Ein Gas, das Blumen zum Absterben brachte, erregte die Neugier Arno Luckhardts, eines Physiologieprofessors an der Universität Chicago. Wie, so fragte er sich, würde es wohl auf Tiere wirken? Doch Luckhardt war ein vielbeschäftigter Mann und fand erst nach dem Ersten Weltkrieg Zeit, mit Äthylen zu experimentieren. Dabei bekam er heraus, daß das Äthylen Tiere zwar nicht umbrachte, sie aber betäubte. Luckhardt und sein Assistent, ein Medizinstudent namens Jay Bailey Carter, probierten das Gas an sich selbst aus und schrieben im Jahre 1923 eine Abhandlung über die narkotisierenden Eigenschaften des Äthylens. Dann mußten sie allerdings feststellen, daß W. Easson Brown, ein Anästhesist an der Universität Toronto, zwei Wochen früher eine Abhandlung über die betäubende Wirkung des Äthylens auf Tiere veröffentlicht hatte.

Nach Sir William Oslers Regel muß man es Luckhardt und Carter zum Verdienst anrechnen, Äthylen für die Anästhesie nutzbar gemacht zu haben, denn in Chicago wurde es zum erstenmal in nennenswertem Umfang klinisch verwendet. Aber auch in Kanada waren die Anästhesisten, darunter Harold Griffith, schnell bereit, mit dem neuen Mittel zu arbeiten. Griffith schrieb mehrere Berichte über seine Erfahrungen mit Äthylen, und doch setzte sich dieses Betäubungsmittel nicht leicht durch, denn es war, wie seine Kritiker einwandten, viel zu gefährlich, weil es in einem bestimmten Mischungsverhältnis mit Luft hochexplosiv war.

Diese Gefahr bestand in der Tat. Es kam im Presbyterianer-Krankenhaus von Chicago kurz nach Einführung von Äthylen zu mehreren heftigen, aber relativ harmlosen Explosionen, doch in anderen Anstalten ereigneten sich Unfälle, die einige Patienten das Leben kosteten und die dann von den Zeitungen in sensationeller Aufmachung gebracht wurden. Griffith und andere Befürworter des neuen Gases wiesen zwar darauf hin, daß Äther und alle übrigen damals bekannten für Vollnarkosen verwendeten Mittel – ausgenommen Stickoxydul und Chloroform – in kritischen Konzentrationen entzündlich oder explosiv waren, aber Äthylen blieb umstritten und wurde in vielen Krankenhäusern verboten, darunter merkwürdigerweise auch in einem, in dem eine Explosion nachweislich von einem anderen Anästhesiemittel – nicht von Äthylen – verursacht worden war.

In allen Operationssälen der Welt gibt es Geräte, die einen Funken erzeugen und ein explosives Gemisch zünden können, falls ein solches vorhanden ist – die Kaustiknadel des Chirurgen zum Beispiel, eine Art elektrisches Messer, mit dem man

Schnitte unter großer Hitzeanwendung macht, die das Blut in den kleinen Gefäßen zum Gerinnen bringt, so daß Blutungen verhindert werden. Eine der folgenschwersten Äthylenexplosionen ereignete sich in einem Operationssaal in Baltimore, als ein Chirurg im Mund eines Patienten die Kaustiknadel gebrauchte. Der Patient war vorher mit Äthylen betäubt worden, und offensichtlich hatte sich in seinem Magen eine explosive Konzentration des Gases angesammelt. Als sich der bewußtlose Patient plötzlich erbrechen mußte, zündete das hochkommende Gasgemisch, sobald es mit der heißen Kaustiknadel in Berührung kam. Die Explosion erfolgte im Mund des Patienten und tötete ihn.

Das war eine eindeutige Warnung, wie gefährlich sich der Gebrauch von Kaustiknadeln und anderen elektrischen Geräten dort erweisen konnte, wo explosive Anästhesiemittel verwendet wurden. Griffith erwähnte den Vorfall im Jahre 1931 in einer Abhandlung über das Problem der Verhütung von Explosionen. Er wies auch noch auf eine weitere Gefahrenquelle hin: auf die Funken, die bei Vorhandensein von statischer Elektrizität in der trockenen Luft des im Winter geheizten Operationssaals entstehen könnten. Diese Funkenbildung sei durch Anbringung von Verdunstern leicht zu verhindern, stellte Griffith fest, und die Gefahr könne auch noch weiter reduziert werden, wenn man das Gemisch von Gas und Sauerstoff im Narkoseapparat über Wasser leite. Er empfahl zusätzlich eine Reihe anderer Maßnahmen, die heutzutage gang und gäbe sind, wie beispielsweise Fußböden aus leitungsfähigem Material, um der Gefahr einer statischen Funkenbildung vorzubeugen. Selbst in unseren Tagen kommt es trotz aller vorbeugenden Maßnahmen gelegentlich doch im Operationssaal zu lebensgefährlichen Explosionen, aber glücklicherweise gehören sie zu den geringeren Risiken der Anästhesie und Chirurgie.

Griffith verwendete zehn Jahre lang Äthylen ohne eine Panne, aber seine Erfolge machten ihn nicht blind gegenüber der Tatsache, daß noch immer für bessere Anästhesiemittel ein «echtes Bedürfnis» bestand, und sobald irgendwo ein neues Narkosemittel aufkam, befaßte er sich damit voller Begeisterung. Ebenfalls auf der Suche nach einem neuen Anästhesiemittel, das dem Äthylen von Easson Brown überlegen war, stellten im Jahre 1929 G. H. W. Lucas und V. E. Henderson an der Universität Toronto mit einem neuen Gas namens Propylen Tierversuche an. Seine Wirkung war nicht so gut, wie sie es eigentlich nach der Analyse der chemischen Struktur des Gases erwartet hatten. Vielleicht, so folgerten sie, war es nicht rein genug. Deshalb schieden sie alle fremden Beimengungen aus und versuchten es aufs neue. Diesmal war überhaupt keine Wirkung festzustellen. Was konnte geschehen sein? Nach einiger Überlegung kamen sie überein, daß die anästhesierenden Eigenschaften des Propylens auf den Verunreinigungen des Gases beruhen mußten. Und tatsächlich, als sie den Labortieren eine Dosis der fremden Beimengungen verabreichten, verloren diese prompt das Bewußtsein und kamen später wieder zu sich, ohne im geringsten mitgenommen zu wirken.

Aus irgendwelchen Gründen wurde das Cyclopropan, wie man das Gas nannte, an der Universität Toronto nicht am Menschen erprobt. «Die haben was verpaßt», sagte Griffith Jahre später, denn Cyclopropan erwies sich als ein vorzügliches Anästhesiemittel, obwohl es in der Anwendung diffiziler als andere war. Anfangs stieß man auf Schwierigkeiten, das Gas in seiner reinen Form herzustellen, so daß vier Jahre darüber vergingen, ehe Ralph Waters, der geniale Lehrer an der Universität von Wisconsin, es zum ersten Mal am Menschen ausprobierte. Kurz nachdem der Weg gebahnt war, verschaffte sich Griffith Cyclopropan und wandte im Jahre 1933 als zweiter Anästhesist auf der Welt dieses Mittel bei seinen Patienten an.

Die Wirkung des Cyclopropans begeisterte ihn, und das Gas wurde in den folgenden dreißig Jahren zu seinem «Leib»-Narkosemittel. Cyclopropan ist hochwirksam, es dringt sehr schnell bis zum Gehirn vor, führt zu Bewußtlosigkeit, kaum daß der Patient Gelegenheit hat, sich aufzuregen, und die Nachwirkungen halten sich in erträglichen Grenzen. Außerdem dauert seine anästhesierende Wirkung an, auch wenn es mit großen Mengen Sauerstoff verabreicht wird, und diese Eigenschaft des Cyclopropans wußte Griffith am meisten zu schätzen. Während Stickoxydul in einer Mischung von mindestens achtzig Prozent Gas zu zwanzig Prozent Sauerstoff gegeben werden mußte, war mit Cyclopropan schon in einer Mischung von fünfzehn Prozent Gas zu fünfundachtzig Prozent Sauerstoff eine ausreichende Betäubung zu erzielen. In seiner ersten Abhandlung über das neue Narkosemittel schrieb Griffith: «Bei den älteren Narkosegasen lief meine Vorstellung von einer Anästhesie darauf hinaus, das Mittel mit gerade soviel Sauerstoff zu geben, daß der Patient am Leben und in guter Verfassung blieb. Doch mit dem Cyclopropan verabreichen wir Sauerstoff mit gerade soviel von dem Narkosegas, daß der Patient weiterschläft.»

Aber wie alle anderen Anästhesiemittel hat auch das Cyclopropan seine Schattenseiten, denn es kann die Atmung beeinträchtigen und führt zu Unregelmäßigkeiten im Pulsschlag, wodurch es in ungeübter Hand ein Risiko in sich birgt. Doch der erfahrene und vorsichtige Griffith ließ sich durch diese Nachteile nicht abschrecken, da er jederzeit in der Lage war, die Atmung seines Patienten zu stützen. Einige andere Anästhesisten hingegen hatten mit dem neuen Gas Schwierigkeiten, und eine Zeitlang war Griffith Mittelpunkt einer heftigen Kontroverse, die um das Cyclopropan entbrannte.

Nichts dergleichen vermochte jedoch seine Begeisterung für dieses Narkosemittel zu dämpfen, und im Jahre 1939 konnte er vermelden, daß er es mehr als fünftausendmal verabreicht hatte, ohne daß auch nur ein einziger seiner Patienten auf dem Operationstisch gestorben wäre. Mittlerweile war der untersetzte, kleine kanadische Anästhesist mit dem mächtigen Brustkorb und den streng wirkenden randlosen Brillengläsern – die in einem kuriosen Gegensatz zu seiner herzlichen Art und seinem sprudelnden Humor standen – zu einer bekannten Erscheinung auf amerikanischen Ärztekongressen geworden. Er verfügte über keine spektakulären akademischen Grade und sprach auch nicht im Namen einer berühmten Fakultät oder einer Universitätsklinik, aber sein großes Können und sein umfassendes Fachwissen hatten ihm die Achtung und Freundschaft der führenden Männer seines Berufsstandes eingebracht. Und als Wright im Jahre 1940 jemanden suchte, der Kurare im Operationssaal auszuprobieren gewillt war, wandte er sich selbstverständlich auch an Harold Griffith.

13. Kapitel

Wright und Griffith waren sich Anfang der dreißiger Jahre zum erstenmal begegnet, und 1940 betrachteten sich beide als gute alte Bekannte. Doch als Wright die Sprache auf Kurare brachte, quittierte Griffith – wie so viele andere auch – den Vorschlag mit einem nachsichtigen Lächeln. Natürlich, pflichtete er bei, sei es eine großartige Idee, die Muskeln des Patienten zu entspannen, ohne ihn mit Anästhesiemitteln halb zu Tode zu vergiften. Aber Kurare dafür zu verwenden! Plötzlich mußte er an alle die Frösche und Katzen denken, die er in den physiologischen Laboratorien leblos hatte daliegen sehen, und bei der Vorstellung, den gleichen Versuch am Menschen zu wagen, schauderte es ihn. Griffith empfahl seinem guten Freund, das Kurare lieber denen zu überlassen, die wohl den größten Nutzen davon hatten: den Urwaldjägern am Amazonas.

Doch in den folgenden Monaten mußte er fortwährend an Wrights Vorschlag denken. Immerhin lag tatsächlich ein «echtes Bedürfnis» dafür vor. Ungeachtet des grausigen Rufes, in dem das Kurare stand, handelte es sich ja nicht um ein neues Mittel in der Medizin, und seine Wirkung war durchaus bekannt. Er dachte an die Experimente, die Claude Bernard damit durchgeführt hatte, und fragte sich, ob es beim Menschen angewendet möglicherweise flüchtiger und weniger giftig wirkte als bei einem Versuchsfrosch. Zugegeben, durch Kurare wurde die Atmung beeinträchtigt, aber schließlich hatte er schon seit Jahren mit endotrachealen Röhren (Intubation) gearbeitet und war fest davon überzeugt, daß er seine Patienten so lange am Leben halten konnte, bis die Wirkung des Giftes abklang. Falls es dennoch zu Komplikationen kam, gab es bereits ein Mittel, das die Wirkung neutralisierte. Wenn auch die im Urwald lebenden Kurare-Hersteller nie ein Gegengift gegen den «fliegenden Tod» gefunden hatten, so war doch in Europa im Jahre 1900 ein solches entdeckt worden: eine Substanz namens Physostigmin, die aus der westafrikanischen Kalabarbohne gewonnen wurde. Die chemische Weiterentwicklung ergab die Verbindung Prostigmin, ein Reizmittel für die glatte Muskulatur, das als Gegenmittel gegen Kurare verwendet wird und außerdem zur Behandlung der Myasthenia gravis, eines Muskelleidens, das zu Lähmungen führen kann und dessen Symptome der Vergiftung durch Kurare ähnlich sind.

Griffith würde zweifellos noch weniger Skrupel gehabt haben, wäre ihm als Junge Watertons Buch *Auf Wanderschaft in Südamerika* in die Hände gefallen. Jeder, der sich mit Kurare befaßte, fürchtete in erster Linie die durch dieses Gift hervorgerufene Atemlähmung. Doch über ein Jahrhundert zuvor hatten Junker Waterton und Benjamin Collins Brodie augenfällig demonstriert, daß ein mit Kurare behandeltes Tier bei künstlicher Atmung schließlich das Gift zu neutralisieren vermochte und sich wieder erholte. Griffith hatte nie von diesem Experiment erfahren, war jedoch unabhängig davon zu demselben Schluß gelangt.

Als er Lewis Wright das nächstemal traf – es war im Jahre 1941 auf einem Anästhesistenkongreß in Montreal –, fragte er ihn: «Was ist eigentlich aus Ihrer Kurare-Idee geworden?» Leicht verärgert entgegnete Wright: «Ich finde niemanden, der mit dem verdammten Zeug arbeiten will.» Er berichtete Griffith, daß es Rovenstines junger Assistent Manny Papper ausprobiert und abgelehnt habe und daß Stuart Cullen angesichts der Wirkung bei seinen Laborhunden derart bestürzt gewesen sei, daß er nicht gewagt habe, den Versuch beim Menschen zu wiederholen. Wright wies jedoch darauf hin, daß A. E. Bennett in kleinen Dosierungen mit dem Mittel in der Psychiatrie arbeite und offensichtlich keinerlei Schwierigkeiten damit habe.

«In diesem Augenblick entschloß ich mich, die Gelegenheit beim Schopfe zu packen», erzählte Griffith Jahre später, «und forderte Wright auf, mir etwas von dem Mittel zu schicken, damit ich es ausprobieren könne.»

Sobald Wright wieder in New York war, schickte er Griffith einige Ampullen Intocostrin zusammen mit all den Berichten über die bisher in den Forschungslaboratorien der Firma Squibb und anderswo durchgeführten Versuche. Beim Studium dieser Unterlagen festigte sich Griffiths Überzeugung, daß sich das Kurare bei entsprechender Vorsicht als ein zuverlässiges und wertvolles Mittel erweisen würde. Er hielt es nicht mehr für nötig, noch weitere Tierversuche durchzuführen. Jetzt sollte es sich zeigen, ob mit dem Mittel Erfolge beim Menschen zu erzielen waren oder nicht. Und es gab nur eine Möglichkeit, das zu ergründen.

Als menschliches Versuchskaninchen wählte er einen zwanzigjährigen Rohrleger, der sich bester Gesundheit erfreut hatte, bis er plötzlich einige Wochen zuvor Schmerzen im rechten Unterbauch bekam. Griffith hatte die Beschwerden als Appendizitis diagnostiziert, und der Mann war im Begriff, sich einer höchst alltäglichen Operation zu unterziehen: der Entfernung seines entzündeten Blinddarms, bevor dieser womöglich durchbrach und seine Infektion im Körper verbreitete. Da es sich bei dem Patienten um einen gesunden, kräftigen jungen Mann handelte, würde er eine überdurchschnittlich starke Dosis Cyclopropan benötigen, um die Muskeln für den chirurgischen Eingriff genügend zu entspannen. Hier bot sich eine einmalig gute Gelegenheit, das Intocostrin zu erproben.

Mehrere Wochen lang hatte Griffith dieses Vorhaben mit seiner Assistentin besprochen, einer lebhaften brünetten jungen

Dame namens Enid Johnson, die fünf Jahre zuvor ihr Medizinstudium abgeschlossen hatte und nunmehr kurz vor der Beendigung ihrer Spezialausbildung als Anästhesistin stand. Doch da es Griffith auf ein unbeeinflußtes Urteil über die durch das Kurare bewirkte Muskelentspannung ankam, ließ er gegenüber dem Chirurgen Dr. George T. Novinger kein Wort von seinem Plan verlauten. Novinger, Sohn eines Amerikaners, der einst in demselben Krankenhaus als Chef-Chirurg gearbeitet hatte, war siebenundzwanzig Jahre alt und damit zwanzig Jahre jünger als Griffith.

Am 23. Januar 1942 um Viertel nach neun Uhr morgens bekam der junge Rohrleger eine Morphiuminjektion, damit er schläfrig wurde. Ohne zu wissen, daß er medizinische Geschichte machen sollte, wurde er um zehn Uhr in den Operationssaal geschoben. Enid Johnson setzte ihm die Narkosemaske auf das Gesicht und begann ihm eine Mischung von Cyclopropan und Sauerstoff zu verabreichen. Sobald der Patient das Bewußtsein verloren hatte, führte Griffith die endotracheale Röhre ein – eine inzwischen zur Routine gewordene Vorsichtsmaßregel, die sich an jenem Morgen als lebenswichtiger denn je erwies.

Als die Operationsschwester Dr. Novinger das Skalpell reichte, warf Griffith einen letzten Blick auf die vertraute Szene: auf Enid Johnson, die noch einmal dem Patienten den Puls fühlte und dann mit einem Kopfnicken das Zeichen gab, daß alles in Ordnung sei; auf die Brust des Mannes, die sich in regelmäßigen Atemzügen hob und senkte; und schließlich auf die Injektionsspritze in seiner Hand. Sie enthielt fünf Kubikzentimeter der so täuschend harmlos aussehenden bernsteinfarbenen Flüssigkeit, die dank der Wissenschaft aus einer Probe des «fliegenden Todes» destilliert worden war, den mehrere Jahre zuvor einer der mit Richard Gill befreundeten Medizinmänner über einem Lagerfeuer im Urwald zusammengebraut hatte.

Mit sicherer Hand machte Novinger bei dem Patienten den ersten Einschnitt, der gut sieben Zentimeter lang durch die Haut und die Fettschicht des Unterbauchs rechts unterhalb des Nabels führte. Sobald das Messer das Fleisch freigelegt hatte, suchte Griffith bei dem Mann eine Armvene, stach hinein und begann langsam den Kolben der Injektionsspritze hinunterzudrükken. Angespannt beobachtete er den Patienten, ob sich womöglich Anzeichen von Komplikationen erkennen ließen. Während Novinger mit flinken Händen Gefäße unterband, aus denen das Blut herausschoß, und dann weiterschnitt, preßte Griffith den Kolben der Spritze immer tiefer hinunter. Er brauchte neunzig Sekunden, um dreieinhalb Kubikzentimeter Kurarelösung zu injizieren – kaum mehr als einen Teelöffel voll.

Dann hielt er inne, um zu beobachten, wie das Mittel wirkte – fünf endlose Minuten lang. Würde es den gewünschten Erfolg erzielen? Atmete der Patient auch noch richtig? Schlug sein Herz normal? Besorgt betrachtete er den Atembeutel und die sich rhythmisch auf und ab bewegende Brust des jungen Rohrlegers. Er fühlte nach dem Puls des Patienten und vergewisserte sich mit einem Blick auf die ebenfalls voll gespannter Aufmerksamkeit dastehende Enid Johnson, daß alles in Ordnung war. Dann injizierte er den Rest der Dosis.

Dies war der kritische Augenblick. Griffith faßte nach dem Ventil des Narkoseapparates und drehte es ganz langsam herum, um den Zustrom von Cyclopropan zu drosseln. Mit einem Blick in die inzwischen weit geöffnete Wunde reduzierte er das Anästhesiemittel so sehr, daß bei jeder anderen Operation – vor dieser hier – die Muskeln des Patienten ihre alte Spannung wiedererlangt hätten und der dadurch in seiner Arbeit empfindlich behinderte Chirurg «mehr Entspannung, bitte» gefordert haben würde. Statt dessen fuhr Novinger ungestört mit seiner Tätigkeit fort. Griffiths Erregung steigerte sich, als sein junger Kollege mühelos das starke kreuz und quer gespannte Netz der Bauchmuskeln mit seinen behandschuhten Fingern teilte, um zum Bauchfell, der die inneren Organe abdeckenden Membran, zu gelangen. Er faßte es mit einer Arterienklemme und schnitt mit der Operationsschere hinein.

Eine knapp zehn Zentimeter lange Inzision im Bauchfell

legte die Windungen der Eingeweide frei, und Novinger tastete mit einem Finger nach dem Blinddarm. Dabei stellte er fest, daß sich die Operation schwieriger gestalten würde, als vorauszusehen gewesen war. Der Mann hatte – eine Folge wiederholter Anfälle von Blinddarmentzündung – Adhäsionen, und der angeschwollene und völlig verformte Blinddarm war an den Dickdarm angewachsen. Bevor Novinger ihn abklemmen konnte, mußte er die Einschnitte in Bauchdecken und Bauchfell erweitern. Dies kostete ihn mehr Zeit als üblich, doch zu Griffiths größter Genugtuung blieben die Muskeln weich und leisteten keinen Widerstand, und der Chirurg brauchte nicht um «mehr Entspannung» zu bitten.

Lange bevor Novinger die Operation beendet und den Schnitt vernäht hatte, war Griffith fest davon überzeugt, daß das Kurare voll seinen Erwartungen entsprach. Mit der endotrachealen Röhre hatte er die Atmung des Patienten problemlos stützen können, und es war auch nicht nötig gewesen, das Gegengift Prostigmin zu geben. Die Wirkung des Kurare schien nach etwa zwanzig Minuten auf natürliche Weise abzuklingen, und die Operation wurde unter der üblichen Cyclopropannarkose zum Abschluß gebracht.

Eineinhalb Stunden nachdem Novinger den ersten Einschnitt gemacht hatte, war der Patient auf dem Weg zurück zur Station. Würde er ganz normal wieder zu sich kommen? Das war die einzige Frage, die noch offenblieb, und Griffith hatte selten einem postoperativen Fall soviel Aufmerksamkeit gewidmet wie diesem. Der Mann wachte schreiend und erregt aus der Narkose auf, aber das war zu jener Zeit nichts Ungewöhnliches – im Gegenteil, es wurde diesmal sogar als willkommenes Anzeichen dafür gewertet, daß keinerlei Nachwirkungen der Lähmung zu befürchten waren. Gegen Abend konnte Griffith befriedigt feststellen, daß sich das Kurare als ein nützliches Mittel der Anästhesie qualifiziert hatte, und sein Glaube daran war so groß, daß er es tags darauf schon wieder bei einer Gallenblasenoperation anwendete. Kurze Zeit später kamen ihm noch einmal gewisse Zweifel, als die Temperatur des jungen Rohrlegers plötzlich auf 39,5 Grad anstieg. Doch nach Behandlung mit einem der neuen Sulfonamide ging das Fieber bald darauf zurück, und zehn Tage später konnte der junge Mann das Krankenhaus verlassen, zwar noch ein wenig wacklig auf den Beinen, aber vollkommen genesen.

Keiner von denen, die an jener Operation teilgenommen hatten, ja nicht einmal Griffith, wurde sich der vollen Tragweite der Tatsache bewußt, daß es dem Kurare beschieden war, die weitere Entwicklung der Anästhesie richtungweisend zu beeinflussen und mit der Anästhesie auch den Fortschritt der Chirurgie. Novinger erinnert sich noch, daß in jenen Tagen die «Weiterentwicklung der Anästhesie in so raschem Tempo vor sich ging, daß sich kein Chirurg mehr etwas dabei dachte, wenn einer in der Gruppe für die Verwendung eines neuen Mittels plädierte». Ganz genau erinnert er sich daran, wie sehr ihn die einmalig gute Muskelentspannung bei diesem geschichtemachenden Eingriff überrascht hatte, und er behauptete hinterher, daß es zweifellos die leichteste Bauchoperation gewesen sei, die er in seiner damals noch kurzen Laufbahn als Chirurg erlebt habe.

Harold Griffith, der weitaus Erfahrenere, war am besten in der Lage, den potentiellen Wert des Kurare zu ermessen, aber Jahre später erzählte er: «Wir hatten damals wirklich keine Ahnung, daß sich das Experiment als so revolutionär erweisen sollte. Wir stellten lediglich fest: ‹Es scheint funktioniert zu haben. Am besten versuchen wir es gleich noch einmal bei jemandem anders.› Ich weiß noch, daß ich recht zufrieden war, und ich sagte zu Enid Johnson: ‹Vielleicht haben wir da einen Treffer erzielt.› Aber ich hatte nicht das Gefühl, an einem dramatischen Wendepunkt zu stehen.»

Im Lauf desselben Gesprächs bekannte er, daß ihn wegen einer Unterlassungssünde noch immer das Gewissen plage, und zwar weil «wir seinerzeit dem Mann nicht gesagt haben, was wir mit ihm vorhatten». Doch die Vorschriften für medizinische Experimente waren 1942 längst nicht so streng wie heute. In einer Rede im Jahre 1967 äußerte er sich dazu wie folgt: «Die Einstellung zur klinischen Forschungsarbeit hat sich in den letzten Jahren so grundlegend geändert, daß es jungen Ärzten der heutigen Generation schwerfallen muß, sich vorzustellen, wie frei wir selbst noch vor fünfundzwanzig Jahren waren, einen Versuch zu wagen, wenn wir das Gefühl hatten, das Richtige zu tun. ‹Lassen Sie sich von Ihrem Gewissen leiten› war damals die brauchbarste Grundregel, an die man sich hielt. Vielleicht wird nie wieder jemandem eine solche Gelegenheit geboten wie mir, ein völlig neues Mittel auszuprobieren.»

Binnen weniger Wochen nach jener ersten Operation hatte Griffith bei fünfundzwanzig Patienten verschiedenen Alters zwischen achtzehn und siebzig Jahren Kurare verwendet. Ein schlagender, wenn auch kein sehr feiner Beweis für die Wirksamkeit des neuen Verfahrens wurde anläßlich einer Hämorrhoidenoperation bei einem Mann von zweihundertfünfundzwanzig Pfund Gewicht geliefert. Als der Chirurg bei dem Eingriff feststellte, daß seine Untersuchung durch den krampfhaft zusammengezogenen Afterschließmuskel des Patienten behindert wurde, bat er um mehr Entspannung. Griffith verabreichte Intocostrin und fragte wenig später den Chirurgen, ob es jetzt besser gehe. «Bei Gott, ja», antwortete der Chirurg. «Mit Pferd und Wagen könnte ich jetzt hier hinten hineinfahren.» (Derart respektlose Kommentare fallen in Operationssälen viel häufiger, als man angesichts des nüchternen Auftretens von Chirurgen gegenüber Außenstehenden gemeinhin annehmen möchte.)

Im Juli 1942 veröffentlichte Griffith in der *Anästhesiologie*, der Zeitschrift der Amerikanischen Gesellschaft der Narkosefachärzte, in einem von ihm und Enid Johnson unterzeichneten Artikel eine genaue Darstellung seiner Erkenntnisse. Nicht zum erstenmal in seiner Laufbahn wurde er unmittelbar darauf zum Mittelpunkt eines heftigen medizinischen Meinungsstreits. Und die alte Bibelweisheit, daß ein Prophet nichts in seinem Vaterlande gilt – und nicht nur dort nicht –, bewahrheitete sich aufs neue. Bevor er den Bericht der Zeitschrift gab, hatte Griffith seinem guten Freund Sir Robert Macintosh, einem Professor für Anästhesie an der Universität Oxford und dem wahrscheinlich vorzüglichsten Praktiker seines Fachs in ganz Großbritannien, eine Kopie davon zukommen lassen. Macintosh erkannte sogleich, daß es sich hier um ein epochemachendes neues Verfahren handelte und zudem noch mit einem bis dahin als tödlich angesehenen Mittel, und reichte die Unterlagen an die physiologische Fakultät der Universität zur Begutachtung weiter. Die Antwort war ein einziger Protest und eine lange Aufzählung von Gründen, warum Kurare unter gar keinen Umständen im Rahmen der Anästhesie verwendet werden dürfe. Sie gipfelte schließlich in der Feststellung, daß der Verfasser des Berichts, wer immer er auch sein mochte, offensichtlich von allem, was bisher über den «fliegenden Tod» in Erfahrung gebracht worden sei, nicht die geringste Ahnung habe.

Das Kurare war derartig verrufen, daß auch in Nordamerika viele Ärzte davor zurückschreckten und Griffith wegen seiner Tollkühnheit scharf verurteilten. Griffith entgegnete, daß das Mittel von Pharmakologen gründlich überprüft worden sei, ehe er es verwendet habe; es sei in seiner Wirkung hinreichend bekannt und von A. E. Bennett an Geisteskranken erprobt worden. Hätten diese die Behandlung nicht gut vertragen, würde er niemals das Risiko eingegangen sein, mit Kurare zu arbeiten. Er habe Intocostrin sogar in noch größeren Dosierungen verabreicht als Bennett, und er sei der Meinung, daß es im Operationssaal von einem erfahrenen Anästhesisten mit ungleich höherer Sicherheit verwendet werden könne als in der Neuropsychiatrie. Die Skeptiker kamen dann mit dem Einwand, daß seine Schlußfolgerungen auf einer geradezu lächerlich geringen Zahl von Fällen basierten – auf ganzen fünfundzwanzig. Dazu erwiderte Griffith, daß er keine vergleichenden Versuche mit ähnlichen Mitteln angestellt habe, weil er in der ungewöhnlichen Lage gewesen sei, ein Mittel mit völlig neuartiger Wirkung auszuprobieren, dem kein anderes bisher existierendes entspreche. Der Versuch sei gelungen, und er halte es für durchaus vertretbar, wenn andere Anästhesisten auch damit arbeiteten und selbst ergründeten, ob sie es ebenso nützlich fänden wie er.

Glücklicherweise waren einige seiner Fachkollegen dazu bereit. In den Vereinigten Staaten folgte Stuart Cullen in Iowa als erster Griffiths Beispiel. Cullen hatte einst große Hoffnungen auf das Intocostrin gesetzt, das ihm Wright überlassen hatte, und war tief enttäuscht gewesen, als ihn der Anblick seiner nach Atem ringenden Versuchshunde zu der Überzeugung gelangen ließ, daß das Kurare viel zu gefährlich sei, um je in der Anästhesie verwendet werden zu können. Es ist ihm und seiner intellektuellen Integrität hoch anzurechnen, daß er nach diesem enttäuschenden Erlebnis bei der Lektüre von Griffiths Abhandlung nicht in den Chor der Widersacher einfiel, sondern den Entschluß faßte, es noch einmal mit Intocostrin zu versuchen.

Im Dezember 1942 injizierte Cullen zum erstenmal einem Menschen Kurare, und obwohl anfangs einige seiner Patienten die Atmung einstellten – bei einer Frau zeigten sich sogar Symptome, die denen seiner Versuchshunde erschreckend ähnlich waren –, konnte er doch alle Operationen unter Anwendung künstlicher Atmung erfolgreich beenden. Drei Monate später schickte er Griffith einen Durchschlag des Manuskripts seiner Arbeit und einen Brief, der mit folgenden Worten begann: «Um es einmal volkstümlich auszudrücken, wir sind mit dem Kurare einfach aufs Ganze gegangen und haben inzwischen in zweihundertfünfzig Fällen damit gearbeitet ... Unsere Chirurgen sind, ebenso wie wir, begeistert davon.» Cullens erster Erfahrungsbericht bestätigte Griffiths Erkenntnisse und wies noch einmal warnend auf die Notwendigkeit hin, daß der Anästhesist bei Verwendung von Kurare jederzeit in der Lage sein müsse, künstliche Atmung durchzuführen. Nachdem nun außer Griffith auch der in hohem Ansehen stehende Cullen ein Beispiel gegeben hatte, begannen endlich andere amerikanische Narkosefachärzte mit dem neuen Mittel zu experimentieren. Und jeder, der – statt nur ungläubig darüber nachzulesen – es selbst ausprobierte, war sehr bald davon fasziniert.

In Europa, wo man anfangs soviel wissenschaftliche Arbeit mit dem Kurare geleistet hatte, waren die Ärzte nicht so schnell bereit, das neue Mittel in der Anästhesie zu verwenden – nicht etwa, weil sie seinen Wert nicht gleich erkannt hätten, sondern weil der Krieg sie daran hinderte, sich das amerikanische Intocostrin zu beschaffen. In Großbritannien wurde dann der nächste bedeutende Fortschritt gemacht. Im Jahre 1945 unternahmen zwei hochbegabte Anästhesisten an der Universität Liverpool, T. Cecil Gray und John Halton, die ersten klinischen Versuche mit dem Alkaloid d-Tubokurarinchlorid, dessen Herstellung durch Isolierung aus Gills *Chondodendron tomentosum* in den Laboratorien der Firma Squibb möglich gemacht worden war. Gray und Halton erkannten «auf Anhieb» die Bedeutung des Kurare. Nach Anwendung von d-Tubokurarin bei mehr als tausend Operationen legten sie am 1. März 1946 der Königlichen Ärztegesellschaft eine Arbeit unter dem Titel «Ein Markstein in der Anästhesie?» vor. Angesichts all dessen, was sich später noch daraus entwickelte, hätten sie das Fragezeichen ruhig weglassen können.

Gray und Halton erkannten den großen Nutzen der leichten Narkose, die erst durch Kurare ermöglicht wurde, noch klarer als die amerikanischen Wegbereiter dieses Mittels und gingen mit dem neuen Verfahren einen kühnen Schritt weiter. Während in Nordamerika die Anästhesisten die Dosierung des Kurare auf ein Maß zu beschränken suchten, das die Atmung des Patienten nicht lähmte, waren Gray und Halton der Meinung, daß es in hoher Dosierung verabreicht werden solle, um die dadurch ausgelöste Entspannung optimal zu nutzen, wobei man durchaus in Kauf nehmen könne, wenn dabei die Atemmuskeln gelähmt werden würden. Dieser drastische Schritt bürdete dem Anästhesisten die Pflicht auf, die Atmung des Patienten in Gang zu halten, aber dadurch wurde es möglich, Operationen unter extrem leichter Narkose durchzuführen – so leicht, daß einige Kritiker von einer «Narkose ohne Narkose» sprachen.

Gray und Halton gaben ihren Patienten gerade genug Stickoxydul, um sie schlafen zu lassen und gegen Schmerz unempfindlich zu machen, wobei sie sich eher in einem Zustand der Analgesie, der Schmerzlosigkeit, befanden als in einer echten Narkose. Beide verwendeten Kurare, wie es einer ihrer ehemaligen Studenten ausdrückte, «eimerweise» und arbeiteten am Ende einer Operation seiner Wirkung mit Prostigmin entgegen. Es war ein revolutionäres Verfahren, das – wie ihre Initiatoren hervorhoben – für alle Patienten, die sich einer Brusthöhlen- oder Bauchoperation unterziehen mußten, von ungeheurem Nutzen war.

Ihre Ausführungen machten bei der Verlesung vor der Königlichen Ärztegesellschaft einen tiefen Eindruck auf die anwesenden medizinischen Koryphäen, und dieser Eindruck wurde noch gesteigert, als Professor Charles A. Wells, der Dekan der chirurgischen Fakultät an der Universität Liverpool, aufstand, um durch seine Stimme den Darlegungen der beiden Anästhesisten zusätzlich Gewicht zu verleihen. «Ein jeder Fortschritt verlangt seine Opfer», erklärte Wells, «doch in diesem Fall hat gar kein Mensch zu sterben brauchen.» Er begrüße es mit Genugtuung, so sagte er, daß dank dem neuen Verfahren heute viele Patienten am Leben seien und sich bester Gesundheit erfreuten, die andere Narkosemittel nicht lebend überstanden hätten, und daß zahlreichen Kranken durch erfolgreiche Operationen habe geholfen werden können, die ohne Kurare als inoperabel abgeschrieben worden wären.

Die Ärzte, die in den folgenden Monaten das neue Verfahren von Gray und Halton ausprobierten, waren überrascht, wie anders sich plötzlich Operationen gestalteten und wie rasch sich die Patienten davon erholten. Chirurgen, die sich manchmal lange und schwer geplagt hatten, widerspenstige Organe an Ort und Stelle zurückzubringen und einen Bauchschnitt zu schließen, stellten mit einemmal fest, daß ihnen die Arbeit unvergleichlich viel leichter von der Hand ging. Und Patienten, die sich einer schweren Operation unterziehen mußten, brauchten nicht mehr stunden- oder tagelang unter den Nachwirkungen der Narkose zu leiden. Wenige Minuten, nachdem die letzte Wundnaht gelegt worden war, erwachten sie ebenso munter, wie sie vor der Narkose gewesen waren. Es dauerte gar nicht lange, bis sie im Bett aufrecht sitzen oder ein paar vorsichtige Schritte tun konnten, womit sie ihre Genesung beschleunigen und Lungenkomplikationen verhüten halfen. Dazu war es häufig bei Patienten gekommen, die nach einer Operation vor lauter Angst vor den Schmerzen nicht husten oder tief durchatmen wollten oder nicht fähig waren, den Schleim aus ihren Lungen zu beseitigen, um damit der Gefahr einer Infektion zu begegnen. Je mehr sich das neue Verfahren durchsetzte – nicht nur in Großbritannien, sondern überall auf der Welt –, desto offenkundiger wurde sein Wert.

Ein Jahrhundert zuvor hatte die Anästhesie die beiden von alters her unzertrennlichen Gefährten, die Chirurgie und den Schmerz, zu trennen vermocht. Nun war die Anästhesie durch ein neues Mittel vervollkommnet und mit einem Schlag zuverlässiger und sehr viel weniger unangenehm geworden. Patienten, die früher ein erhebliches «Operationsrisiko» dargestellt hatten – die chronisch Kranken, die Schwachen und die Alten –, konnten nunmehr in zunehmendem Maße auch an dem wohltätigen Wirken des Skalpells in der Hand des Chirurgen teilhaben. Weniger Patienten starben in den Tagen nach der Operation, und es geschah immer seltener, daß der humorvoll-makabre Spruch fiel: «Operation gelungen – Patient tot.»

Es war eine aufsehenerregende Großtat und letztlich nur erst ein Anfang, denn das Kurare ermöglichte einen grundlegenden Wandel in Lehre und Praxis der Anästhesie. In einer Folge von Veröffentlichungen entwickelte Cecil Gray den neuen Begriff der «Triade-Anästhesie», mit der der Narkosefacharzt die drei wesentlichen Forderungen der Anästhesie erfüllte: Schlaf, Schmerzfreiheit und Muskelentspannung, und das mit nur kleinen Dosen der jeweiligen Mittel, von denen ein jedes für sich die erwünschte Wirkung zu erzielen vermochte. Bislang war eine Vollnarkose so etwas wie ein Schuß mit der Schrotflinte gewesen: Der Anästhesist feuerte seine Ladung in Form einer bestimmten Menge seines toxischen Narkosemittels ab und baute darauf, daß aus dem Hagel der Schrotkörner wenigstens ein paar im Körper des Patienten die erforderlichen Treffer erzielten. Dabei war es ganz unvermeidlich, daß verirrte Schrotkörner auch Schaden anrichteten. Mit dem Kurare war der Anästhesist zum erstenmal in der Lage, Einzelziele anzuvisieren und ein jedes gesondert mit einem spezifischen Mittel zu treffen, das eine ganz spezifische Wirkung hervorzubringen vermochte und die übrigen Körperfunktionen so wenig wie möglich beeinträchtigte. Und weil er jetzt ein jedes Ziel einzeln treffen konnte, war es ihm auch möglich, diese einzeln zu studieren. In rascher Folge wurden neue erregende Entdeckungen gemacht über die Physiologie der Atmung, die Fortpflanzung der Nervenimpulse und viele andere mit der Anästhesie verknüpfte Phänomene. Das Kurare verbannte nicht nur die «allgemeine Vergiftung» aus dem Operationssaal, es machte auch eine exakte Wissenschaft aus dem, was ein Jahrhundert lang nur eine unzulängliche Kunst gewesen war. Diese neuen Erkenntnisse verliehen dem Anästhesisten seine jetzige Macht, Patienten sicher durch Operationen zu führen, die so kompliziert waren, daß man nur wenige Jahre zuvor noch nicht einmal davon zu träumen gewagt hätte.

Schon bald nach der Veröffentlichung von Grays erstem Bericht begann die Nachfrage nach d-Tubokurarin zu steigen, und pharmazeutische Hersteller in Europa machten sich auf die Suche nach einem synthetischen Ersatz für den Naturstoff. Die kriegsbedingten Engpässe in der Versorgung waren noch frisch in ihrer Erinnerung, und da Lateinamerika zu den politisch labilen Teilen der Welt gerechnet werden mußte, bestand die Gefahr, daß ein neuer Krieg oder eine Revolution den Nachschub an Rohgift aus den Urwäldern abschnitt. Auch dachte man daran, durch gründliche Forschungsarbeit im Laboratorium auf der Suche nach Substanzen mit ähnlicher chemischer Zusammensetzung wie das Original möglicherweise ein Entspannungsmittel finden zu können, das die Atmung nicht so gefährlich beeinträchtigte. Bisher ist dieses Idealziel nicht erreicht worden, wenngleich man ihm seltsamerweise schon mit dem ersten künstlichen «Kurare» am nächsten kam, mit dem man im Jahre 1947 in Großbritannien zu arbeiten begann, und das große Hoffnungen erweckte.

Mephenesin (das in Großbritannien unter der Handelsbezeichnung Myanesin und in den Vereinigten Staaten als Tolserol verkauft wird) wirkte nicht auf die neuromuskuläre Verbindungsstelle, sondern auf das Rückenmark, und es vermittelte einen ausreichenden Grad der Entspannung, ohne dabei die Atmung zu sehr zu beeinträchtigen. Leider kam es auch zu unheilvollen Nebenwirkungen, wenn das Mittel in die Blutbahn injiziert wurde. Bei einigen Patienten erzeugte es eine Hämolyse, ein schwer beeinflußbarer Vorgang, bei dem sich die roten Blutkörperchen auflösen und ihr im Blutserum ausgeflossener Farbstoff in die Nieren gelangt, wo er ihre Funktion blockiert und schließlich zu ihrem Versagen führt. Nachdem mehrere Patienten auf diese Weise gestorben waren – heutzutage hätte man ihnen mit Hilfe künstlicher Nieren das Leben retten können –, lag es klar auf der Hand, daß das Mephenesin als Entspannungsmittel keine Zukunft hatte. Es wurde fortan nur in Tablettenform als Sedativum bei Angstzuständen und psychischen Spannungen verschrieben. In dieser Eigenschaft verabreicht, waren seine Nebenwirkungen eher grotesk als unheilvoll, denn einige Brünette wurden zu Blondinen. (Ob dadurch ihre Angstzustände verschlimmert oder gebessert wurden, steht nirgendswo verzeichnet.) Auch wenn das Mephenesin vom Unglück verfolgt war, hatte es doch eine beruhigende Wirkung auf einige geistesgestörte Patienten, was wiederum zu weiterer Forschung anregte, die dann zu einer nahe verwandten chemischen Verbindung führte, dem ersten echten Beruhigungsmittel (Tranquilizer): dem berühmten oder berüchtigten Miltaun.

Innerhalb weniger Jahre kamen verwirrend viele Medikamente auf den Markt, die kaum noch etwas mit Kurare zu tun hatten, die aber miteinander um den Titel des «idealen» Muskelrelaxans wetteiferten. Die medizinische Fachliteratur wurde mit zungenbrecherischen Namen von Substanzen überschwemmt, die unter den Anästhesisten einige Verwirrung stifteten. Ein jedes neue Mittel hatte seine ganz spezifischen guten Eigenschaften – zumindest wurde es von ihm behauptet –, aber die meisten ließen zuviel zu wünschen übrig, als daß sie den Weg in die medizinische Praxis gefunden hätten, und keines hat je das Alkaloid d-Tubokurarin zu ersetzen vermocht, das aus der in den Urwäldern des Amazonas zusammengebrauten teerigen Masse gewonnen wurde. Einige Anästhesisten, die mit anderen Entspannungsmitteln gearbeitet haben, sind in den letzten Jahren wieder zu d-Tubokurarin zurückgekehrt, und wenn es auch nur deshalb geschah, weil sie mit dem Prostigmin über ein zuverlässiges Gegenmittel verfügten – ein beruhigender Vorteil, den nur einer seiner synthetischen Konkurrenten mit ihm teilt: Gallamin.

Das Fehlen eines Gegenmittels ist nicht weiter problematisch bei einem der am häufigsten verwendeten Kuraresurrogate, dem Sukzinylcholin. Während eine einzige Injektion des natürlichen Mittels die Muskeln eines Patienten bis zu zwanzig Minuten zu entspannen vermag, klingt die Wirkung von Sukzinylcholin fast augenblicklich ab. Der Narkosefacharzt verabreicht dieses Mittel nach einem als «intravenöse Dauerinfusion» bekannten Verfahren, wobei es für die gesamte Zeit der Operation durch einen Plastikschlauch in die Vene tropft. Seine flüchtige Wirkung ermöglicht es dem Anästhesisten, Entspannung je nach Wunsch des Chirurgen «ein- oder abzuschalten».

Die Entscheidung des Anästhesisten, mit dem einen oder dem anderen Entspannungsmittel zu arbeiten, hängt oft von seinen ganz persönlichen Erfahrungen ab. Gallamin, das unter der Handelsbezeichnung Flaxedil verkauft wird, wurde 1947 in Frankreich zum erstenmal benutzt und verdankt seine gegenwärtige Beliebtheit der Tatsache, daß es sich gut mit Halothan verbindet, einem der neuesten und erfolgreichsten Anästhesiemittel. Halothan, das zu beiden Seiten des Atlantiks weitgehend verwendet wird, ist eine Flüssigkeit wie Chloroform und diesem auch in gewisser Weise ähnlich. Es wurde in Großbritannien entwickelt und dort im Jahre 1957 auf den Markt gebracht. Das Halothan ist durchaus nicht vollkommen – es kann die Herztätigkeit beeinträchtigen und eine Senkung des Blutdrucks herbeiführen –, aber es bietet auch ganz unbestreitbare Vorteile: Es ist wirksam, verhältnismäßig ungefährlich und im allgemeinen gut verträglich. Und was am wichtigsten ist: Es explodiert und brennt nicht.

Halothan kam 1958 in den Vereinigten Staaten auf den Markt und wurde dort so begeistert aufgenommen, daß es bis 1963, also nur fünf Jahre später, bereits bei etwa zehn Millionen Amerikanern angewendet worden war. Doch dann kamen beunruhigende Nachrichten. Mehrere Krankenhäuser berichteten, daß sich bei einigen Patienten, die Halothan bekommen hatten, später ein schweres Leberleiden entwickelte, das bei manchen zur völligen Zerstörung der Leber führte. Wenigstens zehn Todesfälle wurden gemeldet. Zehn Tote auf zehn Millionen Fälle mag sich recht bescheiden ausnehmen, doch wenn ein Patient auf dem Operationstisch liegt, vertraut er sein Leben dem Anästhesisten an, und Anästhesisten nehmen ihr Amt nicht auf die leichte Schulter. Die Ähnlichkeit des Halothans mit Chloroform war bekannt und ebenso die Tatsache, daß sich Chloroform schädlich auf die Leber auswirken kann. Noch bevor die Nachricht von den Todesfällen im Frühjahr 1963 an die Öffentlichkeit drang, wurde vom Anästhesiologischen Komitee des Nationalen Forschungsrats der Amerikanischen Akademie der Wissenschaften eine gründliche Untersuchung eingeleitet. Über einen Zeitraum von vier Jahren analysierte das Komitee 856 515 Operationen, die mit den verschiedensten Vollnarkosemitteln durchgeführt worden waren. In einem darüber im Jahre 1966 veröffentlichten Bericht hieß es, daß eine Schädigung der Leber mit Todesfolge sehr selten vorkomme und gemeinhin einem Schock oder einer schon bestehenden Leberkrankheit zugeschrieben werden müsse. Natürlich sei die Möglichkeit, daß Halothan zum Tode führen könne, nicht völlig auszuschließen, aber im Grunde genommen habe sich dieses Mittel als überdurchschnittlich zuverlässig erwiesen. 1,87 Prozent der bei Operationen mit Halothan behandelten Patienten seien innerhalb von sechs Wochen nach dem Eingriff gestorben, wohingegen der Durchschnittswert für alle Narkosemittel 1,93 Prozent betragen habe.

Das soll nun nicht heißen, daß jeweils zwei von hundert Menschen, die sich einer Operation unterziehen, dem Anästhesiemittel zum Opfer fallen. Diese Zahlen schließen postoperative Todesfälle aus verschiedenen Ursachen ein, worunter der chirurgische Eingriff als solcher oder die Krankheit, die die Operation notwendig machte, an erster Stelle stehen dürfte. Oft ist es sogar noch bei der Autopsie recht schwierig, mit Sicherheit zu sagen, daß der Tod von einem Narkosemittel verursacht wurde, und die Schätzungen der auf Narkosemittel zurückzuführenden Sterblichkeit schwanken zwischen einem Todesfall unter etwa zweitausend bis zu einem unter fünfzehntausend. Noch schwieriger wird es, wenn man die Ungefährlichkeit verschiedener Anästhesiemittel feststellen will. Im Idealfall wird ein Anästhesist, der die Vorzüge zweier Narkosemittel bewerten will, ein jedes Mittel zwei gleich großen Gruppen von Patienten verabreichen, die sich gleichartigen Operationen unterziehen müssen, und dann ihre Wirkung miteinander vergleichen. Doch die Mittel wirken unterschiedlich auf den Körpermechanismus, und nicht alle Patienten reagieren auf die gleiche Weise. Der Anästhesist mag beispielsweise bei einer Operation die Herztätigkeit seines Patienten noch so sorgfältig überwachen, er kann doch niemals die Gewißheit haben, daß Beeinträchtigungen ausschließlich dem verwendeten Narkosemittel zuzuschreiben sind. Sie können auch in ihrer Wirkung variieren, sei es auf Grund der Arbeitsweise des Chirurgen oder bedingt durch den Blutverlust des Patienten oder durch vorher verabreichte Medikamente. Angesichts so vieler veränderlicher Faktoren sind genaue statistische Angaben über die jeweiligen Vorzüge der verschiedenen Narkosemittel und über ihre Ungefährlichkeit immer sehr schwierig zu gewinnen. Und selbst wenn Statistiken vorliegen, so besteht nicht immer Einigkeit über die Art, sie auszuwerten.

Ein klassisches Beispiel dieser Problematik und der leidenschaftlichen Meinungsverschiedenheiten, die sie hervorrufen kann, ergab sich 1954, zwölf Jahre nachdem Harold Griffiths junger Rohrleger in Montreal operiert worden war. Zwei Narkosefachärzte, Dr. Henry K. Beecher, der Chef-Anästhesist am Allgemeinen Krankenhaus von Massachusetts, und sein Mitarbeiter Dr. Donald P. Todd versetzten die medizinische Welt, die längst den Wert der Entspannungsmittel schätzen gelernt hatte, mit einer sehr ausführlichen «Analyse der der Anästhesie und Chirurgie zuzuschreibenden Todesfälle» in Aufruhr. Beecher und Todd hatten veranlaßt, daß von 1948 bis 1952 für einen Zeitraum von fünf Jahren in zehn amerikanischen Universitätskliniken je ein Chirurg und ein Anästhesist jeden dort behandelten Fall und insbesondere jeden dort im Operationssaal oder in der chirurgischen Abteilung verzeichneten Todesfall analysierten und unter einer der folgenden Kategorien einordneten: Krankheit des Patienten, Kunstfehler des Chirurgen oder «Anästhesietod». Die Übersicht umfaßte 599 548 Fälle, bei denen Narkosemittel gegeben worden waren.

Nachdem Beecher und Todd die von ihnen zusammengetragenen Angaben genau untersucht und in dreiunddreißig Tabellen eingeordnet hatten, kamen sie zu dem Schluß, daß nach der Statistik von je fünfundsiebig Patienten, die in einer der zehn Kliniken wegen eines chirurgischen Eingriffes aufgenommen wurden, einer sterben würde. Unter je fünfundneunzig Patienten würde einer der Krankheit erliegen, die zu seiner Einlieferung in die Klinik führte, und unter je 420 Patienten würde einer auf Grund einer falschen Diagnose oder einer falschen Entscheidung oder eines Fehlers des Chirurgen den Tod finden. Nur ein Patient unter 1560 lief Gefahr, daß die Anästhesie als ein wesentlicher mitwirkender Faktor seinen Tod verursachte, und nur einer unter 2680, daß die Anästhesie Hauptursache seines Todes sein würde.

Doch die alarmierendste Feststellung, die die Anästhesisten zu beiden Seiten des Ozeans augenblicklich auf den Plan rief, lautete dahingehend, daß die Sterblichkeitsziffer bei der Anästhesie nahezu auf das Sechsfache anstieg, sobald Kurare oder eines der anderen Entspannungsmittel benutzt wurde. Das war eine schwerwiegende Behauptung, und sie würde sich – falls sie sich als wahr erweisen sollte – als vernichtender Schlag für ein Verfahren erweisen, das in den Augen der Anästhesisten ebenso wie der Chirurgen zunehmend an Bedeutung gewann.

Die Reaktion war prompt und heftig. Mindestens ein leitender Narkosefacharzt in einer der Kliniken, die sich an der Untersuchung beteiligt hatten, ließ Beecher brieflich wissen, daß seine Zahlen nicht die in seiner Klinik mit Kurare gewonnenen Erfahrungen widerspiegelten. Nicht weniger als sechzehn Ärzte unterzeichneten einen Brief an die Zeitschrift *Chirurgische Jahrbücher*, in der Beechers Analyse veröffentlicht worden war, und erklärten, daß auf Grund der darin enthaltenen statistischen Angaben seine Schlußfolgerungen nicht gerechtfertigt seien. Sie untermauerten ihre Anschuldigungen mit dem Argument, Beecher habe aus der Statistik abgeleitet, daß der Gebrauch von Äther im Lauf der Fünfjahresfrist um 45 Prozent zugenommen habe. Wenn man dieselben Zahlen einmal anders auslege, dann – so behaupteten sie – könne man ebenso beweisen, daß sich der Gebrauch von Äther um 6,7 Prozent verringert habe. Andere Anästhesisten, die nicht willens oder in der Lage waren, Beechers Feststellungen anzufechten, sahen in der Analyse lediglich eine Bestätigung dessen, was Griffith, Cullen, Gray und die anderen bahnbrechenden Ärzte von Anfang an betont hatten: daß es sich nämlich bei Kurare um ein gefährliches Gift handele, das mit größter Vorsicht zu verwenden sei, daß es jedoch alle Gefährlichkeit verliere, wenn es von einem tüchtigen Anästhesisten verabreicht werde, der fähig und bereit sei, die Atmung des Patienten zu stützen. Insbesondere vertraten britische Narkoseärzte die Ansicht, daß viele ihrer amerikanischen Fachkollegen nicht hinreichend mit dem Begriff einer «angemessenen» künstlichen Atmung vertraut seien und sich noch nicht Grays Methode zu eigen gemacht hätten, die darin bestand, die Atmung des Patienten zu übernehmen und am Schluß die Wirkung des Kurare mit einer starken Dosis Prostigmin aufzuheben. (Während britische Anästhesisten recht häufig Prostigmin in Fünf-Milligramm-Dosierungen gaben, wurde das Mittel von amerikanischen pharmazeutischen Firmen in Ampullen mit nur einem halben Milligramm Inhalt angeboten, was bedeutete, daß ein amerikanischer Narkosearzt zehn Ampullen zu öffnen hatte, um ein nach Meinung seines britischen Kollegen angemessenes Gegenmittel zu verabreichen. Vielleicht ist das der Grund, warum amerikanische Anästhesisten stets die Wirkung des Prostigmins mehr in Zweifel zogen als die britischen.)

Die Streitfrage, ob Beechers Statistik ein genaues Bild der damaligen Situation in den Vereinigten Staaten vermittelte und ob die Verwendung von Kurare das Risiko der Anästhesie tatsächlich um das Sechsfache erhöhte, ist niemals endgültig geklärt worden. Beecher selbst ist davon überzeugt, daß seine Zahlen den heutigen Verhältnissen nicht mehr standhalten würden. «Wir haben eine Menge über die Verwendung von Kurare und anderen Drogen dieser Kategorie gelernt», erklärte er. Die Analyse von Beecher und Todd war vielleicht insofern nützlich, als sie die Warnung unterstrich, daß Muskelentspannungsmittel tödlich sein können und deshalb mit großer Vorsicht angewendet werden müssen. Die Analyse vermochte jedoch nicht den Vormarsch dieser Mittel aufzuhalten – wenn man davon absieht, daß ihr Gebrauch bei den Streitkräften der Vereinigten Staaten eine Zeitlang unterbunden wurde.

Die Analyse wurde dadurch ermöglicht, daß das Amt für Medizinische Forschung und Entwicklung der US-Armee Gelder dafür bewilligte, was Beecher als ein schönes Beispiel militärischer Initiative pries, von der auch die zivile Medizin profitieren konnte. Doch einige Anästhesisten sind noch heute der Meinung, daß sich dieser besondere Fall von militärisch-ziviler Zusammenarbeit für die amerikanischen Streitkräfte weniger glücklich auswirkte: Sie glauben nämlich, daß die als «Beecher-Schule» bekanntgewordene Opposition gegen Kurare die Armee bewogen habe, die Verwendung von Entspannungsmitteln im Koreakrieg zu unterbinden. Beecher weist diesen Gedanken voller Empörung als «absurd» zurück und macht geltend, daß er im Jahre 1950 selbst bei der 1. Marineinfanterie-Division in Korea gewesen sei, seine Analyse aber erst 1954 veröffentlicht habe. Andererseits hat er schon 1948 mit der Erfassung statistischer Angaben begonnen, und die Hinweise auf einen Zusammenhang zwischen Kurare und Fällen von «Anästhesietod» waren so aufsehenerregend, daß sie vermutlich bereits in einem sehr frühen Stadium der Analyse ihren Niederschlag gefunden haben. Und in Anbetracht der Tatsache, daß die Geldmittel für eine Untersuchung, in der so starke Bedenken gegen das Kurare geäußert wurden, von der Armee stammten, wäre es ganz plausibel, wenn sich die Armee in der Anwendung von Muskelrelaxanzien größte Zurückhaltung auferlegt hätte.

Aus welchem Grunde es auch immer gewesen sein mag, es besteht kein Zweifel darüber, daß der Gebrauch von Kurare im Koreakrieg nicht sanktioniert wurde. Oberstabsarzt Charles F. Egan, ein kanadischer Anästhesist, der ein Jahr lang das Feldlazarett des kanadischen Truppenkontingents in Korea geleitet hatte, berichtete unmittelbar nach seiner Rückkehr im Herbst 1952 vor dem Anästhesistenkongreß in Virginia Beach, daß an der Front nicht nur keine Entspannungsmittel verfügbar gewesen seien, sondern daß auch inspizierende Sanitätsoffiziere vom Armee-Oberkommando in Japan geradezu dogmatisch erklärt hätten, Kurare sei ein gefährliches Mittel und dürfe unter keinen Umständen verwendet werden. Glücklicherweise, so fügte Egan hinzu, habe er sich vor seiner Kommandierung nach Korea reichlich mit Kurare eingedeckt, da es für ihn nicht den leisesten Zweifel gebe, daß einzig das Kurare bei einigen kritischen Fällen über Leben und Tod entscheiden könne.

Egan, der später an der McGill-Universität in Montreal lehrte und sich dann in Wyandotte im Bundesstaat Michigan niederließ, verwies auf die große Zahl von Verwundeten mit schwerem Schock, einer häufig vorkommenden Begleiterscheinung bei Kriegsverletzungen. Die Bezeichnung «Schock» für einen gefährlichen Zustand, den die Ärzte bisher noch nicht völlig zu definieren vermochten, ist für Laien verwirrend, weil dieser Ausdruck darauf schließen läßt, daß der Zustand durch einen jähen Schreck verursacht wird. Zweifellos kann der Schock die Folge einer schweren seelischen Belastung nach einer Verletzung sein, er kann sich aber auch bei einem Bewußtlosen einstellen, der für Schreck völlig unempfänglich ist, und vor noch gar nicht langer Zeit war der Schock die häufigste Todesursache nach einer Operation. Der Schock kann durch Blutverlust ausgelöst werden oder durch eine schwere Infektion oder durch Arzneimittel. Im wesentlichen handelt es sich um eine plötzliche Schwächung von lebenswichtigen Nervenzentren, die einen sehr schnellen und starken Blutdruckabfall bewirkt. Aus irgendwelchen, noch unbekannten Gründen tritt das Plasma, die klare Blutflüssigkeit, durch die Wände der Kapillargefäße hindurch – der Betreffende bekommt eine käsige Haut und eiskalte Hände und Füße. Durch den Verlust an Plasma wird das Blut dick und träge, und das Herz schlägt sehr viel schneller in dem Bemühen, das Blut weiterhin durch den Körper kreisen zu lassen. Es gibt verschiedene Arten des Schocks – ein Verletzungsschock unterscheidet sich beispielsweise von einem Verbrennungsschock, und beide sind wieder anders als der Schock, den das Opfer eines Herzanfalls erleidet. Unter den Ärzten ist man der Meinung, daß der Schock auf irgendeine Weise bei den meisten Todesfällen eine Rolle spielt.

Im Grunde genommen stammen alle Erkenntnisse über das Wesen des Schocks erst aus jüngster Zeit. Die grauenhaften Blutverluste des Ersten Weltkriegs rückten zwar das Problem in den Mittelpunkt medizinischen Interesses, aber die Ärzte jener Zeit konnten für Schockopfer kaum mehr tun, als diese warm zu halten und dann hilflos zuzusehen, wie sie zu Tausenden starben. Im Zweiten Weltkrieg war die Situation durch Übertragung von

Blut oder Blutersatzlösungen bereits wesentlich verbessert worden, und viele Menschenleben konnten dadurch gerettet werden. Doch für die Chirurgen gab es noch immer keine Möglichkeit, jemanden im Zustand eines schweren Schocks zu operieren, weil das Anästhesiemittel bei dem Patienten mit an Gewißheit grenzender Wahrscheinlichkeit ein weiteres und verhängnisvolles Absinken des Blutdrucks bewirken würde. Selbst heute noch ziehen es die Ärzte vor, ihre Patienten aus dem Schock herauszubringen, ehe sie mit der Operation beginnen. Zu diesem Zweck geben sie ihnen Blut- oder Plasmatransfusionen und vor allem Injektionen von doppeltkohlensaurem Natron als Gegenmittel gegen den gefährlichen Säuregehalt, der sich in Geweben bildet, die nicht genügend mit Blut versorgt werden. Da das aber nicht immer möglich ist und es Notfälle gibt, bei denen im Schockzustand eingelieferte Patienten sofort operiert werden müssen, erweist sich das Kurare als Lebensretter, weil damit die Operation unter sehr viel leichterer Narkose durchgeführt werden kann und der geschwächte Kreislauf des Patienten weit weniger belastet wird.

Die im Koreakrieg verwundeten Soldaten hatten eine bessere Überlebensaussicht als die früherer Kriege, denn nur zwei Prozent von ihnen starben, wohingegen im Zweiten Weltkrieg noch vier Prozent der Verwundeten gestorben waren. Dieser Erfolg war zum Teil dem intensiven Einsatz von Hubschraubern zu verdanken, die die Verwundeten schnell zu den Feldlazaretten schafften, zum Teil aber auch der besseren ärztlichen Versorgung, die der medizinische Fortschritt und die im Zweiten Weltkrieg gewonnenen Erfahrungen ermöglicht hatten. Wenn es in irgendeinem Bereich medizinischen Bemühens gelingt, die Zahl der Todesfälle auf die Hälfte zu reduzieren, so ist das schon eine großartige Leistung. Doch man fragt sich, ob der Erfolg nicht noch eindrucksvoller gewesen wäre, wenn man es der Anästhesie nicht so schwergemacht hätte, sich aus ihrem Aschenputteldasein zu befreien. In seiner Rede vor den Anästhesisten in Virginia Beach erwähnte Egan ein amerikanisches Feldlazarett, dessen Narkoseschwestern nicht fähig gewesen seien, einen Tubus in die Luftröhre einzuführen. «Dort», so sagte er, «war die Sterbeziffer drei- bis viermal so hoch wie in anderen Feldlazaretten.» Hätten in Korea damals mehr tüchtige und erfahrene Anästhesisten zur Verfügung gestanden, wären vielleicht auch Entspannungsmittel verwendet worden. In diesem Fall hätten verwundete und unter Schock leidende Soldaten ebenso wie die Amerikaner daheim von den lebensrettenden Fortschritten in der Anästhesie profitieren können, die erst durch das Kurare möglich gemacht worden waren. (Bei Ausbruch des Vietnamkrieges waren Relaxanzien bei den amerikanischen Streitkräften schon längst allgemein üblich.)

In demselben Monat, in dem Egan über seine Erfahrungen im Koreakrieg sprach, führten die Ärzte in einem weiteren kleinen Land auf der entgegengesetzten Seite der Erdkugel einen ganz andersgearteten Krieg, einen Krieg, bei dem jeder taktische Erfolg ein gerettetes Menschenleben war. Im Sommer und Herbst des Jahres 1952 standen die Ärzte Dänemarks der schlimmsten Epidemie von spinaler Kinderlähmung in Europa gegenüber. Knapp drei Jahre später gab zwar Dr. Jonas Salk der Öffentlichkeit den ersten einer Reihe von Impfstoffen bekannt, der den Anfang vom Ende einer Geißel der Menschheit bedeutete, doch im Jahre 1952 konnten die Ärzte für die am schlimmsten betroffenen Opfer dieser Krankheit nichts weiter tun, als dabeizustehen und ohnmächtig zuzusehen, wie sie dahinstarben.

Die spinale Kinderlähmung ist eine Entzündung des zentralen Nervensystems, die von einem Virus ausgelöst wird. Viele derer, die sich infizieren, bleiben von der gefürchteten Lähmung verschont, da sie vermutlich über natürliche Abwehrstoffe gegen diese Krankheit verfügen. Sie befällt das Rückenmark, und je höher sie das Rückenmark hinaufsteigt, desto umfassender wird die für die Atmung wesentliche Muskulatur gelähmt. Das Nervenzentrum, das die Atmung steuert, befindet sich in der Medulla oblongata, dem Teil des Zentralnervensystems zwischen Gehirn und Rückenmark. Wenn dieses lebenswichtige Zentrum befallen wird, tritt bei dem Patienten eine Atemlähmung ein, die trotz künstlicher Atmung häufig zum Tod führt.

Die Epidemie in Dänemark schlug den Ärzten im Blegdam-Krankenhaus, dem einzigen in Kopenhagen für die Behandlung von Infektionskrankheiten, wie eine Flutwelle über dem Kopf zusammen. Innerhalb von sieben Monaten wurden dort mehr als dreitausend Fälle von spinaler Kinderlähmung eingeliefert, von denen 1250 Lähmungen aufwiesen. Zeitweise lagen dort nicht weniger als siebzig Patienten, die gleichzeitig der künstlichen Atmung bedurften – und das in einer Klinik, die zu Anfang der Epidemie nur über eine einzige «Eiserne Lunge» und sechs mechanische Atemgeräte verfügte. Angesichts dieser katastrophalen Situation war Dr. H. C. A. Lassen, der Chefarzt des Blegdam-Krankenhauses, fast am Rande der Verzweiflung. Doch er hatte sich über die jüngsten Fortschritte auf dem Gebiet der Anästhesie auf dem laufenden gehalten und folgerte, daß Narkosefachärzte vielleicht auch etwas für Patienten tun könnten, deren Atmung durch Polio gelähmt war, wenn sie es fertigbrachten, ihre Patienten am Leben zu erhalten, obwohl sie deren Lungen durch Kurare zwangsläufig lähmen mußten.

Lassen wandte sich hilfesuchend an Dr. Bjørn Ibsen, den Chef-Anästhesisten in einem der großen städtischen Krankenhäuser von Kopenhagen, und dieser setzte augenblicklich eine geniale Rettungsaktion in Gang. Zuerst bastelte Ibsen ein leicht nachzubauendes Not-Atemgerät, das im Grunde genommen nichts weiter war als ein allen überflüssigen Beiwerks entkleideter Narkoseapparat. Dieser bestand aus einem Sauerstoffbehälter mit Gummischläuchen und Reduzierventilen, die mit einem Atembeutel und einem endotrachealen Katheter verbunden waren. Sobald es bei einem Patienten zu einer Atemlähmung kam, wurde eine Tracheotomie durchgeführt und der Tubus in die Luftröhre eingeführt. Seine Lungen konnten dann für unbegrenzte Zeit mit Sauerstoff versorgt werden, solange jemand an seinem Bett saß und den Atembeutel betätigte. Ibsen bewog tausend Medizinstudenten, diese Aufgabe schichtweise zu übernehmen, und sie hielten mit dieser Primitivmethode eine ganze Reihe von Patienten für über drei Monate am Leben. Ehe Ibsen hinzugezogen wurde, starben 87 Prozent der Patienten an Atemlähmung, aber dann nur noch 37 Prozent.

In den folgenden sechs Monaten konnten dadurch, daß Ibsen die Narkosetechnik auf einen völlig anderen Behandlungssektor übertrug, einhundertzwanzig Menschenleben gerettet werden. Gleichzeitig erteilte er den Ärzten auf der ganzen Welt eine gründliche Lektion über die Anwendungsmöglichkeiten künstlicher Atmung und ebnete den Weg für neue wesentliche Erkenntnisse über die lebenswichtige Bedeutung der ausreichenden Sauerstoffversorgung aller Organe und auch einer jeden der Milliarden von Zellen im menschlichen Körper. In England hatten Gray und Halton bereits darauf hingewiesen, daß es unlogisch sei, wenn man einem Patienten ein Mittel gab, das die Atemmuskulatur lähmte, aber dennoch von ihm erwartete, daß er selbst das Atmen besorgte. Diese Funktion mußte ihm abgenommen werden; das war der Preis, den man für die dadurch erreichte völlige Entspannung zahlen mußte. Angesichts des heutigen Wissensstandes fällt es schwer, diese revolutionäre Methode gebührend zu werten. Die Atmung des Patienten war das wohl wesentlichste Lebenszeichen, auf das jeder Anästhesist für die Dauer der Operation genauestens achtete. Wenn ein Patient auf dem Operationstisch zu atmen aufhörte, war für das ganze Operationsteam Alarm gegeben. Der Chirurg hielt augenblicklich mit seiner Arbeit inne, und alle Bemühungen konzentrierten sich auf die Wiederbelebung. Nach landläufiger Auffassung der Anästhesisten mußte die absichtliche Unterbrechung der Atmung einem mutwilligen Eingriff in die Natur gleichkommen, ganz abgesehen davon, daß ihnen dadurch die Möglichkeit genommen war, mit Sicherheit zu erkennen, ob der Patient noch lebte. Doch Gray und Halton bewiesen, daß dieser Weg gangbar war. Auf der Basis der von den einfallsreichen Dänen gemachten Erfahrungen gelangte die medizinische Forschung zu der Einsicht, daß es sich bei der künstlichen Atemstützung durch den Anästhesisten nicht um eine tollkühne Einmischung in einen natürlichen Vorgang handelte, an den man sich nur ungern heranwagte, sondern um ein Verfahren, das ungeheure und bisher ungeahnte Vorteile mit sich brachte.

Als Monat um Monat verstrich und die Kopenhagener Medizinstudenten der mühseligen und eintönigen Aufgabe nachkamen, die Atembeutel ihrer Patienten eine bestimmte Anzahl von Malen in der Minute zu pressen, gelangten die Ärzte allmählich zu der Erkenntnis, daß viele Symptome, die bisher der paralytischen Art der spinalen Kinderlähmung zugeschrieben worden waren, in Wirklichkeit von dem Unvermögen des Patienten herrührten, ausreichend zu atmen. Die Gefahren einer ungenügenden Sauerstoffversorgung waren jedem sogleich begreiflich; doch nun galt es zu erkennen, daß ein Patient durchaus genügend Sauerstoff bekommen kann, sein Körper aber dennoch allmählich von Kohlendioxyd vergiftet wird, und daß dieser schädigende Vorgang über einen längeren Zeitraum hinweg zu Krämpfen und schließlich zum Tode führen kann.

Sauerstoff und andere lebenswichtige «Nahrung» wie Zukker und Hormone, die das Blut im Körper verteilt, werden von normalen, gesunden Zellen zu Kohlendioxyd verbrannt, das dann vom Blut abtransportiert wird. Ein ähnlicher Prozeß findet in den Lungen statt: Wir atmen Luft ein und atmen Kohlendioxyd aus. Das weiß natürlich jedes Schulkind, und vor Jahren, als die «Umlauf-Narkose» eingeführt wurde – ein Verfahren, bei dem der Patient dieselbe Mischung von Luft oder Sauerstoff und dem Anästhesiemittel immer wieder einatmete – wurde die ausgeatmete Luft dadurch gereinigt, daß man sie durch einen Kanister mit einer Mischung von Ätznatron und gelöschtem Kalk führte, die besonders gut Kohlendioxyd zu absorbieren vermag.

Wenn dieses chemische Filter Kohlendioxyd absorbiert, verändert es seine Farbe. Der Anästhesist früherer Zeiten registrierte mit Befriedigung diesen Farbwechsel und schloß daraus, daß das Kohlendioxyd aus dem Atem seines Patienten ausgeschieden wurde. Leider war es damit nicht getan. Die bei der Polioepidemie in Dänemark und durch die zunehmende Verwendung von Kurare im Operationssaal gewonnenen Erfahrungen führten allmählich zu der Erkenntnis, daß die Wirksamkeit des Sauerstoff-Kohlendioxydaustauschs stark vermindert wird, wenn die Atmung zu oberflächlich ist. Falls also ein Patient bei einer langen Operation darauf angewiesen war, allein zu atmen, und der Atembeutel nur ab und zu einmal zur «Nachhilfe» betätigt wurde, so brach dieser Austauschvorgang zusammen. Der Anästhesist jedoch war sich seiner Sache sicher, daß der Patient genügend Sauerstoff bekam, weil er sich ja an Hand der Verfärbung des Gemischs aus Ätznatron und gelöschtem Kalk davon überzeugen konnte, daß das Kohlendioxyd aus der ausgeatmeten Luft ausgeschieden wurde. Der Haken dabei war nur, daß von vornherein gar nicht genügend Kohlendioxyd in die ausgeatmete Luft gelangte und daß viel zuviel davon im Körper des Patienten zurückblieb.

Für einen kurzen Zeitraum ist diese Ansammlung von Kohlendioxyd im Körper relativ ungefährlich, doch bei einer längeren Operation richtet sie erheblichen Schaden an, weil sie auf das Blut wirkt. Blut ist, wie das Sprichwort sagt, dicker als Wasser. Doch in einer sehr wesentlichen Hinsicht ist es genau wie Wasser: Die Säuren und Alkalien, die es enthält, wiegen sich gegenseitig auf. Bei normalem Blut halten sich der Säuregehalt und die Alkalität sehr genau im Gleichgewicht, und es ist für das gesunde Funktionieren des Körpers lebenswichtig, daß dieses ausbalancierte Verhältnis gewahrt bleibt. Wenn sich zuviel Kohlendioxyd im Blut ansammelt, stört es dieses «Säure-Basen-Gleichgewicht» und hat einen, wie es die Reklame so treffend ausdrückt, «übermäßigen Säuregehalt» zur Folge. Dieses Phänomen, das erst in den letzten fünfzehn Jahren erkannt wurde, hat mannigfache Auswirkungen auf nahezu alle Organe des Körpers mit durchweg unerwünschten und auf die Dauer verhängnisvollen Konsequenzen. Wenn beispielsweise der Säuregehalt im Blut zu stark ansteigt, werden dadurch Herztätigkeit und

Kreislauf herabgesetzt. Die Situation kompliziert sich noch weiter, indem der Körper zum Ausstoß von Adrenalin angeregt wird, wodurch sich die kleinen Blutgefäße verengen und sich der Kreislauf noch mehr verlangsamt. Dies kann zu einem sehr gefährlichen, als «Stoffwechsel-Acidose» bekannten Zustand führen, bei dem die Körperzellen nicht mehr in der Lage sind, die Säuren, die sie aus dem Blut absorbieren, zu Kohlendioxyd zu verarbeiten und auszuscheiden. Wenn keine Abhilfe geschaffen wird, erweist sich die Ansammlung von Säuren in den Zellen auf die Dauer als tödlich.

Die Erkenntnis des Problems der Acidose, der Übersäuerung des Bluts, zerstreute auch die letzten Spuren eines Zweifels an der Nützlichkeit der künstlichen Atemstützung durch den Anästhesisten, und die Notwendigkeit lag klar auf der Hand, daß das Kohlendioxyd aus dem Körper des in Narkose befindlichen Patienten ausgeschieden werden mußte. Wenn der Patient mit der eigenen Atmung selbst nicht dazu in der Lage war, dann hatte eben der Anästhesist die Atmung für ihn zu übernehmen. Die Intubation oder «künstliche Belüftung der Lungen» wurde zur Routine bei allen Operationen, die unter Vollnarkose durchgeführt wurden, wenn man von sehr einfachen und sehr kurzen chirurgischen Eingriffen absah. Neue, verbesserte mechanische Atemgeräte wurden zu diesem Zweck entwickelt, und der Anästhesist kann sie bei heutigen Operationen so einregulieren, daß sie haargenau die erforderliche Menge an Lungenbelüftung pro Minute vornehmen, die auf Grund von Größe, Gewicht und Gesundheitszustand des Patienten aus Tabellen errechnet wird. Dadurch wird normalerweise das Zustandekommen einer Acidose verhindert, doch – um ganz sicherzugehen – überwacht der Anästhesist laufend das Säure-Basen-Gleichgewicht im Blut des Patienten. Er mißt die darin enthaltenen kritischen Chemikalien, wie zum Beispiel den Natrium- und den Kaliumspiegel; er kontrolliert das Herzminutenvolumen und seine Wirkung auf den Kreislauf, und er erhält die normale Blutmenge, indem er die bei der Operation verlorengegangene Flüssigkeit ersetzt.

Mit anderen Worten: Die Wissenschaft ist an die Stelle von Mutmaßungen getreten, auch an die Stelle des schöpferischen, wissenschaftlich untermauerten Experimentierens, das die Anästhesie zu einer Kunst erhoben hat. Das ist die eigentliche Revolution, die im Operationssaal durch das Kurare Wirklichkeit wurde, und das wahre Ausmaß seines Beitrags zum Wohle der Menschheit. Diese komplizierte neue Wissenschaft setzt den heutigen Anästhesisten in den Stand, seine Patienten sicher und ohne große Beeinträchtigung ihres Allgemeinzustands durch Operationen zu geleiten, die manchmal so kühn sind, daß sie vor noch gar nicht langer Zeit schier unvorstellbar gewesen wären, als Richard Gill mit seinen fünfundzwanzig Pfund Kurare aus den Urwäldern Ecuadors im Hafen von New York an Land ging.

Sobald die Anästhesisten diese neue Wissenschaft zu meistern gelernt hatten, fanden sie andere neue Anwendungsbereiche, um auch außerhalb des Operationssaals Menschenleben zu retten. Die Fähigkeit des Narkosefacharztes, Patienten über längere Zeiträume hinweg künstlich zu beatmen und sie dabei in guter körperlicher Verfassung zu halten, hat in den größeren allgemeinen Krankenhäusern der meisten Städte zur Schaffung von «Atemeinheiten» geführt. Diese mechanischen «Respiratoren» haben sich für die Behandlung von Patienten mit chronischen Lungenkrankheiten, wie Steinstaublunge oder Lungenerweiterung, als von unschätzbarem Wert erwiesen und ebenso für Menschen, die bei Unfällen auf der Straße oder im Betrieb Verletzungen des Brustkorbs erlitten haben oder deren Atmung durch eine freiwillig oder versehentlich genommene Überdosis von Tabletten fast zum Stillstand gekommen ist.

Ein menschliches Lungenpaar wiegt reichlich zwei Pfund. Im wesentlichen bestehen die Lungen aus Millionen von feinen Röhrchen, die alle Äste und Zweige der Luftröhre sind. Wenn man die Wände all dieser verästelten Röhrchen aufklappen und flach auf dem Boden ausbreiten könnte, so würde ihre Oberfläche der Größe eines Tennisplatzes entsprechen. Ein jedes dieser Röhrchen hat ein rundes blasenähnlich erweitertes Ende, das man Alveole nennt, und die Schätzungen der Anzahl dieser Lungenbläschen in einem Lungenpaar von durchschnittlicher Größe schwanken zwischen 300 Millionen und 750 Millionen. Die Lungenbläschen sind mit winzigen Kapillargefäßen besetzt, deren Wände nur etwa ein zehntausendstel Millimeter dick sind. An einem durchschnittlichen Tag atmet ein normaler Mensch etwa fünfzehn Kubikmeter Luft ein. Bei jedem Atemzug füllt sich dieses feinverästelte Röhrennetz mit Luft, die Lungenbläschen dehnen sich aus wie aufgeblasene Kinderballons, und die roten Blutkörperchen nehmen auf ihrem Weg durch die Kapillargefäße aus der Atemluft Sauerstoff auf und geben dafür Kohlendioxyd an die Luft ab. Dabei kommt das Blut nicht mit der Luft in Berührung, denn der Austausch erfolgt durch die hauchdünnen Wände der Lungenbläschen.

Dieser Austausch von Sauerstoff gegen Kohlendioxyd ist, wie wir gesehen haben, für den menschlichen Körper lebenswichtig. Es gibt aber einige Leiden, die diesen Austausch beeinträchtigen, wie beispielsweise die Staublungenkrankheiten. Der Staub, der von Bergleuten oder Männern, die mit Sandstrahlgebläse Reinigungsarbeiten vornehmen, viele Jahre lang eingeatmet wird, reizt die empfindlichen Lungenmembranen und führt schließlich zur Bildung von Narbengewebe, das die Sauerstoff- und Kohlendioxydmoleküle daran hindert, die Wände der Lungenbläschen zu durchdringen. Eine ähnliche Krankheit, die erst viel später in ihrer Gefährlichkeit erkannt wurde, ist die Asbestose, die durch das Einatmen von Asbeststaub verursacht wird.

Der Vorgang des sogenannten «Gasaustauschs» wird auf andere Art auch durch eine weitere Krankheit gestört: durch das Emphysem, dessen Ursache noch nicht völlig erkannt ist, wenngleich eine chronische Bronchitis jemanden dafür empfänglich machen kann und viele Ärzte der Meinung sind, daß es in irgendeiner Form mit der Luftverschmutzung zusammenhängt. Bei einem Emphysem verlieren die Lungenbläschen ihre Elastizität – wie Ballons, die zu oft aufgeblasen worden sind und sich nicht mehr zusammenziehen können. Wer an dieser Krankheit leidet, hat zunehmend größere Schwierigkeiten mit dem Atmen und ist am Ende überhaupt nicht mehr dazu fähig.

Obwohl diese Krankheiten immer zum Tode führen, so kann doch ihr Fortschreiten in manchen Fällen verlangsamt werden, und ihre Opfer können noch eine ganze Reihe von Jahren am Leben bleiben, auch wenn manche von ihnen vielleicht nicht mehr arbeitsfähig sind. Es gibt heutzutage viele Menschen, die mit nur einer Lunge ein vollwertiges Leben führen, ja es haben sogar einige mit nur einem Fünftel der normalen Lungenkapazität weitergelebt. Doch von Patienten mit fortgeschrittener Silikose oder fortgeschrittenem Emphysem spricht man als von «Atemkrüppeln», und für sie kann eine einfache Infektion, wie es bereits ein Schnupfen ist, oft schon den Tod bedeuten, denn ihre Lungen verfügen über keine Reserven mehr, um ihnen über ihre Krankheit hinwegzuhelfen.

In den modernen Krankenhäusern gelingt es durch Einsatz von Atemgeräten und mit Behandlungsmethoden, die von der Anästhesie entlehnt worden sind, viele dieser Patienten am Leben zu erhalten. Durch mechanische Atmung pumpt man Luft in ihre Lungen und hält die Kranken für die Dauer der akuten Phase der Infektion am Leben, währenddessen ihnen medikamentös geholfen werden kann.

Auch wenn die Situation eines verunglückten Autofahrers mit eingedrücktem Brustkorb ganz anders ist als die eines Menschen, der an Staublunge leidet, so wird doch beiden durch das gleiche Verfahren der künstlichen Atmung im mechanischen Respirator das Leben zu retten versucht. Im Normalzustand bildet der Brustkorb einen nach außen abgeschotteten Raum, und die Luft kann nur über den Weg durch die Luftröhre in die Lungen gelangen. Der Unterdruck in diesem Raum läßt die mit Luft gefüllten Lungen an der Wand des Brustkorbs anliegen. Wird dieser jedoch verletzt, so daß Luft eindringen kann, fallen die Lungen in sich zusammen und sind dann nur noch so groß wie eine geballte Faust. Wenn der Mensch einatmen will, senkt sich das

Zwerchfell, der Muskel am Boden des Brustraums, und die Rippen heben sich, so daß sich die Brusthöhle nach unten und nach beiden Seiten erweitert und sich die an der Innenwand des Brustkorbs anliegenden Lungen ausdehnen. Wie schon jedes Schulkind weiß, ist der Natur ein jegliches Vakuum ein Greuel, und wenn sich jetzt die Lungen plötzlich vergrößern, strömt Luft herein, um den zusätzlichen Raum auszufüllen. Damit sich die Lungen auch richtig ausdehnen können, muß natürlich der Brustkorb intakt sein.

Leider geschieht es trotz Einführung von Anschnallgurten und Sicherheitslenkung bei Autounfällen immer wieder, daß der Fahrer mit solcher Wucht nach vorn gegen das Lenkrad oder das Armaturenbrett geschleudert wird, daß er sich mehrere oder gar alle Rippen bricht. Der Brustkorb ist dann kein intaktes Knochengewölbe mehr, und wenn das Zwerchfell beim Senken Sog ausübt, gehorchen die Rippen – statt den Brustkorb nach außen zu weiten – dem Gesetz des Vakuums und klappen nach innen zusammen. Die Lungen sind dann nicht mehr fähig, sich auszudehnen, und der betreffende Mensch kann ersticken. Bevor man die künstliche Atmung kannte, war das in der Regel auch sein Schicksal. Heutzutage werden seine Lungen im Respirator mechanisch mit Luft versorgt. Dieses Verfahren kann, wenn nötig, wochenlang durchgeführt werden, bis die Rippen geheilt sind und der Brustkorb seine eigentliche Funktion wieder übernehmen kann.

In vielen Krankenhäusern ist ein Anästhesist für eine solche Behandlung verantwortlich, in anderen zieht man fachärztliche Berater hinzu. Gelegentlich wird den Patienten zur besseren Beatmung ein Tubus in die Luftröhre eingeführt. Im Fall einer Schlafmittelvergiftung mit Barbituraten, wobei der Patient ohnehin bewußtlos ist, kann dieser Tubus einige Tage lang in der Luftröhre bleiben, was gewöhnlich ausreicht, um das Medikament durch die eigenen oder eine künstliche Niere auszuscheiden, bis der Patient wieder fähig ist, selbst zu atmen. Muß bei einem Patienten, der bei Bewußtsein ist, die Atmung in Gang gehalten werden, so wird ein Luftröhrenschnitt gemacht und der Tubus unmittelbar in die Luftröhre eingeführt.

Die Konstruktion von mechanischen Atemgeräten hat sich als das wichtigste Nebenprodukt des modernen Wirkungsbereichs der Anästhesie erwiesen. Anästhesie heißt: den Patienten über einen längeren Zeitraum hinweg durch Anwendung künstlicher Atmung, ständiger Überwachung des Organismus sowie sorgfältiger Erhaltung des normalen Säure-Basen-Gleichgewichts des Blutes, seines genauen Sauerstoffgehalts und des Anteils anderer lebenswichtiger Substanzen am Leben und in guter Verfassung zu halten. Als die Anästhesie um das Kurare bereichert wurde, gelangte man zu der Erkenntnis, daß man mit diesem südamerikanischen Gift einen jahrhundertealten Traum verwirklichen und ein Mittel für die Behandlung des Wundstarrkrampfes gefunden haben könnte. Heutzutage schaltet man mit Kurare die lebensgefährlichen Krämpfe solange aus, bis die Krankheit durch Verabreichung von Antitetanus-Seren bekämpft und überwunden worden ist.

Der Fall des zweiundzwanzigjährigen Sägemühlenarbeiters Jerry Cook aus Byrdstown in Tennessee widerlegt alle früheren Befürchtungen wegen der Verwendung von Kurare und demonstriert, wie gut die heutigen Anästhesisten mit diesem Mittel umzugehen verstehen. Im Dezember 1966 verletzte sich Cook bei einem Jagdausflug die Hand und erkrankte an Tetanus. Neun Tage später wurde er, dem Tode nahe, im St. Mary-Krankenhaus von Knoxville aufgenommen, als er bereits an Dauerkrämpfen litt und 40,5 Grad Fieber hatte. Ein Narkosefacharzt gab ihm eine Kurareinjektion gegen die Krämpfe, führte eine Tracheotomie durch und schob einen Schlauch in die Luftröhre. Für die Dauer von drei Wochen hielt ein mechanischer Respirator die Atmung des Patienten in Gang, der durch alle zwanzig Minuten erfolgende Injektionen von Kurare im Zustand völliger Lähmung gehalten wurde. Spritzen von Barbitursäurepräparaten bewirkten, daß der Patient die ganze Zeit über ohne Bewußtsein dalag. Die künstliche Atmung ersparte Cook den von

Claude Bernard beschriebenen «Tod bei lebendigem Leibe», und wie dereinst Junker Watertons Eselin erholte auch er sich, ohne anhaltende Schädigungen davonzutragen.

14. Kapitel

Kein Ereignis in der Geschichte der Chirurgie machte mehr Schlagzeilen als die Operation, die am 3. Dezember 1967 im südafrikanischen Kapstadt durchgeführt wurde, als Dr. Christiaan Neethling Barnard das Herz einer fünfundzwanzigjährigen Frau in die Brust von Louis Washkansky, einem Geschäftsmann mittleren Alters, einnähte. Diese epochemachende chirurgische Großtat überrumpelte die Weltöffentlichkeit und löste vielleicht bei vielen Menschen zwiespältige Gefühle aus, weil sie William Harveys Erkenntnis von vor dreihundert Jahren, daß das Herz nur eine äußerst leistungsfähige Pumpe sei und nicht der Sitz von Liebe, Tapferkeit und Ehre, noch immer nicht verwunden haben. Manchen ist Dr. Barnards Leistung, so unglaublich es auch klingen mag, wie ein Schritt zur Erfüllung des Traums von der Unsterblichkeit des Menschen erschienen.

Doch bevor die erste Verpflanzung eines menschlichen Herzens Wirklichkeit wurde, mußten mit ungeheurem Fleiß Hunderte von Bausteinen in die Große Mauer des medizinischen Wissens eingefügt werden. Einer davon wurde bereits im Jahre 1905 an seine Stelle zementiert, als der Chirurg Dr. Alexis Carrel, ein gebürtiger Franzose, der den größten Teil seines Berufslebens am Rockefeller-Institut tätig war, das Herz eines kleinen Hundes in den Hals eines größeren Hundes verpflanzte und dieses eine Stunde lang weiterschlug. Damit war bewiesen, daß ein von seinem ursprünglichen Körper getrenntes Herz fortfuhr, seine Funktionen zu erfüllen, wenn es nur genügend mit Blut versorgt wurde. Später, im Jahre 1936, konstruierte Carrel eines der ersten künstlichen Herzen, für das er eine Pumpe verwendete, die von jemandem gebaut worden war, den man in diesem Zusammenhang nie vermuten würde: von Charles A. Lindbergh, dem ersten Mann, der im Alleinflug den Atlantik überquerte.

Im Lauf der Jahre entwickelten andere Konstrukteure betriebssichere Herz-Lungen-Maschinen, die dem Patienten mit Sauerstoff angereichertes Blut durch den Körper pumpen, während ihm die Chirurgen das Herz herausschneiden und durch ein neues ersetzen. Wieder andere leisteten ihren Beitrag zur Entdeckung und zum (noch immer lückenhaften) Verständnis des als «Abstoßung» bekannten Phänomens, der Immunitätsreaktion, einer natürlichen Abwehrreaktion des Körpers gegen fremde Organe oder fremdes Gewebe, und für die Entwicklung von Seren, um diese Reaktion zu unterdrücken und den Körper des Empfängers daran zu hindern, unbewußt das neue Herz zu zerstören.

Alle diese Beiträge und noch weitere eröffneten neue und sich rasch entfaltende Wirkungsbereiche der Chirurgie wie die Operation am offenen Herzen und Nierenverpflanzungen. Ohne «Lehrzeit» konnten sich die Chirurgen jetzt zum erstenmal an die Verpflanzung eines menschlichen Herzens heranwagen. Doch auch diese dramatischste aller Operationen wäre nicht möglich gewesen ohne die eng mit der Chirurgie verbundene Fortentwicklung der Anästhesie durch das Kurare. Kein Chirurg hätte eine derart radikale Operation ins Auge gefaßt, es sei denn an einem Patienten, dessen Herz schon so sehr zu versagen begann, daß er dem sicheren Tod geweiht war. Und solche Patienten stellen auf Grund ihrer Krankheit die größten Operationsrisiken dar, denn alle ihre Organe sind schon stark in Mitleidenschaft gezogen, weil das sterbende Herz sie nicht mehr genügend mit Blut zu versorgen vermag. Einige dieser Herzpatienten, die fahl und ausgemergelt ihren verzweifelten Kampf mit dem Tod führen, sind bereits so kurzatmig, daß sie nur noch auf Kissen gestützt schlafen – im Liegen würden sie sofort ersticken – und sich flüsternd verständlich machen können. Viele von ihnen sind schon mehrmals «gestorben», nur hatten sie das Glück, die Herzlähmung in einem Krankenhaus zu erleiden, wo augenblicklich Wiederbelebungsversuche mit ihnen angestellt werden konnten.

Mit anderen Worten: Sie sind klassische Beispiele des Typs von Patienten, bei denen sich früher jeglicher Eingriff von selbst verbot, weil ihr geschwächter Körper nicht den Belastungen einer Vollnarkose standgehalten hätte, bis endlich das Kurare seinen Einzug in den Operationssaal hielt und mit der allgemeinen Vergiftung Schluß machte, die stets der unumgängliche Nachteil einer jeden größeren Operation gewesen war.

Mehr als eine Viertelmillion Nordamerikaner sterben jedes Jahr an irgendeiner Art von Herzkrankheit – eine traurige Bilanz, die aber durchaus nicht überrascht, wenn man die enorme Arbeitsleistung in Betracht zieht, die dieser genial konstruierte Muskelklumpen, der das menschliche Herz ist, zu vollbringen hat. Bei der Geburt (zu dieser Zeit ist es bereits vier Monate lang tätig gewesen) wiegt das Herz noch keine dreißig Gramm, beim erwachsenen Menschen etwa dreihundert Gramm. Es hat dann die Größe einer Faust und macht etwa siebzig Schläge in der Minute oder zweieinhalb Milliarden Schläge in einem durchschnittlichen Menschenleben. Bei schwerer körperlicher Anstrengung schlägt das Herz schneller und pumpt dann über einen halben Liter Blut in einer Sekunde.

In Wirklichkeit stellt das Herz nicht nur eine, sondern zwei Pumpen dar – die eine pumpt das Blut durch die Lungen und die andere läßt es durch den Körper kreisen. Eigentlich «pumpt» das Herz weniger, als daß es das Blut mit einer drehenden Bewegung hinauspreßt, ähnlich wie eine Hausfrau ein Handtuch auswringt. Das Herz besteht aus vier voneinander getrennten Hohlräumen – zwei Vorhöfen oder Atrien und zwei Herzkammern oder Ventrikeln, die als Pumpen fungieren. Das Blut, das von seinem Kreislauf durch den Körper zurückkommt, ist dunkelrot und mit Kohlendioxyd beladen, das es im Austausch gegen Sauerstoff absorbiert hat. Es wird durch zwei große Venen, die obere und die untere Hohlvene, in den rechten Vorhof des Herzens geleitet und wartet dort, bis die rechte Herzkammer das gerade darin befindliche Blut weitergepumpt hat. Sobald dies geschehen ist, erschlafft die rechte Herzkammer, eine Klappe öffnet sich an ihrer Basis, und das dunkelrote Blut wird vom Vorhof in die Herzkammer gepreßt. Dann schließt sich die Klappe, um zu verhindern, daß das Blut in den Vorhof zurückströmt, während die Herzkammer das Blut durch eine weitere Klappe in die Lungenarterie pumpt. Diese große Arterie teilt sich in zwei Äste, die zu den beiden Lungen führen, und verästelt sich weiter bis zu den winzigen Kapillargefäßen in den Lungenbläschen. Auf seinem Weg durch die Lungen gibt das Blut Kohlendioxyd ab und nimmt Sauerstoff aus der Atemluft auf. Hellrot kehrt es zum linken Vorhof zurück und von dort durch eine Klappe in die linke Herzkammer. Sobald sich diese für den mächtigen Pumpvorgang zusammenzieht, schließt sich die Klappe zum linken Vorhof, eine andere öffnet sich und läßt das mit Sauerstoff angereicherte Blut in das größte aller Blutgefäße hinaus, in die zweieinhalb Zentimeter dicke Aorta, wo es seine Reise durch den Körper beginnt.

Von dem kräftigen Herzkammermuskel vorangetrieben und durch Klappen in die richtige Richtung gesteuert, fließt das Blut, wie es in William Harveys epochemachender Entdeckung hieß, «unablässig im Kreis» durch den Körper. Doch, wie bei allen Mechanismen, funktioniert auch hier nicht immer alles reibungslos. Das Herz beginnt sein Leben als ein einfacher Schlauch, denn die Septen oder Scheidewände, die es in seine vier Hohlräume unterteilen, entwickeln sich beim Embryo erst im Lauf der Schwangerschaft. Manchmal wachsen sie nicht vollständig zusammen, und das dann verbleibende Loch in der Scheidewand kann zur Folge haben, daß Blut von der rechten zur linken Herzseite übertritt, ohne vorher durch die Lungen zu laufen und dort mit Sauerstoff angereichert worden zu sein. Auf diese Weise erhalten die Organe und das Gewebe nicht soviel Sauerstoff, wie sie brauchen, um ihre Funktionen einwandfrei zu erfüllen. Es kommt aber auch vor, daß die Herzklappen durch eine Infektion geschädigt sind, was ähnliche Auswirkungen hat. Gelenkrheumatismus ist beispielsweise oft die Ursache eines Herzleidens, das gewöhnlich schon in der Kindheit auftritt und bei Mädchen häufiger ist als bei Knaben. Als Folge der bakteriellen Infektion, die mit diesem Leiden Hand in Hand geht, überziehen sich die feinen Lappen der Mitralklappe zwischen dem linken Vorhof und der linken Herzkammer mit faserigem Narbengewebe, und die Öffnung, durch die das Blut ungehindert fließen sollte, verengt sich.

Oft genügt es bereits, einen Finger durch eine dieser verstopften Klappen zu stecken, um sie freizumachen und wieder zuverlässig funktionieren zu lassen. Kleine Löcher in der Herzscheidewand können zugenäht und größere geflickt werden. Doch in ein schlagendes Herz voller Blut hineinzuschneiden ist keine einfache Sache, und lange Jahre hindurch waren solche Operationen undurchführbar, weil die Gefahr bestand, daß die Blutversorgung des Gehirns und anderer Organe unterbrochen wurde. Später jedoch lernten die Ärzte einen solchen Eingriff nach einem Verfahren vorzunehmen, das als Hypothermie bekannt ist, was darauf hinausläuft, daß der Patient künstlich unterkühlt wird. Wenn die Körpertemperatur sinkt, verlangsamen sich alle Stoffwechsel- und Lebensvorgänge im Organismus, und wenn die chemischen Reaktionen verlangsamt werden, benötigen das Gehirn und die übrigen Organe entsprechend weniger Sauerstoff. Deshalb unterkühlen die Ärzte den Patienten (natürlich nach vorheriger Betäubung), indem sie sein Blut durch eine Kühlspirale leiten, ihn in zerstoßenes Eis betten oder in eine Kühldecke wickeln. Durch Herabsetzen der normalen Körpertemperatur von knapp 37 Grad auf 28 Grad hat der Chirurg die Möglichkeit, zehn Minuten lang im Innern des Herzens zu arbeiten, statt nur etwa einer Minute, denn länger dürfte er das bei normaler Temperatur nicht riskieren, ohne das Gehirn zu schädigen. Durch noch tiefere Hypothermie kann der Körper des Patienten sogar bis auf 20 Grad unterkühlt werden, was dem

Chirurgen eine mehr als halbstündige Arbeitszeit erlaubt. Dieses immer noch recht riskante Verfahren wurde in den letzten Jahren weitgehend durch Einsatz der Herz-Lungen-Maschine überflüssig, die nicht nur sicherstellt, daß der Körper ausreichend mit Sauerstoff versorgt wird, sondern auch dem Chirurgen ein bewegungsloses Operationsfeld gewährt, in dem er in aller Ruhe arbeiten kann, weil die Maschine die Funktionen des Herzens und der Lunge übernimmt.

Die Chirurgie am offenen Herzen hat in den letzten Jahren Tausende von Leben gerettet und vielen «Herzkrüppeln» die Gesundheit wiedergegeben. Aber sie vermag der größten Kategorie von Herzkranken nicht zu helfen: denen, die an einer mangelhaften Durchblutung der Kranzgefäße des Herzens leiden. Fünfundzwanzig Millionen Nordamerikaner – also jeder neunte – sind davon betroffen und machen jährlich in der Statistik 160 000 unter den 250 000 Herztoten aus.

Das Herz pumpt nicht nur das Blut zu den Lungen und dann durch den ganzen Körper, es bedarf auch, wie jeder andere Muskel, selbst einer ausreichenden Blutzufuhr, um arbeiten zu können. Diese Aufgabe fällt den Herzkranzarterien zu, die in unmittelbarer Nähe des Herzens von der Aorta abzweigen und das gesamte Gewebe der Herzmuskulatur durchziehen. Bei der unter dem Namen Arteriosklerose bekannten Krankheit lagern sich Cholesterin und Kalk an den Innenwänden der Arterien ab, wodurch diese verhärten und schließlich verstopft werden. Wenn das in den Herzkranzarterien geschieht, wird die Blutversorgung des Herzmuskels teilweise oder sogar ganz unterbrochen. Die Mediziner sprechen dann von einem Myokardinfarkt und wir von einem Herzanfall. Der Teil des Herzens, der nicht genügend durchblutet wird, stirbt, und selbst wenn der Patient den Herzanfall überlebt, sind die infarktgeschädigten Herzmuskeln nicht mehr in der Lage, sich im Einklang mit allen Herzmuskeln zusammenzuziehen, um das Blut durch den Körper zu pumpen. Der erste Herzinfarkt eines Menschen ist auch oft schon sein letzter, doch manche überleben mehrere Herzinfarkte, weil sie jedesmal das Glück hatten, sofort in ärztliche Behandlung zu kommen. Und diese Patienten, bei denen sich ein beträchtlicher Teil der Herzmuskulatur in totes, nutzloses Narbengewebe verwandelt hat, stellen die potentiellen Empfänger von neuen Herzen dar – zusammen mit den Opfern der Myopathie, einer progressiven Muskelatrophie mit unbekannter Ursache, bei denen der Herzmuskel schlaff und kraftlos wird.

Angesichts der mit diesem Thema verbundenen moralischen Aspekte, des Mangels an geeigneten Herzspendern, der ungeheuren Kosten einer Operation sowie der bei zahlreichen Patienten schwierig durchzuführenden angemessenen Nachbehandlung müssen Herztransplantationen noch immer als Leistungen der Experimentalmedizin gewertet werden und bisher nicht als Routineoperationen, die all denen zugute kommen, die ihrer bedürfen. Doch daß diese Operationen überhaupt erfolgreich verwirklicht werden können, ist der Tatsache zu verdanken, daß die Medizin in immer stärkerem Maße die natürlichen Funktionen des menschlichen Körpers in den Griff zu bekommen gelernt hat. Ohne die enge Zusammenarbeit einer ganzen Anzahl von erfahrenen Fachärzten wäre eine Herztransplantation nicht möglich, aber auch nicht ohne Kurare, das dem Anästhesisten neue Wirkungsbereiche erschlossen hat, an die noch vor kurzem gar nicht zu denken gewesen wäre.

An jeder Herztransplantation sind zwei Ärzteteams beteiligt – eins, das das Herz des Spenders entfernt, und das zweite, das dieses unversehrt in die Brust des Empfängers verpflanzt. Nicht weniger als zwanzig oder mehr hochqualifizierte Spezialisten ihres Fachs können in beiden Arbeitsgruppen vertreten sein – Chirurgen, Anästhesisten, Kardiologen, Immunologen, Bakteriologen, Hämatologen, Schwestern und technisches Personal. Viele weitere Spezialisten geben die notwendige Unterstützung im Laboratorium. Sie untersuchen Blut und Gewebe des in Aussicht genommenen Spenders und des Empfängers nach vielerlei Gesichtspunkten, um die größtmögliche Übereinstimmung sicherzustellen, und überprüfen fortwährend derart kritische Faktoren wie das Säure-Basen-Gleichgewicht des Blutes von Spender und Empfänger.

Eine Klinik, in der Herztransplantationen vorgenommen werden, benötigt zwei nebeneinanderliegende Operationssäle sowie sterile Räume, in denen der Empfänger in den ersten Wochen nach der Operation untergebracht wird. Nur selten besteht ein Mangel an potentiellen Empfängern. Einen Spender zu finden ist schon schwieriger: Er oder sie muß kerngesund sein, jedoch an einem unheilbaren Gehirnschaden leiden, der durch einen Unfall oder einen Schlaganfall (das Platzen eines Blutgefäßes im Gehirn) verursacht worden ist. Häufig findet sich ein Spender in einem ganz anderen Krankenhaus als in dem, wo die Transplantation vorgenommen werden soll. In diesem Fall begibt sich gleich ein ganzes Team von Ärzten dorthin, um seine Eignung zu prüfen. Ein Neurologe und ein Neurochirurg überzeugen sich davon, daß jede Aussicht auf Genesung ausgeschlossen ist. Es darf auch nicht die geringste Möglichkeit bestehen, daß die Gehirnschädigung zu beheben ist oder sich von selbst beheben kann. Das Gehirn und damit der Patient muß tot sein – nur das Herz wird noch durch künstliche Atmung weiterhin am Leben gehalten. Ein Kardiologe untersucht den Spender und überprüft seine Krankengeschichte und sein Elektrokardiogramm (die Aufzeichnung des Verlaufs der elektrischen Impulse des Herzens), um sich zu vergewissern, daß das Herz gesund ist und nicht durch Unfall oder Krankheit geschädigt wurde.

Dann ist der Immunologe an der Reihe – das mag ein Arzt sein oder ein Biologe oder beides zusammen, der sich mit der Erforschung der verschiedenen Faktoren der Immunität des menschlichen Organismus gegen Krankheiten befaßt. Das Phänomen der «Abstoßung», der größte Risikofaktor bei jeder Organverpflanzung, ist nämlich die Folge der sonst durchaus wünschenswerten Fähigkeit des Körpers, wirksame Abwehrstoffe gegen körperfremde Substanzen zu erzeugen – ganz gleich, ob es sich um krankheitserregende Bakterien handelt oder um Herz, Nieren oder sogar die Haut eines Menschen von andersgearteter genetischer Struktur –, sozusagen die Fähigkeit des Körpers, sich gegen die Invasion fremder Substanzen «immun» zu machen. Die Aufgabe des Immunologen im Laboratorium besteht darin festzustellen, bei welchem der potentiellen Empfänger eines neuen Herzens das Blut und das Gewebe mit denen des Spenders am genauesten übereinstimmen; welcher Körper sich voraussichtlich am wenigsten gegen das fremde Herz wehren würde.

Da es keine zwei Menschen auf dieser Welt gibt, die genau gleiche Erbfaktoren haben, ist eine völlige Übereinstimmung unerreichbar. Doch es gibt eine Skala, nach der man den Grad der Verträglichkeit bestimmen kann. Die in der Theorie größtmögliche Übereinstimmung, die in dieser Skala mit «A» bezeichnet wird, besteht zwischen einem Empfänger und seinem eineiigen Zwilling, wobei allerdings die Chance, daß das gesunde Herz des einen der beiden Zwillinge gerade in dem Augenblick verfügbar wird, in dem es der andere Zwilling benötigt, astronomisch klein ist. Die nächstbeste Übereinstimmung (A^1) besteht zwischen dem Empfänger und seinem Bruder oder seiner Schwester; die dann folgende (A^2) zwischen dem Empfänger und seinen Eltern oder nahen Verwandten; und die darauf folgende (A^3) zwischen dem Empfänger und entfernten Verwandten. Die Bezeichnung «B» auf dieser Skala bezieht sich auf eine hinreichend genaue Übereinstimmung zwischen Menschen, die nicht miteinander verwandt sind, und «C» gilt als «annehmbar».

Dieses Prüfverfahren ist von entscheidender Bedeutung, denn wenn Blut und Gewebe von Spender und Empfänger nicht miteinander verträglich sind, erfolgt die Abstoßung des verpflanzten Organs schnell und mit tödlichen Folgen. Wenn die Prüfung auf Übereinstimmung nachlässig geschieht, wird das neue Herz augenblicklich zu einem Schlachtfeld, auf dem sich die natürlichen Abwehrkräfte des Körpers zum Kampf stellen. Im Verlauf dieser Auseinandersetzung schwillt das Herz an, verfärbt sich und kann in weniger als einer Viertelstunde völlig zerstört werden.

Das Wissen um diese Immunitätsreaktion stammt erst aus dem Jahr 1944. Vor dieser Zeit war lediglich bekannt, daß Haut, die bei ein und demselben Menschen von einem Teil des Körpers auf einen anderen verpflanzt wurde, durchaus befriedigend an der neuen Stelle anwuchs, wohingegen die von einem Menschen auf einen anderen verpflanzte Haut nicht «akzeptiert» wurde. Soviel Mühe sich die Ärzte auch gaben, das fremde Gewebe wurde immer wieder abgestoßen. Niemand wußte, warum, bis das Problem schließlich die Aufmerksamkeit des hervorragenden britischen Wissenschaftlers Sir Peter Medawar erregte, dem für seine Leistungen auf dem Gebiet der Medizin 1960 der Nobelpreis zuerkannt wurde. Medawar hatte eine klinische Untersuchung von Patienten durchgeführt, die im Zweiten Weltkrieg Opfer von Verbrennungen geworden waren, und hatte im Jahre 1944 eine Versuchsreihe mit Kaninchen vorgenommen. Er verpflanzte ein Hautteil von einem Kaninchen auf ein anderes und wartete, bis das Transplantat abstarb und abgeworfen wurde. Dann nahm er an der gleichen Stelle eine weitere Hautverpflanzung vor. Das zweite und jedes weitere Transplantat starb stets schneller ab, als das erste abgestorben war, woraus Medawar folgerte, daß der Körper des betreffenden Kaninchens irgendwelche Stoffe erzeugte, die das fremde Gewebe abstießen.

Als Anfang der fünfziger Jahre zum erstenmal Nierenverpflanzungen unternommen wurden, wußten die Ärzte noch nicht, wie sie dieser Immunitätsreaktion entgegenwirken sollten. (Die Nieren, die die Abfallstoffe des Körpers aus dem Blut ausscheiden, waren die ersten Organe, die die Ärzte durch Verpflanzung zu ersetzen versuchten, weil ihr völliges Versagen unweigerlich zum Tode führt, der Körper aber einige Tage lang ohne sie auskommen kann, wodurch der Chirurg reichlich Zeit hat, die Transplantation vorzunehmen. Im Gegensatz dazu kann der Körper ohne Herz oder Lungen nur wenige Minuten weiterleben, es sei denn, daß ihre Funktionen künstlich fortgesetzt werden, was aber erst in jüngster Zeit möglich geworden ist.)

Fünfzehn Nierenverpflanzungen wurden in den Jahren zwischen 1951 und 1953 durchgeführt. Ohne entsprechende Behandlung zur Unterdrückung der Immunitätsreaktion wurden die meisten dieser Nieren binnen weniger Wochen wieder abgestoßen und nur eine überdauerte den Zeitraum von fünf Monaten, doch vermutlich nur, weil Spender und Empfänger gut miteinander übereinstimmten. In dem Bestreben, die für die Immunitätsreaktion verantwortlichen Abwehrvorgänge auszuschalten, begann man im Jahre 1958 den ganzen Körper des Patienten mit Röntgenstrahlen zu behandeln. Leider starb der erste Patient, der dieser Behandlung unterworfen wurde, zweiunddreißig Tage später an Strahlenschäden, und es war für die Ärzte nur ein schwacher Trost festzustellen, daß die Behandlung Erfolg gehabt hatte: An der Niere deutete nichts darauf hin, daß der Körper sie abgestoßen hätte. Die Gefahren der Röntgentherapie sind jedoch so groß, daß man sie heutzutage nur in zweiter Linie anwendet, wenn Medikamente nicht ausreichen, um die Immunitätsreaktion zu unterdrücken.

Der Durchbruch, auf den die Medizin wartete, erfolgte in England im Jahre 1959, als man entdeckte, daß die Immunitätsreaktion nach einer Verpflanzung verhindert werden konnte, wenn man dem Patienten Injektionen des Mittels 6-Merkaptopurin gab, auch wenn man damit einige unerwünschte Nebenwirkungen auf das Blut in Kauf nehmen mußte. Später wurde das weniger toxische Medikament Azathioprin entwickelt, das auch heute noch in Gebrauch ist, obgleich es ebenfalls unerwünschte Nebenwirkungen hat. Der Mechanismus der Immunitätsreaktion wurde bis jetzt noch nicht völlig geklärt, doch soviel ist bekannt, daß verpflanzte Organe von den Lymphozyten (weiße Blutkörperchen) angegriffen werden. Das Unangenehme dabei ist, daß das Azathioprin zwar die Lymphozyten unterdrückt, aber gleichzeitig auch die als Leukozyten bekannten weißen Blutkörperchen vernichtet, die den Körper gegen bakterielle Infektionen verteidigen. Aus diesem Grunde müssen Patienten mit neuem Herzen nach der Operation in sterilen

Räumen isoliert werden. Eine weitere Verbesserung war die Einführung des «Antilymphozyten»-Serums, das die Lymphozyten gezielt unterdrückt, ohne die Leukozyten zu schädigen. Um zu diesem Serum zu kommen, werden Extrakte aus der menschlichen Thymusdrüse, die Lymphozyten produziert, Pferden und anderen Tieren injiziert. Das Serum selbst wird durch die eigene Immunitätsreaktion der Tiere auf die menschlichen Lymphozyten erzeugt.

Um zu bestimmen, ob das fremde Gewebe Aussicht hat, akzeptiert zu werden, besteht einer der vom Immunologen im voraus durchzuführenden Tests darin, daß er Blutproben des Spenders und des potentiellen Empfängers miteinander vermischt und die Reaktion der weißen Blutkörperchen feststellt. Er benutzt dazu ein Mikroskop, und wenn die Reaktion zur Vernichtung von zwanzig oder mehr Prozent der weißen Blutkörperchen führt, dann passen Spender und Empfänger nicht zusammen. Man könnte meinen, daß Vereinbarkeit zwischen Spender und Empfänger stets durch dieselbe Blutgruppe gegeben sei, aber das ist nicht immer der Fall. Es spielen dabei noch eine ganze Reihe anderer Faktoren eine Rolle, wie beispielsweise die wechselseitige Gewebsbestimmung, so daß manchmal Empfänger und Spender mit verschiedenen Blutgruppen besser zueinander passen, als wenn sie zur gleichen Blutgruppe gehörten. Es gibt Dutzende solcher Tests, die jedoch viel zu kompliziert sind, als daß sie hier im einzelnen beschrieben werden könnten. Sie alle durchzuführen dauert vier bis acht Stunden, und in dieser Zeit kümmert sich einer der Anästhesisten des Transplantations-Teams um den Spender.

Wenn das Herz des Spenders für gesund befunden wird, so ist es Aufgabe des Anästhesisten, dafür zu sorgen, daß es in diesem Zustand bleibt. Da der Spender ohne Bewußtsein ist und nur durch den mechanischen Respirator «am Leben» gehalten wird, ist er ebenso auf den Anästhesisten angewiesen wie ein Patient auf dem Operationstisch. Der Anästhesist muß ständig den Blutdruck, das Säure-Basen-Gleichgewicht und alle anderen

Faktoren kontrollieren, um zu verhindern, daß sich der Zustand des Herzens vor der Verpflanzung verschlechtert. Obwohl der Anästhesist diesen Menschen nicht von der Reise zurückgeleiten kann, an deren Ende der Tod wartet, so muß er sich doch genauso um ihn bemühen wie um einen lebenden Patienten, damit das Herz gerettet wird. Zu diesem Zweck kann er Medikamente verabreichen, daß der Blutkreislauf in Gang bleibt, oder doppeltkohlensaures Natron für eine möglicherweise notwendige Korrektur des Säure-Basen-Gleichgewichts und vielleicht sogar Transfusionen vornehmen, um das normale Blutvolumen zu erhalten. Außerdem gibt er dem Spender eine starke Dosis Antibiotika, was einer vielleicht vorhandenen latenten Infektion entgegenwirkt, die sich auf den Empfänger übertragen könnte. Da der Spender für normale Begriffe tot ist, kann es durchaus sein, daß sein Herz versagt. Das ist auch tatsächlich bei einer der ersten Herztransplantationen der Fall gewesen, die im Institut für Kardiologie in Montreal durchgeführt wurde. Das Herz des Spenders hörte genau in dem Augenblick auf zu schlagen, als die Chirurgen im angrenzenden Operationssaal die Brust des Empfängers zu öffnen begannen. Glücklicherweise gelang es den Ärzten, das Herz an die Herz-Lungen-Maschine anzuschließen und es am Leben zu halten, bis der Empfänger dafür bereit war – und die Operation konnte erfolgreich beendet werden.

Wenn für den Spender die Zeit gekommen ist, daß er in die Klinik übergeführt wird, wo die Herztransplantation vorgenommen werden soll, muß er von dem mechanischen Respirator getrennt werden. In diesem Augenblick würde der Tod vollends eintreten, wenn nicht seine Atmung auf andere Weise aufrechterhalten werden könnte. Zu diesem Zweck schließt der Anästhesist ein tragbares Atemgerät an die endotracheale Röhre oder an die durch Luftröhrenschnitt gemachte Öffnung an. Während er den Atembeutel des Geräts rhythmisch zusammendrückt, liegt das Weiterleben des Spenders dann buchstäblich in den Händen des Anästhesisten, bis er nach der Fahrt im Krankenwagen in dem Operationssaal eintrifft, wo er den Spender noch einmal an einen Respirator anschließt, ehe das Herz herausgenommen wird. Auf der Fahrt im Krankenwagen ist der Anästhesist vollauf beschäftigt. Nicht nur, daß er die Atmung des Spenders in Gang hält, sondern er muß auch laufend Blutdruck und Herzschlag überprüfen und im Notfall eine Bluttransfusion vornehmen und eine herzanregende Injektion verabreichen.

Die körperliche Vorbereitung des potentiellen Empfängers eines neuen Herzens beginnt reichlich acht Stunden vor der Transplantation, womöglich sogar noch vor Ankunft des Spenders in der Klinik. Seine seelische Vorbereitung, die ebenso wichtig ist, hat jedoch schon Tage oder Wochen vorher begonnen. Zuerst muß er selbst fest entschlossen sein, sich dieser Operation zu unterziehen, und dann muß ein Konsilium von Ärzten – unter ihnen Kardiologen, Chirurgen und Anästhesisten – darüber befinden, ob er auch tatsächlich geeignet ist. Seine Beweggründe werden sorgfältig geprüft – manchmal steckt dahinter eine kaum verhohlene Selbstmordabsicht –, und er muß die Ärzte überzeugen, daß er wirklich willens ist, sein Leben auf diese risikoreiche Weise zu verlängern, wenn auch vielleicht nur für kurze Zeit. Er muß die feste Absicht haben, selbst dazu beizutragen, daß sein Körper das fremde Organ akzeptiert und den Kampf gegen die Infektion besteht. Die wochenlange Einkerkerung in einem sterilen Raum im Anschluß an die Operation kann sich verheerend auf seine Moral auswirken, und nach seiner Entlassung aus der Klinik muß er aller Voraussicht nach sein Leben völlig umstellen und jeden zweiten Tag oder zweimal in der Woche im Krankenhaus erscheinen, um schmerzhafte Injektionen von Medikamenten zur Unterdrückung der Immunitätsreaktion zu bekommen. Gelangen die Ärzte zu der Überzeugung, daß der in Aussicht genommene Empfänger begriffen hat, welches Risiko er mit der Herzverpflanzung eingeht und was er damit für sein weiteres Leben auf sich nimmt, dann müssen sie noch darüber befinden, ob er auch körperlich für die Operation geeignet ist. Die Arteriosklerose beispielsweise ist eine Krankheit, die bis zu einem gewissen Grad alle übrigen Organe in Mitleidenschaft gezogen hat, und deshalb bevorzugen die Ärzte solche Patienten, die trotz des hoffnungslosen Zustands ihres Herzens in genügend guter Allgemeinverfassung sind, daß sie die Transplantation nicht nur überstehen, sondern auch ihren Nutzen daraus ziehen können. Es wäre wenig sinnvoll, ein neues Herz einem Menschen einzupflanzen, der schon eine Woche später an Gehirnblutung oder an Nierenversagen sterben könnte.

Sobald ein in Frage kommender Empfänger die Ärzte davon überzeugt hat, daß er körperlich und seelisch die Belastungen einer Operation durchstehen kann, beginnt für ihn die nervenzermürbende Wartezeit auf einen geeigneten Spender. Der Anästhesist sucht den Patienten regelmäßig auf, um sich mit seiner Krankengeschichte vertraut zu machen, mit seinem Allgemeinzustand und seiner Geistesverfassung, wovon letztlich der Umfang der Beruhigungsmaßnahmen abhängt, die er benötigen wird, damit ihm über die schwere Nervenprobe hinweggeholfen werden kann. Sobald ein potentieller Spender gefunden worden ist, grenzt der Immunologe an Hand einer ersten Testreihe die Zahl der möglichen Empfänger für das betreffende Herz auf vielleicht zwei ein. Während der Immunologe durch weitere, mehr ins einzelne gehende Tests die endgültige Wahl zu treffen sucht, werden die beiden Patienten für die Operation vorbereitet. Sie bekommen Injektionen des Antilymphozyten-Serums und Medikamente zur Unterdrückung der Immunitätsreaktion, um die Abwehrmechanismen des Körpers lahmzulegen und sie daran zu hindern, das neue Herz, kaum daß es eingepflanzt ist, schon wieder abzustoßen. Außerdem werden ihnen Antibiotika verabreicht, um der Gefahr einer Infektion vorzubeugen.

Schließlich konzentriert sich die Wahl auf den Empfänger, der die größte Übereinstimmung mit dem Spender aufweist; auf den Menschen, dem man jetzt durch die Transplantation die Möglichkeit gibt, die letzten paar Tage oder Wochen seines Lebens aufs Spiel zu setzen für eine unter Umständen nur kurze Gnadenfrist. Etwa eine Stunde vor Beginn der Operation bekommt er ein Beruhigungsmittel injiziert, um ihm die Angst zu nehmen, denn das flatternde Herz eines nervösen Patienten könnte durch eine Schockwirkung des Anästhesiemittels kollabieren. Durch die Spritze wird er zwar ein wenig benebelt, doch ruhiger, aber er ist immer noch fähig, mit Ärzten und Schwestern zu kooperieren, während man ihn in den Operationssaal hineinrollt.

Falls er noch so wach ist, daß er wahrnehmen kann, was um ihn herum vorgeht, so wird er feststellen, daß ihn im Operationssaal eine verwirrende Vielfalt von mechanischen und elektrischen Apparaturen erwartet, ein Labyrinth von mit Schläuchen und Drähten verbundenen Zylindern, Pumpen und Meßgeräten, die eine Art ausgeklügeltes Chaos bilden, das jeden Regisseur als Staffage für einen utopischen Film begeistern würde. Am Kopfende des Operationstischs steht auf einem fahrbaren Gestell der Narkoseapparat, dessen Behälter und Regelventile durch Schläuche mit der Gummimaske verbunden sind, die später dann durch die endotracheale Röhre ersetzt wird. Daran angeschlossen ist der mechanische Respirator, und gleich daneben steht ein Meßgerät, dessen vibrierende Nadeln schon bald dem Anästhesisten jede Schwankung im Blutdruck des Patienten anzeigen. Etwas abseits, aber jederzeit einsatzbereit, steht das Gerät, das die Operation überhaupt erst möglich macht: die Herz-Lungen-Maschine. Und irgendwo an der Wand oder am Fußende des Operationstischs, im Blickfeld des Anästhesisten, befindet sich das Kardioskop, eine Art Fernsehschirm, auf dem elektrische Stromstöße die Schläge des erkrankten Herzens des Empfängers aufzeichnen, bis es die Chirurgen schließlich für immer zum Stillstand bringen.

Der Anästhesist begrüßt den Patienten, wenn er in den Operationssaal hineingerollt wird, und ist den Schwestern und Pflegern behilflich, ihn richtig auf den Operationstisch zu betten. Dann kommt der Augenblick im Leben des Patienten, in dem er am einsamsten ist. Wenige Minuten später wird er in Schlaf versetzt, und bald darauf werden die geheimnisvollen Vorgänge, die sein Leben ausmachen, irgendwo in den Maschinen weitergehen. Wenn er wieder aufwacht, schlägt das Herz eines Toten in seiner Brust. Kein Mensch hat sich je auf eine furchterregendere Reise begeben. Dennoch: So groß sind die Reserven an seelischer Kraft, daß viele Menschen, die vor dieser ungeheuren Nervenprobe standen, diese mit nur der üblichen präoperativen Dosis eines Beruhigungsmittels auf sich nahmen.

Der Mann, der den Patienten auf seinem gefährlichen Weg bis über die Schwelle des Todes hinaus geleiten wird, spricht jetzt ein paar beruhigende Worte, während er ihm ein örtliches Betäubungsmittel in die Handgelenksregion injiziert. Sobald das Mittel zu wirken beginnt, schiebt er an der empfindungslosen Stelle eine Meßnadel in die Pulsschlagader des Armes. Diese ist an ein Gerät angeschlossen, das in der kritischen Phase der Narkoseeinleitung und für die Dauer der Operation den genauen Blutdruck in den Arterien des Patienten anzeigt. Danach sucht sich der Anästhesist etwas höher am Arm eine Vene und injiziert dem Patienten Thiopenton, wodurch dieser innerhalb von Sekunden das Bewußtsein verliert. Der Patient fühlt nichts mehr, wenn ihm der Anästhesist jetzt eine Kanüle in die Vene einführt als offenen Kanal für alle Medikamente, die im Verlauf der Operation oder unmittelbar danach in den Blutkreislauf eingespritzt werden müssen.

Das erste der vielen Mittel, die innerhalb der folgenden sechs Stunden durch diese Kanüle in den Körper gelangen, ist Kurare – normalerweise in seiner schnellwirkenden Form Sukzinylcholin. Für einen kurzen Augenblick spannen sich bei dem Patienten die Halsmuskeln, seine Finger zucken kaum wahrnehmbar, seine Brust hebt sich – und mit einemmal liegt er ganz still da. Das Kurare hat den Körper entspannt und den Widerstand der Brustmuskulatur und des Zwerchfells überwunden, so daß nunmehr der Anästhesist die Atmung übernehmen kann. Er setzt dem Patienten die Gummimaske auf Nase und Mund, doch bevor er das Narkosemittel verabreicht, pumpt er ihm mit Hilfe des Atembeutels etwa eine Minute lang reinen Sauerstoff in die

Lungen. Durch die mangelnde Leistungsfähigkeit des entkräfteten Herzens ist der Körper des Patienten aller Voraussicht nach schon unzureichend mit Sauerstoff versorgt, so daß er nunmehr über einen kleinen Reservevorrat verfügt. Dann entfernt der Anästhesist die Maske, drückt den Kopf zurück und führt zwischen den mittlerweile erschlafften Schlundmuskeln die endotracheale Röhre ein. Durch diese sind die Lungen des Patienten mit dem mechanischen Respirator verbunden, der bereits auf die für die Belüftung der Lungen benötigte Menge eingestellt ist. Erst dann beginnt der Anästhesist, das Narkosemittel – gewöhnlich das ungefährliche Stickoxydul – zuzuführen.

Nachdem die Narkose eingeleitet worden ist, entfernen die Schwestern das Tuch, mit dem der Patient bedeckt war, so daß er nackt daliegt, ein bemitleidenswert hilfloser Anblick. Dann werden weitere Vorbereitungen für die Operation getroffen, unter anderem besonders gründliche Vorsichtsmaßregeln gegen Infektionen, zu welchem Zweck der ganze Körper wiederholt mit antiseptischer Lösung abgerieben wird. Die Teile des Körpers, die die Chirurgen nicht zu berühren brauchen, werden mit sterilen Tüchern abgedeckt. Über die Brust wird eine Plastikfolie gezogen, die an der Haut haftet und die Poren verschließt, wo noch Bakterien sein könnten. Die Chirurgen schneiden durch diese Folie, die auf der Haut bleibt, bis die Operation beendet ist. Ein Katheter wird in die Harnblase eingeführt und am Bein mit Heftpflaster befestigt, damit die Flüssigkeit, die der Körper in den nächsten Stunden verliert, sorgfältig gemessen und analysiert werden kann. Der Anästhesist wird über alle Ergebnisse auf dem laufenden gehalten und muß entscheiden, wie und wann diese Flüssigkeitsmengen ersetzt werden müssen. Selbst Tupfer und Schwämme, mit denen die Chirurgen das bei der Operation verlorene Blut aufsaugen, werden gewissenhaft eingesammelt und gewogen, damit der Anästhesist das Blutvolumen auf gleicher Höhe halten kann. Elektroden werden dem Patienten unterhalb der Schultern auf der Haut festgeklebt, damit sein Herzschlag am Kardioskop überwacht werden kann, und ein winziges elektrisches Thermometer wird die Speiseröhre bis in die Nähe des Herzens hinuntergeschoben, um dessen Temperatur zu messen, solange das Blut durch die Herz-Lungen-Maschine läuft.

Während alle diese Vorbereitungen getroffen werden, führt der Anästhesist dem Patienten eine weitere Meßnadel in die Halsvene ein, um den Blutdruck in den Venen messen zu können, was unbedingt erforderlich ist, wenn das Blut durch die Herz-Lungen-Maschine geleitet wird. Noch ehe die Chirurgen den ersten Schnitt tun, ziehen es viele Anästhesisten vor, von dem starken Narkosemittel Sukzinylcholin, das zur Einführung der endotrachealen Röhre in den Kehlkopf benutzt wurde, auf reines d-Tubokurarin überzugehen, von dem bereits eine Injektion genügt, um den Patienten ohne schädigende Folgen mindestens für eine halbe Stunde zu entspannen. Da es bei Herztransplantationen ganz besonders auf eine leichte Betäubung ankommt, kann das Narkosegemisch aus nur etwa fünfzig Prozent Stickoxydul und fünfzig Prozent Sauerstoff bestehen. Diese Stickoxydulkonzentration ist nicht stark genug, um einen Patienten in wünschenswert tiefer Narkose zu halten, und deshalb wird sie durch die Injektion eines schmerzlindernden Betäubungsmittels ergänzt.

Nachdem die Muskeln des narkotisierten Patienten durch Kurare völlig entspannt sind und seine Atmung vom mechanischen Respirator in Gang gehalten wird, beginnen die Chirurgen ihre Arbeit. Zuerst wird in der Mitte der Brust ein langer senkrechter Schnitt gemacht. Die Wundränder werden zurückgezogen und die zertrennten Blutgefäße mit einem elektrischen Kauter verschorft. Durch den Schnitt ist nunmehr das Sternum (Brustbein) des Patienten freigelegt. Mit einer Elektrosäge wird dieses von oben nach unten zerteilt (nach der Operation bindet man es wieder mit Draht zusammen), und die Rippen werden mit stählernen Haken auseinandergezogen. Dann greift der Chirurg in den klaffenden Hohlraum des Brustkorbs hinein und legt mit einem Schnitt in das Perikard (die äußere Umhüllung des Herzens und der großen Blutgefäße) das noch schlagende Herz frei.

Während die zwei oder drei am Oberkörper des Patienten stehenden Chirurgen mit ihrer Arbeit beginnen, macht ein weiterer Chirurg am Schenkel des Empfängers einen Einschnitt, um die Oberschenkelschlagader und die Oberschenkelvene freizulegen und beide mit der Herz-Lungen-Maschine zu verbinden. Außerdem wird in der Brust des Patienten die große obere Hohlvene, die das Blut vom Oberkörper zum Herzen zurücktransportiert, an die Maschine angeschlossen. Etwa eine Stunde nach der ersten Inzision sind die Chirurgen soweit, daß das Blut vom Herzen abgeleitet und die Herz-Lungen-Maschine angestellt werden kann.

Die Aufgabe der nach dem Zweiten Weltkrieg entwickelten Herz-Lungen-Maschine ist es, das Blut des Patienten mit Sauerstoff anzureichern und durch den Körper zu pumpen. Daß es so lange dauerte, ein von Menschenhand gefertigtes Gerät zur Übernahme dieser Funktionen zu bauen, ist ein Beweis für die geniale Konstruktion und Leistungsfähigkeit der Organe, mit denen uns die Natur für diesen Zweck ausgestattet hat. Dafür ist keine der handelsüblichen mechanischen Pumpen geeignet, weil deren sich schnell bewegende Teile die empfindlichen Blutkörperchen beschädigen oder zerstören würden. Deshalb wird das Blut von gleitenden Walzen oder künstlichen Fingern durch Plastikschläuche gedrückt. Die Innenflächen der Schläuche müssen absolut steril und so glatt sein wie nur irgend möglich, denn rauhe Wände würden nicht nur das Blut schädigen, sondern auch dazu beitragen, daß es gerinnt, und Blutklumpen in den Adern können tödlich sein. Die Technik ist in dieser Hinsicht noch längst nicht soweit wie die Natur, da sich das Endothel, die Schicht, mit denen die Innenfläche der Blutgefäße ausgekleidet ist, bisher als sehr viel glatter erwiesen hat als alle künstlich hergestellten Substanzen, und das ist mit ein Grund, warum Herz-Lungen-Maschinen höchstens wenige Stunden lang das Blut eines Menschen pumpen dürfen. Da überdies die

Schläuche der Maschine und die Blutgefäße des Patienten einen geschlossenen Kreislauf bilden, in den nicht die kleinste Luftblase eindringen darf, muß das Pumpensystem vorher vollgefüllt sein, und zwar entweder mit Blut – was sich manchmal als schwierig erweisen dürfte, wenn es sich um eine seltene Blutgruppe handelt – oder mit einer physiologischen Kochsalzlösung mit fünf Prozent Traubenzucker. Dadurch wird das Blut des Patienten zwar verdünnt, aber es nimmt keinen Schaden, und die Lösung wird nach der Operation mühelos durch die Nieren vom Körper ausgeschieden.

In den Lungen findet der Sauerstoff-Kohlendioxyd-Austausch, wie wir wissen, durch die hauchdünnen Wände der Lungenbläschen statt, ohne daß dabei das Blut mit der Luft in Berührung kommt. Da der Mensch nicht imstande ist, dieses System zu rekonstruieren, muß er andere Methoden anwenden, um das Blut mit Sauerstoff anzureichern. Es gibt mehrere Verfahren, dies zu bewerkstelligen. Bei einigen Maschinen wird der Sauerstoff durch eine Reihe von feinen Maschendrahtnetzen geblasen, über die das Blut herabtröpfelt, sich dabei über eine große Oberfläche verteilt und gleichzeitig Sauerstoff aufnimmt. Ein anderes System besteht darin, daß rotierende Scheiben aus rostfreiem Stahl in eine Wanne eintauchen, durch die das Blut geleitet wird, und bei jeder Drehung den dünnen darauf haftenden Blutfilm einem Sauerstoffstrom aussetzen. Bei dem in den Vereinigten Staaten am meisten angewendeten Verfahren läßt man Sauerstoff langsam durch eine Säule von Blut hochsteigen; nur müssen durch eine zusätzliche Einrichtung die Luftblasen wieder entfernt werden, damit sie nicht in den Blutkreislauf des Patienten gelangen.

Die Herz-Lungen-Maschine wird von Technikern unter Aufsicht des Anästhesisten bedient. Das mit Kohlendioxyd beladene Blut, das normalerweise zum Herzen zurückkehrt, wird aus der oberen Hohlvene und aus der Oberschenkelvene in die Maschine umgeleitet und danach durch die Oberschenkelschlagader in den Körper zurückgepumpt. Auf diese Weise kreist das Blut für die

Dauer des Einsatzes der Herz-Lungen-Maschine anders als sonst durch den Körper, wobei es vom Oberschenkel, statt vom Herzen, aus beginnt, was jedoch für den Patienten ohne nachteilige Folgen ist.

Sobald die Maschine das mit Sauerstoff angereicherte Blut durch den Körper pumpt, können die Lungen ihre Funktion einstellen, und der Anästhesist schaltet das Beatmungsgerät ab. Das ist auch für die Chirurgen von Vorteil, denn damit ist die Brust ruhiggestellt, und sie haben ein leichteres Arbeiten, wenn sie die großen Blutgefäße abklemmen, dann die Aorta und die Lungenarterie durchtrennen und das Herz herausschneiden. Der Anästhesist hat sich jedoch damit der Möglichkeit beraubt, dem Patienten Stickoxydul auf dem üblichen Weg zuzuführen. Um seinen Patienten für die nächsten zwei Stunden in Narkose zu halten, setzt er die Narkosemittel und Barbitursäurepräparate unmittelbar dem Blut zu, während dieses die Maschine durchläuft.

Plötzlich verschwindet der fluoreszierende Punkt, der bei jedem Herzschlag des Patienten über das Kardioskop tanzte: Das Skalpell hat seine Arbeit getan, und das nunmehr nutzlose Herz wird aus dem Körper herausgehoben. Die geschädigten Bezirke, wo die normalen Funktionen des Herzens durch Narbengewebe zum Erliegen gebracht worden waren, sind klar zu erkennen. Doch die Zähigkeit des nicht befallenen Gewebes ist so groß, daß das herausgeschnittene Herz wie ein sterbender Fisch zu zappeln beginnt, sobald man mit dem Finger dagegenschnipst, und diese «Reizbarkeit» dauert nach der Exzision noch eine ganze Stunde lang an.

Während das Herz des Empfängers entfernt wird, findet im Nebenraum eine Paralleloperation statt, bei der das Herz des Spenders herausgeschnitten und dann rosig und gesund auf einem sterilen Tuch herübergebracht wird. Der Chirurg hat beim Empfänger nicht das ganze Herz entfernt, sondern Teile der beiden Vorhöfe mit den dazugehörigen Blutgefäßen beim Patienten belassen. Auf diese Weise braucht er, statt acht, nur zwei Blutgefäße wieder zusammenzufügen: die Aorta und die Lungenarterie. Er legt das Herz des Spenders in die Brusthöhle des Empfängers und beginnt die Vorhöfe des alten und des neuen Herzens aneinanderzunähen, wobei er das Herz gleich in die richtige Position dreht. Dann näht er die Aorta sowie die Lungenarterie zusammen, preßt das Herz mit den Händen, um alle Luft daraus zu entfernen, nimmt die Klemmen von den Blutgefäßen ab und gibt dem Blut seinen normalen Weg frei – und jetzt tanzt auch wieder der kleine fluoreszierende Punkt über das Kardioskop. Gelegentlich braucht das neue Herz einen elektrischen Schlag als Anstoß zur Wiederaufnahme seiner Tätigkeit, aber häufig fängt es auch ganz von allein an zu schlagen.

Der Anästhesist schaltet das Beatmungsgerät wieder ein, die Lungen des Patienten beginnen wieder zu atmen, die Herz-Lungen-Maschine entleert ihren Inhalt in die Blutgefäße des Patienten und wird abgestellt. Drei oder vier Stunden sind seit Beginn der Operation vergangen, und die ganze Zeit lang hat der Anästhesist über seinem Patienten gewacht, wobei er auf seine verschiedenen Apparaturen angewiesen war und auf die in regelmäßigen Zeitabständen aus dem Laboratorium eintreffenden Befunde, wo für die Dauer der Operation das Blut des Patienten und alle seinem Körper verlorengegangenen Flüssigkeitsmengen analysiert wurden. Außer daß er den Patienten in vollkommener Narkose hält, gibt er ihm von Zeit zu Zeit eine Injektion: Kurare, wenn die Muskeln nicht mehr genügend entspannt sind; doppeltkohlensaures Natron, wenn es das Säure-Basen-Gleichgewicht des Blutes erfordert; sowie je nach Bedarf verschiedene Körpersäfte. Während die Chirurgen ihre Arbeit vollenden, das Perikard (den Herzbeutel) schließen, das Brustbein mit Draht zusammenbinden und die Wunde vernähen, gibt der Anästhesist dem Patienten eine Bluttransfusion – nicht so sehr, um das durch die Operation verlorene Blut zu ergänzen (denn seltsamerweise geht dabei kaum Blut verloren), sondern um dem Blut die Gerinnungsfähigkeit zurückzugeben, die ihm vor Anfang der Operation durch ein koagulationshemmendes Mittel absichtlich genommen worden war.

Fünf bis sechs Stunden nachdem der Patient in den Operationssaal gerollt wurde, wird er auf der fahrbaren Trage in den sterilen Raum gebracht, den er für die nächsten Wochen nicht verlassen darf. Kaum liegt er dort in seinem Bett, wacht er auch schon aus der Narkose auf, und in seiner Brust schlägt das neue Herz. Bereits sechs Stunden nach der Operation darf er – ungläubig – die ersten vorsichtigen Schritte wagen, wobei ihm Ärzte und Schwestern helfen. Natürlich tut ihm noch alles weh, doch ein Beruhigungsmittel betäubt die Schmerzen des dramatischen Eingriffs, aber er ist frei von Kopfweh, Übelkeit und Erbrechen. Sein Körper ist nicht durch das Narkosemittel vergiftet worden und braucht nicht tagelang gegen die kräfteverzehrenden Nachwirkungen der «allgemeinen Intoxikation» anzukämpfen. Darin liegt das Revolutionäre auf dem Gebiet der Anästhesie, das erst durch den langen Weg des Kurare aus den Urwäldern des Amazonas bis in die Operationssäle ermöglicht worden ist.

Es sind noch keine hundert Jahre vergangen, seitdem der britische Chirurg Sir John Erichsen verkündete, daß Bauch, Brust und Gehirn dem erfahrenen und menschenfreundlichen Chirurgen für ewig und alle Zeiten verschlossen bleiben würden. Doch der erfahrene und menschenfreundliche Chirurg kann heutzutage – wie sein erstaunlich begabter chinesischer Kollege Pien Ch'iao dreiundzwanzig Jahrhunderte zuvor – Menschenherzen «austauschen». Ohne die «giftigen Pfeile», die den spanischen Entdeckern der Neuen Welt entgegenflogen, wäre diese Großtat der Chirurgie nicht möglich gewesen.

Nachwort

Die Geschichte des Pfeilgifts Kurare wäre nicht vollständig ohne einige abschließende Bemerkungen über zwei Männer, deren Weitblick, Beharrlichkeit und Mut dazu beitrugen, der Anästhesie völlig neue Anwendungsmöglichkeiten zu erschließen.

Richard Gill, der sich auf seinen Stock gestützt mühsam durch den Urwald schleppte und ein halbes Jahr später mit dem Rohgift zurückkehrte, das diese revolutionäre Entwicklung erst ermöglichte, führte ein Leben, das alle Merkmale des Triumphs, aber auch der Tragödie aufwies. Daß es ihm nicht gelang, die weitere Belieferung der Firma Squibb vertraglich zugesichert zu bekommen, war wohl die vernichtendste aller Enttäuschungen seines unter einem unglücklichen Stern stehenden Lebens. Dieser Fehlschlag zerstörte nicht nur seine Hoffnungen, wieder nach Ecuador zurückkehren zu können und sich dort eine auskömmliche Existenz aufzubauen, sondern er wurde dadurch auch in dem dramatischen Geschehen, zu dem er den Anstoß gegeben hatte, auf einen Platz abgedrängt, der ihm kaum mehr als eine Zuschauerrolle gewährte. Doch Richard Gill ließ sich nicht unterkriegen. Ebenso wie er sich nie mit dem Urteilsspruch seines Arztes abgefunden hatte, daß er ein Opfer der multiplen Sklerose sei, weigerte er sich auch, den Ratschluß der medizinischen Wissenschaft zu akzeptieren, daß man spastisch Gelähmte nicht durch Kurare heilen könne. Wenn die Wirkung dieses Mittels, wie die Ärzte behaupteten, viel zu flüchtig sei, als daß man ihnen damit helfen könnte, dann mußte eben eine langsamer wirkende Form von Kurare entwickelt werden, die allmählich dem Blutkreislauf zugesetzt wurde und über längere Zeiträume hinweg verkrampfte Muskeln löste, ohne zu einer allgemeinen Lähmung zu führen – irgendein Präparat, das eine regelmäßige Einnahme ermöglichte wie Insulin bei Diabetes, und das den Opfern der spastischen Lähmung die Gehfähigkeit wiedergeben würde. Und wenn die Ärzte ein solches Mittel nicht entdecken oder entwickeln konnten, dann würde er, Richard Gill, es tun.

Im Jahre 1943 übersiedelte Gill nach Kalifornien. Um seine Forschungsarbeiten weiterbetreiben zu können, wollte er in der Nähe einer Universität leben, und er entschied sich für Stanford. Er bezog ein Haus in Palo Alto am El Camino Real, der Straße des Königs, und richtete sich in der Garage ein Laboratorium ein, das er scherzhaft als «einzige Pfeilgiftfabrik der Welt» bezeichnete. Doch seine Nachbarn fanden das gar nicht so komisch und nahmen Anstoß an seinem ungewöhnlichen Tun und an den üblen Gerüchen, die dabei entstanden. Aber Gill ließ sich durch Bagatellen, wie die Beschwerden seiner Nachbarn, nicht in seinem Vorhaben beirren.

Er füllte seine Wissenslücken in Chemie und Pharmakologie aus, indem er nach altbewährtem Verfahren das Gespräch mit Leuten suchte, die etwas davon verstanden, und entwickelte schließlich eine eigene Methode, das Alkaloid aus dem Kurare zu extrahieren, das er sich regelmäßig per Luftfracht aus Ecuador kommen ließ. Als nach dem Krieg auch die europäischen Krankenhäuser dazu übergingen, Kurare zu verwenden, verkaufte er gereinigtes Kurare kiloweise nach Deutschland, Frankreich und Österreich, aber auch in den Vereinigten Staaten. Er hielt Vorträge vor Ärztevereinigungen und setzte sich mit geradezu missionarischem Eifer in Büchern und Artikeln für die Segnungen des «fliegenden Todes» ein.

Die ganze Zeit über war er ständig bemüht, eine langsam wirkende Form des Mittels zu entwickeln. Er versuchte alles Mögliche, einen Weg zu finden, daß das Kurare nur allmählich in den Blutkreislauf gelangte – beispielsweise löste er es in Erdnußöl auf –, aber ohne Erfolg. Dann verarbeitete er es zu Tabletten, die man eine halbe Stunde lang unter der Zunge zergehen lassen sollte. Im Jahre 1953 schrieb er A. E. Bennett, seinem ersten Verbündeten, einen Brief, in dem er seine feste Zuversicht ausdrückte, daß damit das Kurare nunmehr endgültig gezähmt sei, und fügte hinzu, daß er sich davon ein Millionengeschäft verspreche.

Doch seine Hoffnungen wurden enttäuscht, denn er konnte nicht eine einzige pharmazeutische Firma vom Wert seiner Tabletten überzeugen und erweckte damit ebensowenig Interesse wie Jahre zuvor für sein empfängnisverhütendes Mittel zum innerlichen Gebrauch oder für seine unfehlbare Haartinktur. Dr. William B. Neff, der ehemalige Dekan der Fakultät für Anästhesiologie an der Universität Stanford, der in Kalifornien mit Gill zusammengearbeitet hatte, besitzt noch heute einige dieser Tabletten. Gelegentlich gibt er sie Bekannten, die nach ungewohnter Anstrengung auf dem Tennisplatz oder am Skihang an Muskelkater leiden. Und er behauptet, daß diese Tabletten derartige Muskelschmerzen für vier bis fünf Stunden ohne irgendwelche ersichtliche Nebenwirkungen auf die übrigen Körperteile völlig beseitigen.

«Da es außerordentlich schwierig ist, wissenschaftlich nachzuweisen, daß sich durch diese Tabletten eine Art d-Tubokurarinspiegel im Blut bildet, habe ich es nicht über mich gebracht, etwas darüber zu sagen», erzählte mir Neff, als ich dieses Buch schrieb. «Vielleicht ist Zauberei dabei mit im Spiel», fügte er lächelnd hinzu, «und wenn das der Fall sein sollte, wäre es ein faszinierender Beweis für die Wirksamkeit dieser Urwaldmedizinen.»

Die Suche nach einer langsam wirkenden Form des Kurare war nicht nur die fixe Idee eines unverbesserlichen Eigenbrötlers. Sie wurde fortgeführt von der medizinischen Forschung zu beiden Seiten des Atlantiks, und obwohl ihr bisher kein Erfolg beschieden war, hoffen einige Ärzte noch immer auf den Tag, an dem ein Alkaloid mit gerade diesen Eigenschaften in einem der Laboratorien gefunden wird oder in einem der vielen bisher noch nicht gründlich analysierten Kuraregewächse.

In seinen letzten Lebensjahren wurde Gill von einer ganzen

Reihe von Krankheiten heimgesucht, von denen einige vermutlich auf die multiple Sklerose zurückzuführen waren, mit der sich abzufinden er sich stets geweigert hatte. Er bekam Hüftgelenkentzündung und konnte sich nur noch auf Krücken oder im Rollstuhl bewegen. Überdies wirkten sich seine finanziellen Sorgen und wiederholten Enttäuschungen psychisch bei ihm aus: Er war von tiefem Mißtrauen gegen jedermann erfüllt und litt zunehmend an Verfolgungswahn. Er starb am 7. Juli 1958 an einem ausgedehnten Hämatom.

Das war das bittere Ende eines Lebens, das mit etwas mehr Glück Richard Gill Ruhm und vielleicht auch Reichtum eingetragen haben könnte. Er kam niemals zu der Million Dollar, die er sich so sehnlich gewünscht hatte, und er starb enttäuscht und verzweifelt. Doch sein Unternehmungsgeist, seine Beharrlichkeit, seine Überzeugungskraft und sein schon beinahe mystischer Glaube an die fünfundzwanzig Pfund Schwarze Magie aus Ecuador spornten andere Männer dazu an, die Kluft zwischen Urwald und Zivilisation zu überbrücken und den «fliegenden Tod» für den Operationssaal zu zähmen.

Mit der Schlüsselfigur in der Geschichte des Kurare meinte es das Schicksal gnädiger. Obwohl Harold Griffith bis zum Jahre 1942 in einem kaum bekannten Krankenhaus ohne Lehreinrichtungen als Arzt praktiziert hatte, waren doch ständig Studenten zur Fortbildung zu ihm gekommen, denen ihre Professoren angeraten hatten, zu Griffith nach Montreal zu gehen, wenn sie zu Füßen eines Meisters sitzen wollten. Im Jahre 1946 wurde seine Leistung schließlich auch von seiner alten Alma mater, der McGill-Universität, anerkannt, und man berief ihn – zweiundfünfzigjährig – als Dozenten für Anästhesie. Vier Jahre später wurde er zum Professor und zum Dekan der Fakultät ernannt.

Trotz allem behielt er sich weiterhin die Leitung seines eigenen Krankenhauses vor, das er einst nach dem Tod seines Vaters im Jahre 1936 als unbezahlter Direktor übernommen hatte, und bis zu seinem zweiundsiebzigsten Lebensjahr praktizierte er als Anästhesist. Ehe er sich zur Ruhe setzte, stand er jeden Morgen schon vor acht Uhr im Operationssaal und wurde von seinen sehr viel jüngeren Kollegen wegen seines klaren Urteils und scharfen Blicks für das Wesentliche bewundert – für alles, wofür in seinem Beruf, zu dessen Vervollkommnung er soviel beigetragen hatte, «ein echtes Bedürfnis» bestand.

Im Jahre 1951 wurde Griffith zum Vorsitzenden eines internationalen Komitees gewählt, das es sich zum Ziel gesetzt hatte, eine weltweite Organisation von Anästhesisten ins Leben zu rufen, damit die Erkenntnisse der Anästhesie allen Ländern der Erde zugute kommen könnten. Seinerzeit arbeiteten etwa die Hälfte aller qualifizierten Narkosefachärzte in den Vereinigten Staaten und die überwältigende Mehrheit der anderen Hälfte in Großbritannien, Kanada und in anderen englisch sprechenden Ländern, wo die Ausübung der Anästhesie stets als ein gesondertes medizinisches Fachgebiet gewertet worden ist. Der Internationale Verband der Anästhesistenvereinigungen wurde im Jahre 1955 gegründet und Griffith zu seinem Präsidenten gewählt. Die ursprüngliche Mitgliederzahl des Verbandes von sechsundzwanzig Ländern hat sich bis 1968 auf sechzig erhöht. Als sich Griffith im Jahre 1960 von der aktiven Leitung des Verbandes zurückzog, berief man ihn zum Gründungspräsidenten auf Lebenszeit.

Obwohl sein Name in der breiten Öffentlichkeit weitgehend unbekannt blieb, wurden doch seine Leistungen auf dem Gebiet der Anästhesie innerhalb seines Berufsstandes mit vielen internationalen Ehrungen gewürdigt, unter anderem mit dem Preis der Amerikanischen Anästhesistengesellschaft für hervorragende Verdienste und mit der Henry-Hill-Hickman-Medaille, die ihm von der Königlichen Ärztegesellschaft Großbritanniens verliehen wurde zum Andenken an den Landarzt, der junge Hunde mit Kohlendioxyd betäubte und ihnen schmerzlos den Schwanz kupierte, dann aber in seinen Bemühungen scheiterte, eine mit Blindheit geschlagene Welt davon zu überzeugen, daß er die Anästhesie entdeckt hatte.

Die vielleicht beste Würdigung erfuhren die Leistungen Harold Griffiths wohl durch Professor T. Cecil Gray, den Wegbereiter der leichten Narkose und der künstlichen Atmung in Großbritannien. Als Dekan der Fakultät für Anästhesiologie des Königlichen Chirurgenkollegiums lud Gray im Jahre 1967 Griffith nach London ein, damit er an einem Essen zur Erinnerung an den fünfundzwanzigsten Jahrestag der Nutzbarmachung des Kurare als Ehrengast teilnehme. In Grays Einladungsschreiben hieß es: «Dieses Ereignis ist für unser Fachgebiet von ebensogroßer Bedeutung gewesen wie Listers Antisepsis für die Chirurgie.»

Zum Kurare selbst ist noch zu vermerken, daß mit zunehmender Verbreitung von Schußwaffen in den Urwäldern des Amazonas viele Indianerstämme ihr traditionelles Wissen um die Zubereitung dieses Giftes verloren haben. Doch in sehr abgelegenen Gebieten wird auch heute noch das nach alter Art hergestellte und mit Schlangengift und Ameisenstacheln versetzte Kurare gehandelt. Die Entwicklung von synthetischen Entspannungsmitteln bedeutet keineswegs, daß die zivilisierte Welt des rohen Indianergiftes nicht mehr bedürfte. Mehrere pharmazeutische Firmen zu beiden Seiten des Atlantiks extrahieren daraus d-Tubokurarin, und die Firma Squibb wird noch heute von der Astoria-Gesellschaft damit versorgt. Eine der letzten Lieferungen bestand aus 660 Kilogramm, nahezu einer Dreivierteltonne jener schwärzlichen, klebrigen Masse, die noch eine Generation zuvor so rar war, daß sich die medizinische Forschung mit dreißig Jahre altem Rohmaterial aus einem Museum behelfen mußte.

Die Zubereitung des in den großen amerikanischen Krankenhäusern benötigten Kurare wird heute im Auftrag der Astoria-Gesellschaft von einem Peruaner spanischer Abstammung überwacht, der angeblich als Junge von Indianern geraubt und bei ihnen in alle Geheimnisse ihrer *brujos*, der Medizinmänner, eingeweiht worden war. Er vermag mit einem Blick die Ranken des *Chondodendron tomentosum* zu erkennen, und nur diese dürfen mit seiner Genehmigung für die Zubereitung des Giftes verwendet werden. Die Stengel der Pflanze werden im Gebiet des Río do Sisa geerntet, eines kleinen Nebenflusses des Huallaga, der in den Marañón und mit diesem in den Amazonas mündet. Das Einbringen der Ernte geschieht noch immer so, wie es Frederick Vogel, ein Botaniker der Astoria-Gesellschaft, im Jahre 1946 in einem Bericht geschildert hat. Von der Ausgangsbasis in Iquitos, einem über dreitausend Kilometer vom Atlantik entfernten Hafen am noch schiffbaren Oberlauf des Amazonas, geht es mehr als tausend Kilometer weit hinein in das Urwaldgebiet. Ein Teil der Strecke kann mit dem Flugzeug zurückgelegt werden, aber dort, wo das *Chondodendron tomentosum* wächst, gibt es weder Weg noch Steg, und der letzte Teil der Reise ist nur mit dem Kanu oder auf einem Binsenfloß zu bewältigen. «Man richtet sich am zweckmäßigsten auf große Verzögerungen ein», schrieb Vogel, «und addiert zu dem überschläglichen Zeitplan gleich dreißig Tage hinzu. Auf Verkehrsmittel und Arbeitskräfte ist kein Verlaß, es wird mit Sicherheit regnen, und die Zeit scheint für niemanden – außer für einen selbst – eine Rolle zu spielen.»

Ungeachtet all dieser Schwierigkeiten ist die Nachfrage in der Medizin nach Kurare so sehr gestiegen, daß Massenproduktion an die Stelle der Schwarzen Magie getreten ist. Urwaldindianer sind heute noch immer damit beschäftigt, die Ranken der Kuraregewächse zu zerstampfen und den Auszug einzukochen, aber es sind Lohnarbeiter und keine Medizinmänner. Der «fliegende Tod» brodelt noch immer über Feuerstellen im Urwald, nur brodelt er in stählernen Fässern statt in irdenen Töpfen. Und er erreicht die zivilisierte Welt nicht mehr in Kalebassen oder in Stücken von mit primitiven Ornamenten versehenem Bambusrohr, sondern in Fünfgallonenkanistern.

James Kerr

EIN ARZT KLAGT AN

400 Seiten, Roman, Leinen

Voller Zuversicht und Idealismus tritt der junge Arzt Dr. Peter de Haan nach seiner Pflichtassistentenzeit in Baltimore die erste gut bezahlte Stellung in einer angesehenen kalifornischen Privatklinik an. Seine anfängliche Bewunderung für den erfolgreichen Chefarzt und Eigentümer der Klinik, Dr. Matthew Hatch, wandelt sich bald von ungläubigem Erstaunen zu zorniger Empörung. Er erkennt mehr und mehr, daß dieser zweifellos befähigte Chirurg von Operationswut besessen ist und die Patienten erbarmungslos durch seine chirurgische Mühle dreht. Vergeblich fragt sich Peter de Haan nach der Triebfeder – Profitgier oder Manie? –, die Dr. Hatchs verantwortungsloses Tun bestimmt. Von seiner Gottähnlichkeit überzeugt, arrogant und verantwortungslos, unterläuft Dr. Hatch ein Kunstfehler nach dem anderen, oft mit tödlichen Folgen. Doch das ungeschriebene Gesetz der Ärzteschaft, über solche Dinge den Mantel des Schweigens zu breiten und sein wirtschaftlich von ihm abhängiger Mitarbeiterstab geben ihm Rückendekkung.

Nachdem Peter de Haan zahlreiche Fälle unnötiger Eingriffe von seiten Dr. Hatchs miterlebt hat und Beweise für sein Verschulden in der Hand zu haben glaubt, ringt er sich nach langem innerem Kampf zu einer Entscheidung durch: Er bringt seinen Chefarzt vor Gericht.

Gebannt folgt der Leser dem dramatischen Zweikampf der Verhandlung, der hier gekonnt und mit medizinischer und juristischer Authentizität dargestellt wird. In der spannungsgeladenen Atmosphäre des Gerichtssaals steuert schließlich der Prozeß einer völlig unerwarteten Lösung zu.

DIANA VERLAG

Andrew Tully

DIE SUPER-SPIONE

Das weltumspannende Netz der amerikanischen Geheimdienste

Bisher waren Auftrag und Tätigkeit der geheimsten Nachrichtendienste des amerikanischen Spionage-Imperiums nur wenigen Mitgliedern der US-Regierung bekannt. Andrew Tully, einer der fähigsten Journalisten Washingtons, führt den Leser seines Buches «DIE SUPER-SPIONE» bis in das Allerheiligste von Spionageorganisationen, die mächtiger und anonymer sind als die berühmte CIA.

Die gewaltigste von allen ist die National Security Agency (NSA), die sich mit elektronischer Spionage und Kryptographie befaßt. Obwohl der ganze Erdball, einschließlich der Stratosphäre, ihr Betätigungsfeld ist, macht der riesige Komplex der NSA-Zentrale in Fort Meade gar keinen so geheimnisvollen Eindruck und wirkt eher wie die Hauptverwaltung einer großen Getreidefirma. Doch das Personal der NSA ist nach strengsten Maßstäben ausgewählt und muß sich immer wieder neuen Lügendetektortests unterziehen.

In der Zentrale der NSA ist eine Armee von namenlosen Spezialisten mit der Auswertung von Geheiminformationen beschäftigt, die von Spionageflugzeugen, wie der von den Nordkoreanern abgeschossenen EC-121, erfaßt werden, von Aufklärungsschiffen wie der «Pueblo» oder von Samos-Satelliten, die in 250 Kilometer Höhe die Erde umkreisen und den russischen oder rotchinesischen Funkverkehr überwachen.

Solche Informationen geben den NSA-Experten Aufschluß über die Lage von Raketenabschußbasen, über Gespräche zwischen den Mitgliedern der Führungsspitze in Moskau und ihren Kollegen in den Satellitenstaaten, ja sogar über die Kampfmoral sowjetischer Düsenjägerpiloten.

Andrew Tully enthüllt auch die verborgenen Operationen anderer höchst geheimer amerikanischer Spionageorganisationen: der DIA im Pentagon, des INR im Außenministerium und der Nachrichtendienste des Heeres, der Marine und der Luftwaffe.

Der Autor zeigt auf, daß zwar der Spion im herkömmlichen Sinn nicht überflüssig geworden ist, daß aber die Spionage ganz neue Wege auf modernster wissenschaftlicher Grundlage beschreitet.

DIANA VERLAG